認知症 plus
がん看護

治療の流れに沿った
せん妄・認知機能障害のケア

小川朝生・田中登美 編

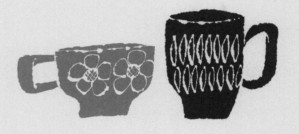

日本看護協会出版会

はじめに

　超高齢社会の到来が告げられる中、新たにがんに罹患した方のうち65歳以上の高齢者が占める割合は70%を超えました。一方、がんで亡くなる方のうち、同じく高齢者は85%を超えるに至っています。すでにわが国では、がん医療は高齢者医療と大きく重なっていると言えるでしょう。

　また近年では、侵襲の少ないがん治療法および効果的な支持療法が開発されてきています。75歳前後までは標準治療を受ける場合が多いなど、高齢者でも積極的ながん治療を受ける機会も増えてきました。一方、高齢者は、併存症や社会的状況等の個別性が高いこと、治療に対する価値観も多様なことから、がん治療に関する具体的な内容、方法、治療効果などの情報を医療者と話し合いながら治療を決定し、本人の価値観に沿う生活が実現するよう支援することが重要です。正しく「地域包括ケア」の視点をもったがん患者のケアが望まれます。

　現在、わが国のがん診療連携拠点病院では、どの施設においても「緩和ケアチーム」や「がん相談支援センター」が設置され、がん患者およびその家族の抱える様々な問題に対して、チームアプローチが行われています。

　本書の編者2人は、2004年に国立病院機構大阪医療センターにおいて、緩和ケアチーム「がんサポートチーム」で活動していました。当時、外来診療が一段落した夕刻、細々とチームで各病棟をラウンドするのが常でした。病棟に出向くと、治療を目的に入院したもののせん妄が遷延して対応のしようがない方、退院を目指しているのだけれども入院中に認知機能が低下してしまい家に戻れない方などの高齢がん患者に出会いました。その多くは、がんの罹患やがん治療をきっかけに認知機能障害が進行した結果であり、今で言うところの「治療がフレイルをつくっている」状態でした。認知機能障害のある患者は、自分の苦痛を医療スタッフに訴えることが十分できず、病棟スタッフは患者の行動の意味をつかみかねてとまどい、怒りを感じていたのです。せん妄が遷延し、すっかり変貌してしまった患者の様子を見て、家族はうろたえ、無力感に苦しんでいました。結果として、病棟スタッフも担当医も患者の今後の方向性が見えなくなり、途方に暮れていたと言えます。誰もが良かれと思ってがんばっているのにどうにもならない、そのような病棟で、病棟看護師や担当医師と共に、がんおよび治療による身体的問題の与える日常生活への影響、認知機能の評価、家族の介護力などをアセスメントし、自分たちに何ができるのかを悩みながら探していた日のことが、本書の原点にあります。その後、本書で一部解説した「看護師主導型の包括的せん妄対応プログラム（DELirium Team Approach program；DELTA program）」を提案し、高齢者支援に向けた最初の一歩の方向性を示してきましたが、臨床の現場のニーズは

さらにその先に及び、認知症看護とがん看護との協働を求めるに至っています。その点で、本書『認知症 plus がん看護』の刊行は時代の要請ともいえるでしょう。

　本書は、2部構成となっています。

　「Part 1 がん患者にみられる認知機能障害（せん妄・認知症）を理解する」では、認知機能障害について、高齢者の特徴を理解し、せん妄と認知症を鑑別しながら、アセスメント、リスク評価、対応を考えることができるような内容としました。「Part 2 認知症ケアの展開（入院～治療期～退院～外来通院）」では、認知機能障害のある高齢がん患者に対する治療期の看護、認知症のある高齢がん患者が入院し、治療を受ける経過の中でせん妄を生じた場合の看護、家族へのケア、在宅で暮らすための地域包括ケア、終末期のせん妄を合併した場合のケアなど、具体的な場面を取り上げました。

　認知症の高齢がん患者が望む療養の場を探り、がん治療を継続し、療養生活の質が少しでも向上するように支援をするためには、患者の安心できる環境を整え、患者の表現を助け、希望や意思を表出できるよう支援することが、意思決定支援の第一歩となります。さらに、患者を取り巻く地域と連携をとりながら、包括的かつ継続的にアセスメント、修正をし、患者の望みや生き方を尊重した生活が継続できるようかかわることが看護に求められています。各項目の執筆者には、臨床でよく遭遇する患者をイメージし、看護アセスメントや看護目標、看護ケアを具体的にお示しいただきました。本書によって認知機能障害をもつがん患者をケアする看護師の理解が深まり、臨床現場で患者の看護問題やケアの方向性、具体的なケアの工夫や評価が議論されれば幸いです。

　最後に、認知症看護とがん看護をつなぐというチャレンジングな着想や企画を、長きにわたりサポートいただいた日本看護協会出版会の金子あゆみさんに感謝いたします。

2019年8月　　小川 朝生

田中 登美

目次

Part 1
がん患者にみられる認知機能障害（せん妄・認知症）を理解する

1	がん患者にみられる認知機能障害（せん妄・認知症）を知る	小川朝生	002
2	認知機能障害のあるがん患者へのコミュニケーション・スキル	田中登美	013
3	一般病棟での認知症の行動・心理症状（BPSD）のアセスメントと対応	田中久美	021
4	がん治療期の認知機能障害（せん妄・認知症）への対応		
	1｜ケアのゴール設定	田中登美	028
	2｜認知症のアセスメント、リスク評価	田中登美	032
	3｜せん妄のリスク評価と予防	野村優子	042
5	せん妄のアセスメント	山内典子	047
6	多職種によるせん妄への初期対応（DELTA）プログラム	前川智子	053

Part 2
認知症ケアの展開（入院〜治療期〜退院〜外来通院）

A 認知症単独の場合

1	周術期のケア	佐藤加奈子	060
2	がん薬物療法	武田ヒサ	065
3	外来でのセルフケア支援		
	1｜経口抗がん薬	中村由美	075
	2｜分子標的薬	矢野和美	079

B 認知症にせん妄が合併した場合

1	認知症にせん妄が合併した場合のケア	關本翌子	086
2	周術期の術後せん妄		
	2-1 過活動型		
	1｜疼痛管理	菅野喜久子	090
	2｜感染	手渡和子	094
	2-2 低活動型	宮木 良	098
3	がん薬物療法に伴うせん妄		
	3-1 プラチナ製剤＋タキサン系		
	1｜薬物有害反応が早期に出現した場合	服部美景	102

2 | 便秘がみられる場合 ･････････････････････････････ 木野美和子 ･･･ 105

3 | 悪心・嘔吐で食べられず脱水を呈した場合 ･････････ 伊藤聖美 ･･･ 109

4 | 感染症を発症した場合 ･････････････････････････････ 御園和美 ･･･ 114

3-2 FOLFOX療法（5-FU）･･･････････････････････････ モーエン智子 ･･･ 119

3-3 頭頸部がんにおける化学放射線療法 ･･････････････ 戎谷明日香 ･･･ 123

3-4 ティーエスワン®（テガフール・ギメラシル・オテラシルカリウム配合）･･･ 藤田かおり ･･･ 128

3-5 分子標的薬（ゲフィチニブ）･････････････････････ 上杉英生 ･･･ 132

4　支持療法薬に伴うせん妄

4-1 オピオイド ･･････････････････････････････････････ 早坂利恵 ･･･ 136

4-2 ステロイド ･･････････････････････････････････････ 松森恵理 ･･･ 140

4-3 ベンゾジアゼピン系薬剤 ･････････････････････････ 柴田明日香 ･･･ 145

4-4 H$_2$受容体拮抗薬 ･････････････････････････････････ 小川弘美 ･･･ 149

4-5 鎮痛補助薬（プレガバリン）･･･････････････････････ 山内洋子 ･･･ 153

C　家族ケア

1　認知機能障害が疑われたが、せん妄を発症せずに経過したケース ･･･ 小木曽照子 ･･･ 157

2　認知機能障害が疑われ、せん妄を発症したため家族への対応が必要だったケース

･･ 角甲純 ･･･ 164

D　在宅での資源の利用と地域連携

1　訪問看護 ･･･ 熊谷靖代 ･･･ 170

2　訪問リハビリテーション ･･･････････････････････････ 上野順也 ･･･ 176

3　訪問薬剤師 ･･･ 餅原弘樹 ･･･ 182

4　保険薬局 ･･･････････････････････ 吉野名穂子、五十嵐隆志 ･･･ 186

5　介護施設につなぐ場合（医介連携）･･･････････････････ 岩谷理佳子 ･･･ 189

E　終末期のせん妄への対応

1　一般病院での対応 ･･･････････････････････････････････ 小林直子 ･･･ 195

2　緩和ケア病棟での対応 ･･････････････････････････ 二井矢ひとみ ･･･ 200

3　在宅での対応 ･･･････････････････････････････････ 道清智恵子 ･･･ 205

索引 ･･ 210

執筆者一覧

編集

| 小川朝生 | 国立研究開発法人 国立がん研究センター東病院 / 医師（精神腫瘍科） |
| 田中登美 | 奈良県立医科大学医学部看護学科 / がん看護専門看護師 |

執筆者（掲載順）

小川朝生	前掲
田中登美	前掲
田中久美	公益財団法人筑波メディカルセンター 筑波メディカルセンター病院 / 老人看護専門看護師
野村優子	がん・感染症センター 東京都立駒込病院 / 精神看護専門看護師
山内典子	東京女子医科大学八千代医療センター / 精神看護専門看護師
前川智子	国立研究開発法人 国立がん研究センター東病院 / 精神看護専門看護師
佐藤加奈子	医療法人渓仁会 手稲渓仁会病院 / 認知症看護認定看護師
武田ヒサ	独立行政法人国立病院機構 近畿中央呼吸器センター / がん性疼痛看護認定看護師
中村由美	奈良県立医科大学附属病院 / がん看護専門看護師
矢野和美	国際医療福祉大学大学院保健医療学研究科 / がん看護専門看護師
關本翌子	国立研究開発法人 国立がん研究センター東病院 / がん性疼痛看護認定看護師
菅野喜久子	日本赤十字社 石巻赤十字病院 / がん看護専門看護師
手渡和子	独立行政法人国立病院機構 千葉医療センター / 緩和ケア認定看護師
宮木 良	国立研究開発法人 国立国際医療研究センター病院 / 精神看護専門看護師
服部美景	京都府立医科大学附属病院 / がん看護専門看護師
木野美和子	公益財団法人筑波メディカルセンター 筑波メディカルセンター病院 / 精神看護専門看護師
伊藤聖美	医療法人渓仁会 手稲渓仁会病院 / がん看護専門看護師、がん化学療法看護認定看護師
御園和美	日本赤十字社 和歌山医療センター / がん看護専門看護師
モーエン智子	熊本赤十字病院 / 緩和ケア認定看護師
戎谷明日香	兵庫県立粒子線医療センター附属神戸陽子線センター / がん看護専門看護師

藤田かおり	洛和会音羽病院 / がん看護専門看護師
上杉英生	国立研究開発法人 国立がん研究センター東病院 / がん看護専門看護師
早坂利恵	地域独立行政法人宮城県立病院機構 宮城県立がんセンター / がん性疼痛看護認定看護師
松森恵理	関西医科大学附属病院 / がん性疼痛看護認定看護師
柴田明日香	市立豊中病院 / 老人看護専門看護師
小川弘美	国立研究開発法人 国立国際医療研究センター病院 / 精神看護専門看護師
山内洋子	兵庫医療大学看護学部 / がん看護専門看護師
小木曽照子	日本赤十字社 大阪赤十字病院 / がん看護専門看護師
角甲 純	広島大学大学院医系科学研究科 / がん看護専門看護師
熊谷靖代	医療法人財団慈生会野村病院 野村訪問看護ステーション / がん看護専門看護師
上野順也	国立研究開発法人 国立がん研究センター東病院 / 理学療法士
餅原弘樹	のぞみの花クリニック / 薬剤師
吉野名穂子	国立研究開発法人 国立がん研究センター東病院 / 薬剤師
五十嵐隆志	国立研究開発法人 国立がん研究センター東病院 / 薬剤師
岩谷理佳子	和泉市立総合医療センター / 緩和ケア認定看護師
小林直子	国立研究開発法人 国立がん研究センター東病院 / がん看護専門看護師
二井矢ひとみ	医療法人 東札幌病院 / がん看護専門看護師
道清智恵子	祐クリニック / がん看護専門看護師

Part

1

がん患者にみられる
認知機能障害（せん妄・認知症）
を理解する

1

がん患者にみられる認知機能障害
（せん妄・認知症）を知る

超高齢社会を迎え、高齢者に対してがん治療を実施する機会が増えてきた。高齢者に対するがん治療をめぐる課題には、治療適応の判断の複雑さに加えて、予想外の身体機能の低下やせん妄の発症、転倒や服薬・処置のアドヒアランス不良、ラインの自己抜去等の「安全に治療を進める上での問題」が併せてあげられることが多い。これらの医療安全上の問題は、一見別々の問題として臨床現場では生じるため、「高齢者のがん治療はあれこれ大変」と言われがちになる。

しかし、上で示した予想外に生じる問題の多くは、高齢者の治療やケアではお互いに関連しながら生じがちであることから、老年症候群として取り扱われることが多い。老年症候群という枠組み自体が、とらえ方が曖昧な点はあるものの、背景となる要因が共通することから、これらの難しい問題に対していかに取り組むかを考える切り口となる。

わが国では、高齢化が他国に先駆けて進んでいる一方、高齢医学の観点から全体を見渡して検討することは十分にはなされていない。特に、がん医療はその進歩の早さや治療の複雑さも加わり、特化をして扱われがちであり、認知症をはじめとする高齢者の問題が、がん治療にどのような影響を及ぼすのか、まだ十分に把握されていない課題がある。高齢者を包括的にとらえる視点を導入すること

は、高齢のがん患者への支援を考える上で新たな視点を切り開く可能性がある。

ここでは、特に、認知機能の面から、高齢がん患者への支援にどのようにつながるかを検討したい。

高齢者の治療

まず、比較的若年の成人と比べて、高齢のがん患者を治療する上で何が異なるのかを考えてみたい。

高齢者の診療上の特徴は、加齢に伴う生理的な変化を伴っている点である。加齢性変化はそれ自体病的ではないものの、生理的な予備能を低下させ、治療により些細な負荷がかかるだけでも恒常性を維持することが難しくなる。

そのため、高齢者の治療では、合併症や有害反応で中断しやすかったり、たとえがん自体は治癒したとしても、がん治療中に身体・精神機能低下が進行し、結果として QOL の落ちた生活にならざるを得ない事態を生じやすくなる。

では、その加齢性変化をとらえればよい、となったとしても、加齢性の変化や徴候は非常に多様で把握しづらい点がある。そのため、医療者も患者も想定外のことが起こると、「年だから仕方がない」と総括し、その問題を改めて検討することを控えてしまい、大き

な問題になってから気づき直すことを繰り返しがちである。

このような臨床現場の「見落とされがち」な症状をまとめ直し、積極的に拾い出し、身体・精神機能と療養生活の質を向上させる取り組みがなされてきた。

老年症候群[1)]

これらの「見落とされがちな症状」をまとめたものが老年症候群である。何を老年症候群としてとらえるかは、そのセッティング（入院か在宅か、あるいは施設か）によって異なるものの、おおよそ表1-1-1に示すような症状を含むことが多い。

例えば、せん妄や機能低下、転倒、褥瘡、失禁の徴候に対して、その要因を系統的に調べたところ、もとから存在する認知機能障害、生活機能障害、身体機能障害、高齢が共通要因としてあげられる。

すなわち、認知機能障害や生活機能障害があるということは、単に「患者が高齢である」ことを意味するだけではなく、軽い負荷に対しても広範な機能低下が生じ得る脆弱な状態（フレイル［frailty］）であるということも示している。認知症やせん妄を扱う上でも、「単に認知機能が低下している」状態だけではなく、続けて体重減少や低栄養、転倒等を引き起こし、身体機能低下を引き起こすハイリスクとしてとらえることが重要である。

表1-1-1 | 老年症候群の症状

- せん妄や認知機能低下
- 抑うつ状態
- 転倒
- 失禁
- 褥瘡
- 身体機能低下、生活機能低下
- 食欲不振、体重減少、低栄養
- 疼痛

フレイルとは

フレイルをきたす機序はまだ完全には明らかになっていないが、環境や遺伝要因に加えて、慢性疾患に由来する炎症が作用し、内分泌機能低下、生理機能低下を引き起こし、脆弱性が増していることが想定されており、がん領域での悪液質と重なるところが大きい。フレイルは、身体的要因のほか、認知機能障害や抑うつなどの精神・認知機能的要因、独居や社会的孤立などの社会的要因も含む。

フレイルは早期の段階では可逆性があるため、修正・除去可能な要因に対して適切に介入することにより進行に歯止めをかけ、改善できる可能性が高い。

認知症

1. 認知症を疑う判断ポイント

高齢者特有の問題の1つに、認知症がある。認知症は、以下の3点を満たし、かつ意識が清明である（せん妄のような意識障害ではない）場合を指す。

①知的機能が持続的に低下する（知的障害を除く）。

②複数の認知機能障害がある。

③その結果、日常生活や社会生活に支障をきたしている。

しばしば、「認知症は難しい」と思われがちである。おそらくその理由に、認知症かどうかを判断する基準が何かわかりにくいこと、一般には「もの忘れがある」ことが認知症の判断基準だと誤解されていることがある。

認知症を疑う判断のポイントは、上記③の「日常生活や社会生活に支障をきたす」、言い換えれば「1人で社会生活を送ることが難しくなった」状態を目安にしている点である。

臨床現場では、「薬の自己管理ができない」「ストーマなどの管理が難しい」など、個々のセルフケアの問題としてあげられる。これらの障害は、手段的日常生活動作（Instrumental Activities of Daily Living；IADL）に直結する。具体的に言えば、薬の自己管理になんらかの問題が疑われる時点で、似たような能力を用いる活動も難しくなり、「自力で食事の準備や片づけを行う」「家事や掃除を段取りを組んでこなす」「金銭を管理する」「何かあったときに病院に連絡する」などを1人でこなすことも難しくなってきている可能性がある。

このように、認知症は生活機能やセルフケア能力の低下を招き、がん治療に影響を及ぼす。

2. 認知症と関連した入院治療アウトカムとの関連

一般急性期病院においては、認知症が併存することで、以下のアウトカムが関連して起こる。
①合併症（感染、低栄養、脱水）の増加と身体機能低下
②せん妄の合併と認知機能低下
③転倒の増加
④死亡率の上昇
⑤施設入所の増加
⑥医療コストの増加

抗がん薬治療中であれば、抗がん薬の服薬アドヒアランスの問題（単に内服し忘れだけではなく、止めるべきタイミングで止めずに内服し続ける、過量に内服する）、オピオイドレスキューがうまく使えない（痛いときにそのまま対処をしないでいる、パニックになる）などが生じる可能性もある。

3. 疫学

わが国では、2018年の段階で65歳以上の人口の17%が認知症に罹患していると推測されている[2]。認知症は加齢に伴って有症率が増加し、85歳以上では50%を越える[3]。2025年には認知症の人は約730万人になり、高齢者の約5人に1人はなんらかの認知機能の低下をきたしていると予想されている。

急性期病棟に入院中の患者の約2割が認知症を併存し、療養型病棟では6割にも及ぶ。

4. 病態

認知症はあくまでも「状態」であり、その原因疾患は複数ある。一般に、最も頻度の高い疾患はアルツハイマー型認知症で、おおよそ認知症と診断される症例のうち50%程度を占める。アルツハイマー型認知症に続いて、血管性認知症、レビー小体型認知症、前頭側頭型認知症（前頭側頭葉変性症）を4大認知症と呼び、全認知症の症例の90%に及ぶ。

アルツハイマー型認知症は、以下の3つの段階を経て進行すると考えられている。
①前臨床期（40〜50歳代）：脳内にアミロイドβが沈着し始める（臨床症状はない）。
②軽度認知障害期：アミロイドβの蓄積が進行し、神経変性が生じ始める。軽度の記憶障害や実行機能障害が現れ始めるが、本人の工夫により日常生活は保たれる。
③認知症期：症状が進行し、日常生活に支障をきたし始める。当初は記憶障害や意欲・自発性の低下から始まり、次第に視空間認知障害が現れ、失語や寝たきりの状態に至る。

5. 認知機能障害

①認知機能障害を知る（表 1-1-2）

　認知機能障害は、脳の障害により直接出現する症状である。脳は部位ごとに担当する機能が異なるため、障害される特定の部位によって、出現する症状も異なる。認知症の場合、個人差が大きいものの、概してアルツハイマー型認知症では、海馬領域の障害が起こりやすく、そのために記憶障害が出現しやすい特徴がある。次第に病変は側頭部から頭頂部に及び、視空間認知障害が生じてくる。

　認知症の人への支援やケアを検討する上で、認知機能障害によってどのような問題が起きるのか、その障害が治療やセルフケアにどのように影響するのかを押さえていく。

②認知機能障害を疑うときは薬剤性の認知機能障害に注意する

　臨床の場面で、患者の訴えや医療者・家族の観察から生活上の支障を認め、その原因に認知機能障害が疑われる場合は、その症状の出現の仕方やパターンを確認して、原因の鑑別を進めていく。

　一般病院で認知機能障害が疑われる場合、多くは認知症あるいはせん妄である。しかし、約 10％に薬剤が影響することも知られている。少なくとも、抗不安薬（例えば、エチゾラム［デパス®］）や睡眠導入薬（ゾルピデム［マイスリー®］、ブロチゾラム［レンドルミン®］）、抗コリン作用の強い薬剤（例えば、頻尿治療薬や H_2 受容体拮抗薬など）を服用している場合には、認知機能障害の生じ始めた時期と内服の時期の前後関係を確認し、薬剤性の認知機能障害の可能性を検討する。

③認知症の行動・心理症状（BPSD）を疑う場合は、まず痛みや身体的な苦痛がないかを確認する

　認知機能が障害されると、人は今までの生活で培ってきた経験や知識を生かすことが難しくなる。その結果、ふだんの生活であったとしても周囲の状況を十分につかむことが難しくなり、興奮や大声をあげるなどの行動が出たり、気分が落ち込んだり、幻覚が生じた

表 1-1-2 ｜ 認知症で出現する認知機能障害（中核症状）と診療場面での現れ方

機能	症状の例
複雑性注意	●会話に集中できず、ちょっとした物音や人の動きで気が散ってしまう ●食事中に他の患者や見舞客の動きにつられてしまい、食事に集中できない
実行機能	●段階を踏むような作業を進めるのに以前よりも努力を要する ●薬の自己管理が難しくなる ●ストーマの管理など処置を覚えられない ●シャワーやリモコン、電話が使えない ●予約の時間を間違える、キャンセルが増える
記憶	●最近の出来事を思い出すのに苦労する ●担当医との面談を覚えていない ●薬を内服したかどうか記憶していない ●同じ内容の話を繰り返す
言語	●「あれ」「それ」が多くなる ●難しい言い回しを理解するのが難しくなる ●「何を言いたいのかわかるよね」を使う
視空間認知	●部屋を間違う ●組み立てや縫いもの、編みものが苦手になる ●便座やいすにまっすぐに腰を下ろすことが難しい
社会的認知	●場の雰囲気や状況にそぐわない態度やしぐさが目立つ ●同じ服を着続ける

り、周囲の人とうまくコミュニケーションをとることができなくなる。このような認知症の人に頻繁にみられる知覚や思考内容、気分や行動に関連した症状を行動・心理症状（Behavioral and Psychological Symptoms of Dementia；BPSD）と呼ぶ。

一般病院では、通常、身体治療を受けていることが多いが、認知症の人の場合は以下のような行動がみられることがある。

①痛みをうまく認識できず、突発的な変化に反応して、パニックや不安・焦燥感として表現することが多い。

②苦痛をうまく言葉にして表現できず、行動として現れがちになるため、大声をあげたり、パニックになったりすることがある。

これらの状況がみられる場合はまず痛みを疑い、痛みの緩和をはかることが大切である。医療者は時に「BPSD＝不穏・問題行動」としてとらえ、不穏だからと向精神薬を不用意に使用する場合があるので注意したい。

一般病院においてBPSDを疑う場合は、痛みのほか、身体的な問題（脱水、便秘）、薬剤の使用（特にベンゾジアゼピン系の抗不安薬、抗コリン作用をもつ薬剤［抗ヒスタミン薬、H$_2$受容体拮抗薬など］）、環境要因（不適切なケア、騒音など）がないかどうかを確認する。

6. 認知症の人に対する身体・精神機能低下を予防するケア

認知症への対応というと、どうしてもBPSD対応や転倒対策のように思われがちであるが、一般病院の役割である「最適な治療を提供する」点から考えれば、「フレイルな高齢者が入院中に身体・精神機能低下を起こさずに、確実に住み慣れた地域に戻る」ための予防的なケア（proactive care）を進めること

が最初に行う取り組みである。

そのためには、以下のことが主たる課題になる[4]。

・身体機能低下を防ぐ：低栄養や活動能力低下を予防する取り組みを行う。

・精神機能低下を防ぐ：せん妄を予防する、BPSDの出現を防ぐための取り組みを行う。

・再入院を防ぐ：確実に地域医療の担い手に情報をつなぎ、ケアのギャップを防ぐ。

在宅医療に比べるとかかわる期間の短い一般病院において、どのようなケアが最適であるかを明らかにするための検討が進められている。現在、指摘されている主要なポイントを以下にあげる[5]。

■1 コミュニケーションへの配慮

認知症の人は、複雑性注意の障害のため、会話に注意集中を向け、維持することが難しい。加えて、社会的認知の障害のため、相手の表情を読んだり、場の雰囲気をつかむことが苦手になる。

医療者は、認知機能障害による特性を踏まえ、注意集中を維持しやすいように工夫したり、場の雰囲気や表情をとらえやすいように配慮するなど、認知機能障害に配慮したコミュニケーションをとるようにする。これが患者との相互理解を深め、BPSDを防ぐための基本となる。

■2 意思決定能力の評価

適切なインフォームド・コンセントの手続きを得るためには、治療内容を患者が適切に理解・判断する能力があることを確認する必要がある。認知症の診断と意思決定能力の欠如は別の問題であり、好き嫌いの表示ができる場合は、部分的な意思決定能力はあると判断し、その能力を強化しつつ意思決定できるよう支援を進める。

一般に、実行機能障害により比較判断と今後の見通しを立てることが苦手になることが多いため、選択肢を少なくする、少しずつ分けて説明する、わかりやすい言葉で説明する、会話だけではなく文字に書いて示す、図や表で示す、などの工夫を行う。

③せん妄の予防

せん妄は、認知症の人が入院する場合の最大の合併症である。一般急性期病院では、せん妄に対する予防的なケアを提供することにより、せん妄の発症頻度を下げる取り組みが試みられている。一般には、脱水の予防（飲水量の確認、定期的な飲水の励行）、ポリファーマシーへの対応、早期離床、疼痛ケア、見当識の強化、睡眠リズムのサポート等を組み合わせて実施することが多い[6]。

④身体機能低下の予防

①痛みの評価

認知症の人は疼痛を過小に評価されていることが繰り返し指摘されている。軽度および中等度の認知症の場合には、疼痛評価に自己評価法を利用することができるが、重度認知症の場合は自己評価が困難となり、身振りや顔つきを手がかりとして対応する必要がある[7]。

認知症等コミュニケーションに障害のある場合の痛みの評価に関しては、慢性痛の評価が中心ではあるがツールが検討されており、その有効性が報告されている。

②食事

入院中の認知症の人の50%に、食べられないことや低栄養が問題として生じている。認知機能障害は、注意障害（物音で気が散り食事が中断する）や実行機能障害（道具を使えない、食事の時間を調整できない）、失行（食べ物とわかっても食べる動作ができない）のほか、嚥下障害、口腔乾燥などが重なる。摂食不良から脱水・低栄養を招くため、入院早期に食事場面を観察するなど、早期発見の取り組みが重要になる。

③アパシーへの対応

アパシーは自発性低下や無気力を特徴とするBPSDで、認知症のすべてのステージで最も頻繁に出現し、遷延し得る症状である。家族や医療者から、「意欲がない」「寝てばかりいる」「ご飯を食べない」などの訴えとして現れる。

入院中に高頻度に出現し、低栄養や身体機能低下の主要な要因となるが、病棟スタッフを困らせるものではないため見逃されていることが多い。早期に発見し、積極的な対応が必要である。

④身体拘束の最小化

転倒予防や安全確保等のリスク軽減を目的として行われる身体拘束は、身体機能の低下を招き、むしろ転倒リスクを増加させるほか、深部静脈血栓症等の合併症を増加させ、一般病棟での有用性は限られているとの議論がある[8]。

海外では2000年頃に過剰な身体拘束に対する反省を迎え、拘束をゼロにはできないものの、最小化を目指した取り組みが行われている。わが国では、認知症が疑われる入院患者の約半数が拘束を受けている状況から、疾患の重症度を踏まえたとしても過剰に実施されている可能性がある[9]。

⑤再入院の予防

認知症の人は適応能力やセルフケア能力が低下していることから、退院による環境変化に適応できずに再入院する割合が高い[10]。再入院に至る理由には、服薬スケジュールの誤りや管理上の問題（頓用を使えない）、指示の不達など、支援スタッフの交替に伴う情報伝達の問題が指摘されている。退院時に、退

□ 70歳以上の入院
□ 治療・ケアを進める上での課題の発生
　（転倒、脱水、食事摂取不良、コンプライアンス不良［服薬管理、セルフケア、リハビリ］）

STEP 0　まずせん妄の確認

□ "注意の障害"（つじつまが合わない、行動にまとまりがない）
□ 症状の急激な変動
□ 意識障害 または 解体した思考

→ **はい** → せん妄への対応を開始　身体要因の検索・治療

今までに「認知症」の診断を受けている　→ **はい** →

いいえ

STEP 1　もしかして認知症？

分野	具体的な反応　👀みる　🗨はなす　📞（家族に）きく
記憶	物事を忘れてしまう 　🗨 入院している理由、今後の治療のスケジュール　　🗨 入院してからの期間 　👀 担当医の説明を覚えていますか？ 　👀 家族が代わりに答えていないか注意
複雑性注意	集中して1つの物事に取り組むことができない 　👀 ちょっとした物音で中断する
実行機能	今までできていたことができなくなる 　🗨 家族がいないときに熱が出たらどうするか、詳しく聞いてみよう 　👀 身だしなみやベッドサイド 　👀 リハビリ、ケア、食事は自主的にできますか？ 　👀 シャワー、リモコン、電話などの道具を使えますか？ 　📞 買い物は1人でできますか？（買い忘れ、買い間違い、おつりの計算ができない）
社会的認知	自分の置かれている状況を正しく理解できない 　👀 まわりの様子をつかんだり配慮したりできますか？（場の雰囲気、状況など）
視空間認知	方向や距離感がつかめない　　　👀 部屋を間違える、ベッドに斜めに寝る
言語	言葉がうまく使えない　　🗨 代名詞が多い？（あれ、それ）
IADL確認	薬はしっかりと使えていますか？（飲み間違い・飲み忘れ、頓用の使用） 食事の準備はできますか？ 1人でバスや電車を利用できますか？（切符を買う、乗り換える） 電話をかける、金銭管理、洗濯掃除

必ず自分の目で確認！ 全身を見直してみよう

STEP 2　身体の苦痛は？

注意したい症状	観察項目		
疼痛	□ 痛みの評価（尺度） □ かばうしぐさ	□ 苦しそうな表情・泣く・叫ぶ □ 血圧・脈拍の変化、発汗	
低栄養・脱水	□ 食事・飲水量を実際に確認 □ 口腔のトラブル・嚥下・義歯・かみ合わせ □ 食事の食べ方を実際に観察（注意がそれる、気が散る、フタを取らない、箸が使えない） □ 口唇、舌、腋窩の乾燥、皮膚の張り		□ 体重変化の確認
昼夜のリズム（睡眠）	□ 夜はしっかりと眠れているか	□ 夜間頻尿	□ 日中の過度な眠気
便秘	□ 排便のリズム（経過表で確認）	□ 腹部の張りや圧痛	□食事量の減少

図 1-1-1 ｜ 認知症アセスメントシート

不快に感じる環境では？
- ☐ 音や光（外からの光、反射）などの刺激　　☐ ルート類　　☐ 見当識を失いやすい　　☐ 大勢の人

STEP 3　対応を工夫しよう

認知機能障害のある方（注意が持続しにくい方）との接し方の工夫

[環境]
- ☐ 静かな環境

[声をかける]
- ☐ 視野に入って声をかける
- ☐ 目線は低く
- ☐ ふだんよりも一歩踏み込んで
- ☐ 手で顔を隠さない、影がかからないように
- ☐ 目線をつかんでから話を始める
- ☐ 複数の刺激を組み合わせる

[話す]
- ☐ 会話は短く、具体的に
- ☐ ゆっくり、はっきり
- ☐ 話題は1つずつ
- ☐ 大事なところは繰り返す
- ☐ ゆっくり待つ（10秒ルール）
- ☐ 話をさえぎらない

項目	認知機能障害への配慮の工夫
記憶障害	☐ 1日のスケジュールを見えるところに置く ☐ 親しみを感じている持ち物はみつけやすいところに置く
視空間認知障害	☐ 複数の刺激を使う　　☐ 照明を明るくする、床の反射を減らす ☐ コントラストをつける
実行機能障害	☐ わかりやすい環境（時間：不意打ちをしない、空間：目印をつける、人：顔写真を置く、ケアの予定表を置く） ☐ 選択肢の提示は簡単にわかりやすく ☐ 行動をうながす、声をかける ☐ 言語以外のメッセージにも気を配る（家族にサポートを依頼する）
言語障害	☐ 要点は書く、メモに残す　　☐ 図で示す

STEP 4　評価を共有しよう

チーム内で共有	☐ "できること・できないこと"、"好きなこと・嫌いなこと" ☐ 継続して評価することを確認 ☐ 治療を進める上で予測されること・対応したほうがよいこと
病棟以外のスタッフと共有	☐ 検査や処置で注意をすること、対応上の工夫
コンサルテーションの依頼	☐ 認知機能評価と対応、今後の支援について相談

　退院だけでなく安心して過ごすために必要なことを考える

STEP 5　連携・退院支援

項目	検討する内容
退院後の治療計画	☐ 退院後に予測されること ☐ 服薬管理（定期内服と頓用、服薬確認・支援） ☐ 緊急時対応（熱発時、痛みが悪化したときに1人で対処できるか） ☐ 食事の準備・脱水の予防
支援スタッフとの共有	**看護サマリ、診療情報提供、申し送りに書こう** ☐ 認知症、せん妄の状況の共有 ☐ 観察を続けたほうがよいこと ☐ 家族の支援体制（認知症の可能性を伝えましたか？）
認知症・せん妄のフォロー体制	☐ 家族・介護者への初期支援（情報提供と引き継ぎ） ☐ 外来担当医、在宅医への申し送り ☐ 専門機関の受診（認知症疾患医療センター、精神科、神経内科、など）

（国立がん研究センター先端医療開発センター精神腫瘍学開発分野）

院後を支援するどのスタッフにどの情報を伝えるのかや伝達方法および内容を確認することが、情報の脱落を防ぐ上で重要である。

認知機能障害が疑われる場合の評価の流れの一例を図1-1-1に示したので、参考にしていただきたい。

せん妄

せん妄は、急激に発症する意識レベルの変化、注意力の低下、睡眠覚醒サイクルの乱れを特徴とする器質性（脳に由来する）障害であり、がん治療の経過全体を通して、どのような段階でも生じ得る。がん治療の場面では、せん妄は、がん自体により直接生じ得る合併症であるとともに、抗がん薬やオピオイド等の支持・緩和治療薬による薬物療法や手術などの治療的侵襲でも生じ得る。

せん妄を発症すると、治療の遂行を妨げ、死亡率の上昇や合併症の増加など治療アウトカムに悪影響を及ぼしたり、転倒やルートトラブルなどのマネジメント上の問題に直結するとともに、患者・家族の苦痛の直接の要因にもなる。また、せん妄をいったん発症すると、その影響は入院中にとどまらず退院後まで続き、認知症の進行や退院後の死亡率の上昇、再入院の増加にも関連する。したがって、せん妄の予防対策は、がん治療のどの段階においても重要な課題である。

1. 臨床像

せん妄は、睡眠覚醒リズムの障害（中途覚醒や昼夜逆転）、注意障害を中心に、不安・焦燥感、精神運動興奮、様々な情動変化（怒り、多幸感、無欲、無関心）、幻覚・妄想（通常は幻視、注意力障害からの錯覚と混在）を伴う。症状には日内変動があり、日中は目立たず夕方から夜間にかけて増悪する。

せん妄の原因となる身体的要因に対応がなされないと、数週間から数か月間、症状が持続し、認知症に移行することもある。

2. せん妄か、認知症か

認知症を疑う場面で重要なことは、せん妄か、認知症かを判断することである。認知症とせん妄は、一見似通っているように見えるが、いくつかの点で違いが際立つ。大きな相違点を以下にあげる。

①発症からの時間経過：せん妄は時間から日単位で発症し、変動する。一方、認知症は月から年の単位で発症する。入院して急に認知機能障害が目立ってきた場合には、その経過からせん妄を積極的に疑う。

②注意力が続くかどうか：認知症では注意力は比較的安定しているのに対して、せん妄は変動する。特に昼と夜の差が著しい。言い換えれば、

③「昼間はなんともないのに夜がひどい」：この症状の変化は注意力の変動を表しており、まずせん妄を疑う。

もともと認知症の人が、入院してせん妄を合併し、一見認知症がひどくなったようにみえる場合がある。注意の変動があれば、せん妄の重畳（superimpose）した状態と判断する。もしも認知機能に関して十分な情報が得られない場合には、意識障害であるせん妄を第一に疑い、まずせん妄としての対処を開始し、日内変動を見ながら、せん妄と認知症の判断を進める。

3. せん妄への対応

せん妄への対応は、その手段から「薬物療法」と「非薬物療法」に、その目的から「予防

表1-1-3 | せん妄への介入

機能	予防を目指した介入	治療的介入
薬物療法	抗精神病薬やメラトニン、ラメルテオン、抑肝散等が試みられているが、評価は定まっていない	抗精神病薬が経験的に使用されている
非薬物療法	入院時にリスク評価を行い、同定されたリスク因子のうち、対応可能な因子の除去を行うことで発症のリスクを下げる（誘発因子・直接因子の除去）	早期発見と早期対応 ・早期発見：定期的なモニタリング ・早期対応：原因検索と直接因子の除去、誘発因子の除去

を目指した介入」と「治療的介入」に大きく分けることができる（表1-1-3）。一般に非薬物療法は、せん妄の背景因子（誘発因子と直接原因）のうち、リスクとなり得る要因を制御・除去する手法であり、その目的には「予防的な側面」と「治療的な側面」がある。

1 非薬物療法によるアプローチ

せん妄は、特に高齢者の入院において問題になることから、高齢者病棟入院患者に対して発症を予防できないか、積極的に検討されてきた。

高齢入院患者を対象に、多職種チーム（看護師を主体に、医師、理学療法士、作業療法士、ボランティア）により入院時点でのリスク評価を実施した後、ハイリスクの場合に刺激や働きかけ、離床の促し、聴覚・視覚障害への対応、入眠の促し、脱水の予防等の対応を行う複合的な介入を実施することで、高齢入院患者におけるせん妄の発症率を低下させる試みが続けられている。

せん妄に対する非薬物的な複合的介入を行った研究のメタアナリシスでは、介入の主要な評価項目であるせん妄の発症や転倒、退院後の再入院、在院日数、身体機能の変化、認知機能の変化を評価した。複合的介入を実施したランダム化比較試験と非ランダム化試験に分けてメタアナリシスを行ったところ、複合的介入は、せん妄の発症を予防し（Odds比：0.47）、転倒を予防する（Odds比：0.38）効果

が認められた[6]。

2 周術期におけるアプローチ

外科領域においては、術後せん妄への対策が主たる課題になる。術後せん妄への非薬物療法は、主に大腿骨頸部骨折に対する骨頭置換術を中心に介入試験が行われてきたが、一般外科を含めた多職種による予防的介入の効果が報告されている。

術後せん妄を予防するための周術期の介入は、栄養・輸液管理を中心とした脱水の予防、疼痛コントロールの徹底、早期離床、排泄のマネジメント、合併症予防などを中心に行う。

3 薬物療法

せん妄を発症した場合、大半の症例では抗精神病薬による薬物療法を行う。抗精神病薬のせん妄に対する有効性は、どの薬剤でもほぼ同等である。薬剤を選択するにあたっては、その薬剤のもつ鎮静作用の強弱、有害反応のプロフィール、作用時間を考慮して決定する。がん医療においては、身体疾患の併存を考慮して、相互作用が少なく、半減期の短い薬剤を優先して考えて、クエチアピンを推奨するガイドラインもある。

抗精神病薬の使用は、最小量から滴定法を用いて漸増する。ハロペリドールやリスペリドンは、もともと鎮静作用は弱く設計されている薬剤であり、患者を「寝かせる」ことを治療効果と誤解して用いると過量投与になるため、注意したい。

引用文献

1) Inouye, S.K. et al. : Geriatric syndromes: clinical, research, and policy implications of a core geriatric concept, J Am Geriatr Soc, 55(5):780-791, 2007.
2) 国民衛生の動向2018/2019, 厚生労働統計協会, 2018.
3) Carone, M. et al. : Estimating the lifetime risk of dementia in the Canadian elderly population using cross-sectional cohort survival data, J Am Stat Assoc, 109(505):24-35, 2014.
4) Arora, V.M. et al. : Using assessing care of vulnerable elders quality indicators to measure quality of hospital care for vulnerable elders, J Am Geriatr Soc, 55(11): 1705-1711, 2007.
5) 平成27年度老人保健健康増進等事業「認知症の人の行動・心理症状や身体合併症対応など循環型の医療介護等の提供のあり方に関する調査研究会:一般医療機関における認知症対応のための院内体制整備の手引き, 2015.
6) Hshieh, T.T. et al. : Effectiveness of multicomponent nonpharmacological delirium interventions: a meta-analysis, JAMA Intern Med, 175(4): 512-520, 2015.
7) Persons, A.G.S., Panel on Persistent Pain in Older : The management of persistent pain in older persons, J Am Geriatr Soc, 50(6 Suppl): S205-224, 2002.
8) American Geriatrics Society Expert Panel on Postoperative Delirium in Older Adults : American Geriatrics Society abstracted clinical practice guideline for postoperative delirium in older adult, J Am Geriatr Soc, 63(1): 142-150, 2015.
9) Nakanishi, M. et al. : Physical restraint to patients with dementia in acute physical care settings: effect of the financial incentive to acute care hospitals, Int Psychogeriatr, 30(7): 991-1000, 2018.
10) Sakata, N. et al. : Dementia and risk of 30-day readmission in older adults after discharge from acute care hospital, J Am Geriatr Soc, 66(5): 871-878, 2018.

[小川朝生]

認知機能障害のあるがん患者への コミュニケーション・スキル

コミュニケーションとは、「社会生活を営む人間の間に行われる知覚・感情・思考の伝達。言語・文字その他視覚・聴覚に訴える各種のものを媒介とする[1]」ことであり、意思の疎通や心の通じ合いという意[2]も有している。したがって、言語的コミュニケーションにおいては、「言葉を話すこと」「言葉を聞いて理解すること」「文字を理解すること」「文字を書くこと」「聞いた言葉を復唱すること」というような能力が必要となる。

高齢者の場合、加齢による視力・聴力などの感覚機能の低下や、注意力・記憶力などの認知機能の低下により、会話においてコミュニケーションがうまく展開できないという状況に陥りやすい。認知症高齢者を看護する看護師は、「患者の訴えていることがわからない」「治療・看護の必要性を理解してもらうことが難しい」という認知・コミュニケーション障害に関する困難、病棟内での患者同士のいさかいの介入や、ある患者の不調に他の患者が巻き込まれるという患者同士の関係性に関する困難を抱えているという報告がある[3]。

がん医療においては、患者が自分の希望を尊重した療養生活を送れるように、患者と医療者がコミュニケーションをとりながら意思決定をしていく。つまり、患者は医師から自分の治療方法についての説明を受け、看護師などの医療者も含めて話し合いながら、自分の治療方法や療養場所などを決めていくのである。その際、患者は、自分の身体的・心理社会的状態、希望について、医療者に正確に伝えること、自分の受ける治療に関する情報を理解して治療方法を決めること、その治療過程で起こり得る症状・生活上の困難に対する看護支援を理解して、自らもセルフモニタリングやセルフケアを行うこと、などが必要となる。認知機能が低下している高齢がん患者の希望や思いをくみ取り、患者が自分らしく暮らしながらがん治療を受けることを支えるために、看護師のコミュニケーション・スキルは重要なカギとなる。

ここでは、認知機能障害のある高齢がん患者へのコミュニケーション・スキルに関連する記憶障害、見当識障害、妄想、構音障害、失語症について概説し、その後、高齢がん患者とのコミュニケーション・スキルの方略について述べる。

記憶障害

1. 記憶の3段階

記憶は、以下の3段階で構成される。

- 記銘：新しいことを覚える。※認知症ではこの段階が早くに障害される。
- 保持・貯蔵：一度体験したことを保存しておく。

- 再生・想起：記憶内容を再現する、情報を必要なときに思い出す。

2. 記憶障害の種類

記憶障害は、新しいことが記銘できなくなる「短期記憶障害」と、過去の体験を保持・貯蔵したり、再生・想起することができなくなる「長期記憶障害」に分類される（表1-2-1）。

海馬の萎縮に伴うアルツハイマー型認知症は、短期記憶障害のうち、初期から近時記憶障害が多く現れるが、即時記憶が障害されることは少ない。認知症が進行してくると、長期記憶障害のエピソード記憶が障害される。

> Aさん、アルツハイマー型認知症の初期段階。自宅では近時記憶障害により数分から数日前の記憶が障害されることはあったが、一過性の会話のやり取りは成立していた。入院後、Aさんは日中はニコニコして医療者と話をしていたが、夜間になると騒いだり、昼に医師や看護師と話した内容を忘れてしまい、混乱することがあった。

近時記憶障害がある人は、一見問題がないような時間がある一方で、入院していることを忘れてしまい、今いる場所がわからずに騒いだり、混乱したりすることがみられる。認知症がさらに進行すると、長期記憶のエピソード記憶も障害されてしまい、過去に手術を受けた経験を忘れてしまったり、今までできていたセルフケアもできなくなってしまうこともある。

> Bさん、アルツハイマー型認知症。看護師が訪室すると、いつも同じことを質問してくるので、看護師はつい「前にも言ったでしょ」と、きつい口調になってしまう。

認知症の人が何度も同じことを質問する行為は、多くのことを一度に処理できないことが原因と考えられる。自分の言いたいことや頭に浮かんだことだけに注意が向くため、繰り返し同じ話をするのだが、近時記憶障害があるので、聞いたことや自分の言ったことを忘れてしまうのである。

一方、繰り返し同じことを質問するのは、本人が気になっていること、困っていること、不安に思っていることが背景にある場合もある。このような状況では、看護師がいい加減な返答をすると患者のプライドを傷つけ、さらに不安にさせてしまう。患者が訴えを繰り返す理由や患者の気持ちをしっかりと聞き、安心してもらうとともに、原因を推測しながら対応を重ねていく必要がある。

見当識障害

見当識障害とは、自分の今の基本的な状況を把握することができなくなる状態で、認知症やせん妄など、意識が混濁した状況で起こりやすい。

表1-2-1 | 記憶障害の種類

種類	症状
短期記憶障害	数秒から数日前までの記憶が障害され、新しいことを覚えられなくなる ●即時記憶障害：数秒から20～30秒間保持される記憶が障害される ●近時記憶障害：数分から数日前の記憶が障害される
長期記憶障害	年単位にわたって長期間保持されている記憶が障害され、昔の思い出などを忘れてしまう ●エピソード記憶障害：自分が体験した出来事そのものの記憶が障害される ●手続き記憶障害：自転車の乗り方や楽器の弾き方など、動作として身につけた記憶が障害される ●意味記憶障害：言葉の意味や知識などの記憶が障害される

症状としては、①現在の年月日や時間がわからない（今が朝なのか、夜なのかの時間が認識できない）、②自分がどこにいるのかわからない（今いる場所がわからない、住んでいるところがわからない）、③家族や周囲の人たちを認識できない（目の前にいるのが誰なのかわからない）などがある。1日の生活の中では、午睡後や深夜の覚醒直後は覚醒状態が十分でなく、記憶も混乱しやすい状態となり、見当識障害が起こりやすい。

> Cさん、軽度の認知症がある。がんの治療目的で入院となった。X日の午前中、Cさんはニコニコと笑顔で挨拶を交わしながら入院してきた。付き添ってきた家族は「ちょっと最近もの忘れが増えてきて」と話していたが、Cさんは知らぬ顔で、特に問題はないように感じられた。
> しかしその日の深夜、突然「家に帰る」とぶつぶつ言いながら、パジャマを脱ぎ出した。Cさんに理由を確認したところ、今がX＋1日の深夜であることや、病院に入院したことを忘れているようだった。会話が噛み合わず、話しているうちにCさんは次第に興奮してきてしまった。

帰宅要求は、入院していることを忘れてしまったり、居場所がわからず、居心地が悪くて落ち着かなかいような環境が原因で、不安を感じて興奮することによって生じることが多い。このような場合は、共感する姿勢で患者の言葉を復唱し、安心してもらうように話しかける。事態を収拾させようと、興奮している患者の行動を無理に制止したり、強い口調であわただしく「ベッドに横になってください」などと指示をしてはいけない。なだめたり、大きな声で何度も説得すると、患者は制止されている状況が理解できずに、より不安になる。

Cさんのように近時記憶障害がある人の場合は、ゆっくりと落ち着いた口調で、ていねいに何度も繰り返し説明する。また、「座ってゆっくりと話しましょう」「少し疲れたから座りましょう」と、本人が感じていることなどを言葉にして、声をかける。

しばらくすると要求したこと自体を忘れてしまうこともあるので、その場の対応としては、決定を先送りする会話が有効な場合もある。まずは、患者の話をしっかり聞き、気持ちに寄り添う。興奮状態が落ち着くのを待ってから、話題を変えてみることも方法の1つである。

妄想

妄想とは、「現実にはない事柄を一定期間、他者の説得によっても揺るがない仕方で強く確信する誤った判断ないし概念[4]」「根拠のないあり得ない内容であるにもかかわらず確信をもち、事実や論理によって訂正することができない主観的な信念。現実検討能力の障害による精神病の症状[2]」である。

妄想は、現実にあり得ないことであっても事実と思い込み、修正ができない思考にとらわれるため、他人にそれを否定されても考えが変わらない。看護師は、妄想を体験している本人にとっては、すべての妄想＝現実であるということを受け入れ、その妄想が起こってしまう患者の心情や感情に焦点を当てることが必要である。

> Dさん、レビー小体型認知症。手術を受け、経過は順調だったが、術後5日目に突然、亡くなった母が訪ねてくるという妄想（幻視）が出現した。Dさんは大変怖がり、落ち着きがなくなってしまった。

妄想が出現して本人が怖がっている状況の場合は、まずは共感し、受け入れ、「今とてもつらい状況なのですね」「怖くて、いても立ってもいられないお気持ちなんですね」と聞く。その後、落ち着いてきたら、現実的な行動がとれるように誘導していく。「ちょっと談話室までいっしょに歩いてみましょう」「窓の外をいっしょに眺めてみませんか」「喉が乾きましたね。いっしょにお茶を取りに行きましょう」などと話しかけ、場所や行動を変えることで感情を切り替えるようにしていく。幻覚が見えて怖がっているときは、患者の手を握り、関心を自分に向けさせ、何がどう怖いのかを尋ねる。話をしたがらないときは、無理に聞き出そうとせずに待つ。

長時間、怖がっている場合は、幻覚（幻視）で本人に見えているものに対して、看護師が「もう向こうに行ってください。夜ですから、お帰りください」などと対応し、患者に安心してもらう。夜間ならば、ゆっくり休んでもらえるよう、患者が眠るまでの間、手を握って付き添う。患者が眠ったのを確認してから、その場を離れる。翌朝は、睡眠時間が少なくても決まった時間に起こして、モーニングケアを行い、朝であることを認識してもらう。日中眠っているときは、声をかけて起きてもらい、ベッドから離れて会話（事前に患者や家族から聞いた患者の興味のあることを話題にして）を楽しむ。

構音障害

構音障害は、発話に必要な神経や筋の損傷によって生じる器質性障害である。声がかすれる、声が大きすぎる/小さすぎる、話し方が極端に速い/遅い、不自然な言葉の途切れがある、などの症状がみられる。

失語症と異なり、話し言葉、漢字・仮名などの文字、絵の内容の理解は障害されていないため、話し言葉での表出が難しい場合は、50音表などの伝達手段を工夫すれば、意思の疎通をはかることが可能となる。

失語症

失語症は、大脳の言語野の損傷により生じるコミュニケーション障害であり、大脳皮質の言語機能（言語符号を操作する機能）を担う領域が損傷を受けたことによって生じる。言語的コミュニケーションにおける「言葉を話すこと」「言葉を聞くこと」「文字を読むこと」「文字を書くこと」に障害を受け、計算能力にも問題がみられる。

失語症の症状には、喚語困難や錯語などがある（表1-2-2）。

失語症は、障害される脳の部位によって症状が異なる（表1-2-3）。発声が保たれているにもかかわらずしゃべることが困難である「運動性失語」と、流暢にしゃべることはできるが内容は支離滅裂で意味不明である「感

表1-2-2 | 失語症の症状

種類	症状
喚語困難	●言いたい言葉が出てこない
錯語	●言いたい単語が別の単語になってしまう
ジャーゴン（jargon）	●話し言葉は流暢だが、内容は支離滅裂で意味不明 ●文章で話すが、まったく意味をなさない語または音の羅列しか出てこない
発語失行	●抑揚のないとつとつとした話し方になる
常同言語	●何か言おうとすると、同じ語や音になってしまう
失文法	●文章から助詞が抜けて、単純な文体となる
聴覚的理解の障害	●言われたことが理解できない
読み書きの障害	●文字が読めない、書けない

表1-2-3｜失語症の種類

種類	脳の障害部位	症状
運動性失語	●左前頭葉ブローカ野 ●運動領域に近い部位	●発声(構音)は保たれている ●しゃべることが困難で、まとまった意味を正しく文章で流暢に表出することができない ●抑揚のないとつとつとした話し方になる ●文章から助詞が抜けて、単純な文体となる ●短い文章や単語のみの発話になる
感覚性失語	●左前頭葉ウェルニッケ野 ●感覚領域に近い部位	●相手の言う言葉は音として聞こえるが、意味がまったく理解できない ●聴覚的理解障害 ●話し言葉は流暢だが、内容は支離滅裂で意味不明 ●文章で話すが、まったく意味をなさない語または音の羅列しか出てこない

覚性失語」の大きく2つに分類されるが、典型的なタイプは少なく、症状は個人差が大きい。

高齢患者の場合、記憶障害や見当識障害も併せ持っていることが多いことが特徴である。

高齢がん患者とのコミュニケーション・スキルの方略

長期間のがん治療を受けながら暮らす高齢がん患者は、加齢や治療の侵襲によるせん妄に伴う認知機能の低下が起こり得るリスクを抱えている。患者は、自分の思いを他者にうまく伝えることができないことで、他者との関係も失っていき、社会性を失い、孤独感を抱くことが予測される。

また、日常生活動作の食事・排泄などに関する欲求を他者にうまく伝えることができないと、看護師からの支援を受けることができないという問題を引き起こしかねない。そのため看護師には、記憶障害、見当識障害、妄想、構音障害、失語症などを考慮した認知機能障害のある高齢がん患者へのコミュニケーション・スキルが求められる。

1. 高齢者看護分野で開発されているケア技法

高齢者看護分野においては、認知機能低下に対するリアリティオリエンテーション(Reality Orientation：RO)、タクティール®ケア、ユマニチュード(humanitude)などが開発され、取り組まれている。

1 リアリティオリエンテーション

リアリティオリエンテーションは、米国アラバマ州の退役軍人管理局病院で精神科医フォルソム氏によって開始された。当初は、ベトナム戦争の後遺症によって脳に損傷を受けた軍人に対して用いられた。

現在は、言語障害のない初期段階の認知症患者を対象として、認知症患者の現実検討を強化することにより、誤った外界認識に基づいて生じる行動や感情の障害を改善させるリハビリテーションの1つとして取り入れられている。

2 タクティール®ケア

タクティール®ケアは、1960年代に未熟児のケアを担当していた看護師シーヴ・アーデビーやグニッラ・ビルスタッドらによって考案された技法で、認知症のある患者へのケアに活用された。

タクティール®ケアの根底にはタッチセラ

ピーがあり、スキンシップによる「オキシトシン」の分泌によりゲートコントロールが得られる。安心感、穏やかな気持ちの体感、身体が温まるなどの効果から、気持ちが安定し、非言語的コミュニケーションをもたらすと説明されている。

■3 ユマニチュード

ユマニチュードは、1970年代にフランスの体育学教師だったイヴ・ジネストとロゼット・マレスコッティが考案した知覚・感情・言語による包括的コミュニケーションに基づいたケア技法である。フランス語で「人間らしさ」を意味する「ユマニチュード」には、「人間らしさを取り戻す」ということも含まれている。

2014年に日本支部が誕生し、介護・医療関係者や介護をする家族、一般人を対象に、講演、研修、ケア実践などを行っている。「見る」「話す」「触れる」「立つ」という人間の特性に働きかけ、ケアを受ける人に「自分は人間である」ということを思い出してもらい、ケアを通じて、言葉によるコミュニケーションが難しい人とポジティブな関係を築いていくことを目指している。

2. 認知機能障害のある高齢がん患者への コミュニケーション・スキルの方略

上記の方法も踏まえて、認知機能障害のある高齢がん患者へのコミュニケーション・スキルとして、以下のような方略を勧めたい。

[患者と会話を始めるときには、看護師のほうに注意を向かせる]

- ふだんよりも一歩近いところ、視野の中に入って、正面から声をかける。
- 話しかける際に肩に手を置くなど、患者の注目が得られるような動作をしてから会話を始める。

- 患者の顔を見て、目線を合わせて話を始める。
- 目線は患者より低めに置く。
- 自己紹介する。「看護師の○○です」
- 必ず患者の名前を呼ぶ。

[患者との会話の中で気をつけること]

- 1つの文書で伝えるのは1つの内容とする。
- 平易な言葉で表現する。
- ゆっくりと落ち着いた口調で、一語一語はっきりと話す。
- 顔の表情や声の調子など、メリハリをつけて話しかける。
- アイコンタクトをとり、注意がそれるのを防ぐ。
- 可能な範囲でなるべくマスクをかけず、看護師の口元を見せる。
- 患者がふだん使用している言葉や方言などで話しかける。
- 患者のペースで話してもらい、看護師は患者の言葉を補っていく。
- 「はい」「いいえ」で意思表示ができる会話文を取り入れる。
- 予測される本人の欲求などを絵で見せる（食事、飲水、排泄など）。
- タッチングなど、非言語的コミュニケーションを活用し、安心感を与える。
- 会話に集中できる環境をつくる（テレビやラジオを切る、周囲の雑音・騒音・人の動きなど、患者の集中力を妨げるのものを取り除く）。
- 患者のモノ・場所・習慣が、その人にとってなぜ「馴染み」となっているのか、どのような意味合いをもっているのかについて、あらかじめ患者・家族から情報収集し、会話の中に取り入れる。

[患者の痛みのサインをみつける]

- 表情や行動から、痛みのサインを推測する。

例えば、本人が痛いと感じていると思われるところをさすったり、顔をしかめてみることで、患者が理解できることもある。

- 落ち着きがなくなる、口をかたく結ぶ、うめく、身体を丸めて臥床する、介助に抵抗する、などの行為が、痛みのサインのこともある。
- レスキューを使った後は、しばらく行動を観察する。行動が収まれば、効果があったと判断する。
- どのような状態のときにレスキューを使用し、どのような反応があったのかを記録に残す。

[患者が安心できるような環境に配慮する]

- ここは病院であること、治療のために入院をしていること、ここにいてもよいことを、ゆっくりとていねいに説明する。
- 困ったことや不安なことがないか、確認する。
- 看護師にはなんでも話してよいことを伝える。
- 他の業務をしているときでも、患者の部屋の横を通るたびに、必ず笑顔で一言声をかけることで、患者は看護師の顔を認識し、よい表情を見せることがある。

[検査や処置など初めて行うことに対する不安の緩和に努める]

- 急激な変化に適応することが苦手なので、初めて行うことに対して不安が強く、混乱したり、拒否してしまうことがある。検査や処置の前に、どのようなことを行うのかをていねいに説明する。
- 検査時は看護師がそばに付き添う。

[環境の変化や初めての言葉に対しての不安を緩和し、理解を促す]

- 入院や治療などの環境の変化への適応が苦手で、入院時から2～3日は不安が高まることが多いので、特にケアを強化する。
- 患者がわかりやすい環境を整備する。
- 患者にとっての心地よい療養場所を考慮する。
- 不安に対する情緒的サポートにより、信頼関係を構築する。可能な範囲で、担当する看護師を頻繁に変えないように配慮する。
- ケアに使用する道具を事前に見せると、イメージしやすい。

[がん治療や療養生活によるせん妄の直接因子・誘発因子となるものの好発時期、程度、期間などを予測し、予防ケアに努める]

- がん治療のための環境の変化や日常パターンの変化についての情報を収集し、せん妄の誘発因子となるリスクをアセスメントし、誘発因子を緩和するケアを検討する。
- 術後の身体拘束や強制臥床による可動制限があった場合は、早期離床を促す。
- 点滴による拘束がある場合は、可動域を制限しないルートの固定方法を工夫したり、拘束時間を短縮する方法を検討する。
- がん薬物療法の有害反応に対して、以下のことを行う。
  - ・悪心・嘔吐：モニタリングを行いながら、セルフケアを支援する。
  - ・易感染状態：感染予防のためのセルフケアを支援する。
- 手術侵襲合併症や呼吸器合併症がみられる場合は、創部を保護し、排痰法やハッフィングを看護師といっしょに実施する。

引用文献
1）新村 出 編：広辞苑，第6版，岩波書店，2008．
2）松村 明 監修：大辞泉，第2版，小学館，2012．
3）千田睦美，水野敏子：認知症高齢者を看護する看護師が感じる困難の分析，岩手県立大学看護学部紀要，16：11-16，2014．
4）南山堂医学大辞典，第20版，南山堂，2015．

参考文献

1 ）日本看護協会 編：認知症ケアガイドブック，照林社，2016.
2 ）三村 将，飯干紀代子 編著：認知症のコミュニケーション障害—その評価と支援，医歯薬出版，2013.
3 ）北川公子：認知機能低下のある高齢患者の痛みの評価—患者の痛み行動・反応に対する看護師の着目点，老年精神医学雑誌，23（8）：967–977，2012.
4 ）本田美和子ほか 編著：ユマニチュード入門，医学書院，2014.
5 ）鈴木みずえ：急性期医療における看護実践に生かすためのパーソン・センタード・ケアの理論と実践，看護，64（10）：60–63，2012.
6 ）鈴木みずえほか：急性期病院における看護師の認知症に関連した症状のある患者に対する看護介入とパーソン・センタード・ケアに関する意識の関連，日本早期認知症学会誌，6（1）：58–64，2013.
7 ）鈴木みずえ：看護実践能力習熟段階に沿った 急性期病院でのステップアップ認知症看護，日本看護協会出版会，2016.
8 ）堀内ふき 監修：マンガで早わかり 看護師のための認知症のある患者さんへの対応 Do & Do not，Smart nurse Books 24，メディカ出版，2015.

［田中登美］

3 一般病棟での認知症の行動・心理症状（BPSD）のアセスメントと対応

認知症の行動・心理症状（BPSD）とは

　認知症の症状は、認知症であれば必ず出現するといわれている記憶障害や見当識障害などの中核症状と、中核症状があることに加えて環境の変化によるストレスや身体的な苦痛が影響することにより生じる行動・心理症状（BPSD）がある。

　従来、BPSDは「問題行動」と呼ばれていたが、本人の視点でその症状を理解することが認識されるようになったことを背景として、1996年に国際老年精神医学会がBPSD（Behavioral and Psychological Signs and Symptoms of Dementia；認知症の行動・心理症状）と提唱し、「認知症において頻繁にみられる知覚、思考内容、気分、行動の障害」と定義した。BPSDの行動症状としては、攻撃的行動、叫声、不穏、焦燥、歩き回る行動（いわゆる徘徊）、収集癖、ののしり、つきまとい等があり、心理症状としては、不安、抑うつ、幻覚、妄想等があげられる[1]。

　本項では、一般病棟での認知症のBPSDのアセスメントと対応について述べる。

認知症の行動・心理症状（BPSD）の発生要因

　BPSDの発生するメカニズムは、脳の変性やダメージにより出現した中核症状（記憶障害、実行機能障害、見当識障害、視空間認知障害、失語、失行、失認など）と、生来の性格などの素因に、身体的要因、心理的要因、社会的要因、環境的要因のなんらかの原因が影響して出現する（図1-3-1）。

　生来の性格などの素因は、もともとの生活環境や習慣、痛みに対する感じ方、ストレスを感じたときの対処方法など個人によってかなり異なる。そのためケア提供者は、中核症状である記憶障害や見当識障害が同様にみられている人であってもBPSDの現れ方は異

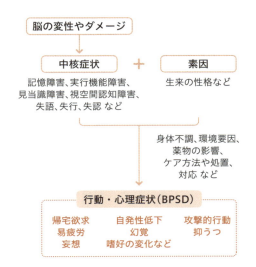

図1-3-1 ｜ 認知症の中核症状と行動・心理症状（BPSD）
（ELNEC-J高齢者カリキュラム看護師教育プログラム, 2018年版, M2資料）

なることを意識して、発生要因を探ることが
求められる。

1. 身体的要因

　入院している認知症がある高齢者に生じる
BPSD の身体的要因には、認知症以外の疾患
やその疾患の影響により生じる痛み、呼吸困
難、倦怠感等の症状がある。また、脱水や排
尿・排便障害、睡眠不足などによる身体の不
調等も影響してくる。認知症がある高齢者は、
それらの症状の出現を自覚していないが、身
体の不調を感じている。身体の不調による辛
らさを感じているけれども、その理由がわか
らないため、精神的なストレスが生じやすい。
　例えば、便秘により腹部が張ったり、痛か
ったり、不快感が生じていても、何が原因で
不快を感じているのかを理解できないことに
よって、思考が混乱し、不安感が生じる。混
乱していることや不安に感じていることを取
り除きたいという思いから、安全な場所を探
すために歩き回ったり、自分を助けてくれる
人を求めて大きな声で呼んだりする行動につ
ながるのである。
　また、喉が乾いていることに気づかず、促
しても水分を摂取しないため、脱水になりや
すい。そもそも、高齢者は水分を摂取してい
ても、もともとの体内細胞量が減少している
ことから、細胞内液量が減少して脱水になり
やすいといえる。脱水は体内の電解質異常を
きたし、脳の神経細胞の活動が妨げられ、様々
な混乱症状、不穏、興奮を引き起こす要因と
なる。

2. 心理的要因

　高齢者の心理的特徴は、これまで生きてき
た生活背景、仕事や家族構成の変化、家族や
近しい友人との別れなどに大きく影響され

る。体験している出来事は個人によって様々
であり、その出来事に対する受け止め方や対
処の仕方、その結果がどのように影響された
のかによって、個人の心理的な特徴が生じて
くると考えられる。
　認知症がある高齢者の特徴の1つめとし
て、認知症の症状が進んでも、感情機能はか
なり最後まで残っていることがあげられる。
今いる場所がどこだかわからない、誰と話し
ているのかわからないといった場合でも、そ
の場所が心地よい場所なのか、落ち着かない
場所なのかは感じている。また、話をしてい
る人が自分を大切に思って接しているのか、
粗末に扱っているのかを感じることができ
る。そのため、認知症になっても、悲しい、
さみしい、怖い、心配、うれしい、楽しい、
等の感情は持ち続けている。
　2つめの特徴として、認知症初期の高齢者
は、「もの忘れがあるけれども大丈夫。わか
っている」などと発言して、その場を取り繕
うような行動をするときがあることがあげら
れる。直前に話したことを忘れてしまい、同
じ話を何度も繰り返すケースがあるが、自分
の中でも忘れてしまっていることを感じてい
て、どうしようもない気持ちを抱えている場
合もある。本人は理由がわからないため、漠
然とした大きな不安や不快感、恐怖感を感じ
ているのである。
　3つめの特徴として、なんらかの疾患によ
り入院した際に、見当識障害のため、今どこ
で何をしているのかがわからなくなること
や、日付を聞かれても答えられないことがあ
ることがあげられる。それに加えて、今まで
自分で当たり前のように行えていた着替えや
洗面などの日常生活動作を、どのように行っ
たらよいのかがわからなくなる。これまでで
きていたことができなくなることで、自尊心

が低下する。

4つめの特徴として、記憶障害、見当識障害や判断力の低下の影響により、自分が今どこで何をしているのかが理解できにくい状態になっていることがあげられる。例えば、看護師に清潔ケアを行うことについて説明され、同意をしても、実際にそれが行われるときには同意したことを忘れており、勝手に看護師が服を脱がそうとしているととらえてしまう。そして、恐怖心や羞恥心が怒りの感情に変化し、看護師をどなりつけるのである。このように、記憶障害や判断力が低下していることにより、自分が置かれている状況を正確に理解することができずに混乱し、感情のコントロールがつきにくい状態になっている。

3. 社会的要因

高齢者は、今まで生きてきた長年の習慣や独自の生活パターン、暮らしの文化を大切にしていることが多い。そのため、家族のための食事の準備や家庭内での役割、地域での役割を果たせなくなることは、苦痛を生じることにつながる。

4. 環境的要因

認知症がある高齢者はストレスに対処することが苦手になっているため、環境の変化はBPSDが出現しやすい要因となる。特に、入院生活により慣れない環境に置かれ、また安静や点滴、身体拘束など行動を規制する行為を強いられることにより、BPSDが重症化しやすい。

認知症がある高齢者の中には、病室のベッドに寝ていても空間認識ができないことから圧迫感を感じ、壁を押し返そうとする行動などがみられることがある。こういう症状のある人には、早い動きは恐怖となるため、ケアを行うために近づく場合も、ゆっくりした動きにする必要がある。

環境要因には、看護師を含む医療者や家族のかかわり方、声かけや態度も含まれる。看護師が忙しいときに、対応が遅くなってしまったり、返答が早口になったりすることは、認知症がある高齢者にストレスを与え、BPSDの発生要因になることに留意する。

認知症がある高齢者の アセスメントのポイント

認知症がある高齢者をアセスメントすることは、その人が健康である部分やできていること、不健康である部分やできないことなどを把握し、BPSDが発生しないように看護ケアを提供する上で、どのような方法がよいのかについて方向性を明確にしていくことにつながっていく。アセスメントは以下の3つのステップで行う。

①現状を分析し、今起きている症状や状態がなぜ起こったのか、原因を考える。
②現状がどういうことなのか（つまり、こういうことだ）と判断する。
③①と②から、今後起こり得ることを推測する。

看護師はアセスメントをする際、「患者に起こっている問題」や「その人ができないこと」への視点で情報収集をしがちである。つい忘れがちになるが、認知症がある高齢者をアセスメントするときは、「正常に機能していること」や「その人ができていること」を探るという視点をもって情報収集することが重要である。正常な部分やできていることに注目することで、認知症がある高齢者をどのような視点で観察し、どのように接していくとよいのかが理解しやすくなる。

さらに、認知症がある高齢者に BPSD が起きているときは、身体的要因、心理的要因、社会的要因、環境的要因が強く関連していることを念頭に置き、多方面からアセスメントしていく。

1. 身体面に関するアセスメント

認知症がある高齢者にとって、病気やけがなどの影響で身体的苦痛を感じるようなことが起きていないか、**表 1-3-1** に示す視点からアセスメントを行う。そして必ず、ふだん介護をしている人から、その人の入院前の日常の状況について情報を得る。その上で、入院してからの状況を観察し、病気やけがなどの影響以外で身体面の不快が生じていないかをアセスメントしていく。

2. 社会面に関するアセスメント

入院前の社会的な要因について、家族や周囲の人とのこれまで、および現在の関係はどうであるのか、アセスメントする。
①家族構成、配偶者や子どもとの関係、周

表 1-3-1 | 認知症がある高齢者の身体面に関するアセスメントの視点

視点	要因	観察項目
十分な栄養はとれているか	●お腹がすいているということに気がつかなくても、お腹がすいて不快だということは感じている ●栄養が満たされていないと、身体を動かすことに倦怠感が生じる	●食事摂取量や飲水量 ●体重の変化 ●食事のとり方 ●食事中、集中できるか
脱水症状を起こしていないか	●「口が喝く」「喉が渇いた」などの自覚症状が乏しい	●皮膚の乾燥状態 ●口腔内の乾燥の有無 ●微熱の有無 ●むせることなく水を飲むことができる ●自分で調整しながら飲水することができる
排泄パターンは整っているか	●便秘や下痢、尿閉や頻尿などは不快や不安を生じる ●認知症がある高齢者は不快が生じている理由を認識しにくいことに加え、慣れない環境で排泄行動をとることは困難になる ●排泄に関する失敗は、差恥心などもあって不安が生じる	●排尿・排便パターン ●1日の頻度や時間帯 ●排泄方法 ●排泄に関する環境など ●内服している下剤の有無
睡眠パターンは整っているか	●昼夜逆転や不眠により、身体の不快が強く感じられると不安になり、感情のコントロールがつきにくい	●1日の睡眠状況(午睡の有無も含む) ●食事中など何かしているときの居眠りの有無 ●熟睡感や覚醒後に疲労感がとれているか
運動機能に障害はないか	●麻痺などを起こしている自覚がなく、自分の思うように動かないことに苛立ちを感じる	●自分で行える ADL 状況 ●歩行状態 ●座位や立位になるときの状態
痛みは生じていないか	●高齢者は慢性的な痛みをもっていることが多いが、高齢者の痛みは「年だから仕方がない」と軽視されがちである ●認知症がある場合は、痛みを感じていても言語化して表現することが困難なことが多いため、さらに気づかれにくい	●痛みがあることを本人が感じているか ●表情(顔をしかめる、歯を食いしばる) ●身体の一部をかばうようなしぐさ(動くことを拒む、手を当てる)

024 Part 1 がん患者にみられる認知機能障害 (せん妄・認知症) を理解する

囲の人との関係はどうか

②今までの業績（仕事や家庭での役割）は何か

③社会資源の利用状況およびこれから利用する意思があるか

④経済的問題の有無

これまで家族や周囲の人から慕われていた人が、認知症により不可解な行動をとっていることで、周囲の人々が混乱している可能性がある。そのため、周囲の人もどのようにかかわったらよいのかわからず、不可解と思われる行動に対して否定したり、叱ってしまうことがあり、認知症がある高齢者にとって安心できない環境になっているかもしれない。

本人の現在の状況だけではなく、今まで生きてきた経過の中でどのような人間関係であったのか、どのような仕事をしていたかなどの情報は、その人が何を大切に生きてきたのかを知る上で重要な情報になる。さらに、生活を戻すためにどのような療養の場にしていこうと考えているのかを確認する。

3. 環境面に関するアセスメント

認知症がある高齢者の環境について、情報収集を行う。本人にとって安心する環境であるかどうかを、以下にあげるポイントをもとにアセスメントする。

１入院する病室の環境をどのように感じているか

入院する前の環境と病室の違いを把握する。部屋の広さ、壁の色、天井の高さ、トイレへの移動経路等の違いを確認し、認知症がある高齢者が環境の変化に馴染めるように説明を加えたり、目印をつけたりなどの配慮を行う。本人にとっての馴染みの物（枕やパジャマ、箸や湯呑、写真等）を持参することが可能か、家族に確認する。

２病室で季節や日付、時間を認識しやすいか

入院すると生活のリズムが変化しやすく、日付や時間の感覚がなくなってくる。認知症がある高齢者は、「今日はいつだろう」「今は何時頃になるのだろう」と、わからないことでの不安が増強しやすい。本人が活用できるカレンダーや時計は用意されているか、それらが置かれている位置は適切かも確認する。

３集中できる環境であるか

認知症がある高齢者の中には注意障害がある人もおり、何かをしているときにほかの刺激が入ることによって、行動が中断されることがある。例えば、食事中に、隣の席の難聴がある患者に看護師が大きな声で話しかけると、何が起きたのかわからず食事を中断してしまったりする。その人が、どのような環境であれば食事を続けられるのかを把握する。

４安全で安心できる環境であるか

身体疾患を治療するために入院すると、医療処置が必要になる。点滴をはじめとして、心電図モニタ、尿道留置カテーテルなどの医療機器が使用されるが、それらは認知症がある高齢者にとって馴染みがなく、本人にとっては"不要なもの"と感じることが多い。本人はこれらの医療機器をどのように受け止めているのか、安心するためにはどのような工夫が必要か等について、本人の表情や言動、行動から確認する。

具体的な対応方法

認知症がある高齢者への対応は、BPSDの発生要因を意識してその人に注目し、観察することから始まる。その人の行動や言動から、何がしたいのか、何を求めているのかを探りながら観察する。例えば、看護師にとっては「危ないな」と思ってしまう相手の行動も、その人に注目し、観察することで、その人に

とっては目的があって行動していることに気づくことができる。その人にとっての目的を把握したら、次にその目的をどうしたら達成できるのかについて本人と相談しながら解決策をみつけ、解決策が取り入れられるように環境を整えていく。

認知症がある高齢者は、特に自分が置かれている環境に不安を感じやすいが、目的が達成されるということは、安心するということにつながる。この対応を、看護師が「危ないな」と思う場面に遭遇したときに繰り返し行い、習慣づけることで、安心した生活リズムが確立されていく。認知症がある高齢者へ対応するときは、日々のケアを通してその人を理解するように注目し、かかわる多職種チームで情報を共有して、共通したかかわりを行うことを心がける。

1. 帰宅欲求がみられる場合

Eさん、83歳、女性。入院して2日目の夕方、荷物をまとめた袋を持ち、病室から出てきて、「家に帰ります」と言い、廊下を歩き出した。看護師が「どうしたんですか？」「ここは病院です」などと説明すると、表情が険しくなり、「家に帰ります」と繰り返し訴えながら、廊下を歩き回っていた。

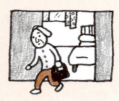

1 原因

歩き回る理由は様々だが、「今いる場所が安心できない」と不安に感じていることは、帰宅欲求がみられる人に共通した原因である。

2 対応

まずは、本人の「家に帰りたい」という気持ちを受け止める。その上で、じっくり話を聞く姿勢でEさんに「帰りたい」理由を聞く。「家の鍵をかけたか心配」「家族の食事をつくる」「ペットの散歩」など、人によって様々な理由がある。理由がわかったら、「息子さんが、家の鍵をかけたことを確認しましたよ」「食事の準備は、今日は大丈夫ですよ」等、帰らなくても大丈夫であることを伝える。

何度も同じ行動を繰り返すかもしれないが、それは「今いる場所が安心できない」不安からくることなので、本人が興味をもっていることを会話に取り入れ、入院前の生活リズムに近い状況を提供するなどして、安心できる環境を整えていく。

2. 暴言・暴力、大きな声で叫ぶ場合

Fさん、78歳、男性。朝の挨拶時に清潔ケアを行うことを説明し、同意を得た。1時間後に準備をして清潔ケアを行おうとしたところ、看護師の手を振りほどき「何すんだ！」と大きな声で叫び、怒り始めた。

1 原因

脳の変性やダメージによる機能低下により、感情のコントロールが難しくなっている。記憶障害があり、一度理解を示したことを忘れてしまっているため、清潔ケアが行われることを理解できない。何をされるのかがわからず、不安をうまく表現できないため、暴言・暴力と思われてしまう行動をとった可能性がある。

2 対応

まずは、なぜ手を振りほどき大きな声で怒っているのか、原因を探る。Fさんは看護師

を困らせようとしているのではなく、認知症による影響で本人が困っていることを理解する。その上で、暴力がみられた場合には、押さえこんで制止しようとせず、少し距離を置き、見守りながら落ち着くのを待つ。

怒っている原因に合わせて対応するが、Fさんの気持ちを尊重し、自分でできることは任せ、ていねいに声をかけて、不安の軽減に努める。また、体調不良のときも興奮することがあるため、不調なところはないかを確認し、必要時は医師に相談して対応する。

記憶障害がある人は、一度説明しても忘れてしまうことがあるため、ケアを行うときは本人が理解できるように、一つひとつの行為ごとに「寝衣のボタンを外します」「袖を通します」等と説明しながら実施する。

*

認知症がある人の生活上の障害は、環境によって誘発されることが多い。病院内の環境がBPSDを助長・増強しやすいということが想像できるのではないだろうか。現時点では、認知症の中核症状を改善させることは困難とされているが、BPSDは適切なケアによって改善される可能性がある。そのため、BPSDの発生要因を突き止め、その人のニーズは何であるのかを理解して、BPSDが発生しないように看護ケアを行っていくことが求められる。

引用文献
1）国際老年精神医学会（日本老年精神医学会 監訳）：認知症の行動と心理症状BPSD, 第2版, p.16, アルタ出版, 2013.

参考文献
1）正木治恵, 真田弘美 編：老年看護学概論―「老いを生きる」を支えることとは, 看護学テキストNiCE, 南江堂, 2011.
2）中島紀恵子 監修・編：認知症の人びとの看護, 第3版, 医歯薬出版, 2017.
3）加藤伸司：認知症になるとなぜ「不可解な行動」をとるのか―深層心理を読み解きケアの方法をさぐる, 増補新版, 河出書房新社, 2016.
4）田中久美 編集協力：特集 一般病棟における認知症患者のBPSDに対する看護ケア, 看護技術, 60（6）, 2014.
5）平原佐斗司 編著：医療と看護の質を向上させる認知症ステージアプローチ入門―早期診断, BPSDの対応から緩和ケアまで, 中央法規出版, 2013.
6）鈴木みずえ 編：パーソン・センタードな視点から進める急性期病院で治療を受ける認知症高齢者のケア, 日本看護協会出版会, 2013.
7）稲野聖子：BPSDへの対応, 看護技術（4月増刊号）, 62（5）, 2016.

［田中久美］

4

がん治療期の
認知機能障害（せん妄・認知症）への対応

1 / ケアのゴール設定

　近年は高齢者でも実施が可能な侵襲の少ない治療法が開発されており、がん治療の効果も改善してきている。その結果、生命予後が延長して、がん患者が治療を受けながら暮らす期間が長くなってきた。また、治療期間中の患者のQOLの向上を期待して、治療を受ける場所が入院から外来ユニットにシフトしてからすでに数十年が経過している。

　高齢がん患者の場合も例外ではない。むしろ、生活の場を変えないことで認知機能や生活レベルを維持しようという理由で、短期入院を組み合わせた外来ユニットでの治療が多くなってきた。

　本項では、がん治療を受ける高齢がん患者が抱える看護上の問題から、看護ケアのゴールを検討したい。

がん治療を受ける高齢がん患者が抱える看護上の問題

　がん治療を受ける高齢がん患者の看護を検討する際に留意するポイントを以下に列記する。

- 高齢がん患者の場合、がん治療による影響のほかに、「加齢」に伴う一般的な変化（老化）も起こり、それは患者の療養生活を阻害する要因となる。

- 高齢者のフレイル（p.3参照）が、がん治療による体重減少や低栄養を助長し、転倒などを引き起こして、身体機能の低下を生じさせるハイリスクとなる。

- がん治療による身体的苦痛が高齢者のアパシーを引き起こすきっかけとなり、活動性や食欲が低下して、患者の療養生活を阻害する要因となる。

  ・アパシーとは、これまでやっていた日常の趣味や家事、活動、周囲への関心がなくなり、自発性や食欲が低下した状態のことである。症状として、活動性の低下、活気のなさ、精神運動の緩慢さ、易疲労感、興味の喪失などが起こる。抑うつが混在していることが多い。

- 高齢がん患者は、せん妄のハイリスク状態である。

  ・高齢者は、脳の器質性病変の既往病をもつことや脱水を起こしやすい特徴をもつ。

  ・高齢者は、入院による生活環境の変化により生活リズムが崩れ、不眠、便秘、食欲不振などの症状を起こしやすい。

  ・せん妄ハイリスクの状況でがん治療が開始されると、さらにせん妄発症のリスクが高くなる。治療経過に伴い認知機能が

低下したり、認知症を発症するケースも少なくない。

・がん治療やがんの進行による症状から多臓器不全の徴候を呈してせん妄を発症し、意識障害や認知機能低下を生じるリスクがある。

▪ 高齢者は、慣れない環境での生活を強いられた場合、身体機能の低下や認知症の症状が進行するリロケーションダメージが問題となる。

・リロケーションダメージとは、「住環境の変化が心身に負担をかけることで、不安や混乱が生じ、不眠、興奮、うつ症状、認知症などが起こる現象」である。高齢入院患者の3人に1人にリロケーションダメージが起こる。認知症はリロケーションダメージのハイリスク因子であり、せん妄も増悪因子である。

・入院生活は規則正しい生活ではあるものの、食事の内容・時間や就寝時間が画一的であり、今までの生活リズムとは異なることで居心地の悪さを感じる患者もいる。また、医師や看護師などの医療者に終始管理されることにより依存的な生活を強いられ、コントロール感の低下を招くことが危惧される。

・外来ユニットでの治療においても、今までの生活に外来通院が加わることや、治療による生活範囲の制限などにより、リロケーションダメージを起こすことが考えられる。

▪ がんサバイバーの心理社会的ストレッサーとして、告知の瞬間の望まない孤独、治療期の治療の有害反応に関連したコントロールの喪失、希望の喪失、があげられる。これらの心理社会的ストレッサーは、リロケーションダメージやせん妄の誘発因子となり得る。

▪ 入院中にせん妄を発症したがん患者のうち、53.3％がせん妄の体験を記憶し、そのうち80％の人が非常につらいと言い、妄想の存在がつらさの原因だと答えた、という報告がある[1]。せん妄の体験は、急性生存期の治療中の高齢がん患者の不安を助長し、治療が終了した延長生存期・恒常的生存期にもつらい体験として患者の心に影を落とす。

▪ がん治療の有害反応への対処、痛みのレスキュー対処は、実行機能（計画を立てる、物事を組織化する、順序立てる、抽象化するといった物事を具体的に進めていく能力）が必要となる。実行機能障害が起こると、目的をもった行動がとれなくなる。つまり、行動するための段取りができなくなるので、実行することができなくなる。

がん治療を受ける高齢がん患者への看護ケアのゴール

老年看護の目標は、「高齢者のもつ健康あるいは生活上のリスクの最小化と、可能性の最大化をはかる援助として、その人の望む自律的な生き方の実現と安らかな死に貢献すること」[2]である。がんに罹患した高齢患者への看護の目標は、その人がもつ健康上の問題であるがんと、がんによる生活上のリスクを最小化し、がんとともにその人が望む自律的な生き方の実現と安らかな死に貢献することである。つまり、健康上の問題であるがんとがんによる生活上のリスクを最小化するために、看護師は、安全・安楽で倫理原則を順守した医療・看護が提供されること、がんとともにその人が望む場所で自律的な生き方ができ、安らかな死を迎えることに貢献することに対しての責務を負っている。

高齢がん患者のがん治療においては、治療による侵襲で生じる身体的苦痛、入院によるリロケーションダメージ、生活リズムの変化などを考慮しつつ、自宅での生活を継続することが可能な方法が検討されることが多い。

がん治療期においては、高齢がん患者の治療前の認知機能を維持しながら、自分らしい生活を送ることができ、がん治療に対して安全・安楽に乗り越えていくことができるように支援することが看護師の役割である。

一般病院でがん治療を受ける高齢がん患者に対する認知症への対応としては、「フレイルな高齢者が入院中に機能低下を起こさずに、確実に住み慣れた地域に戻る」ための予防ケアを最初に進めることが重要である。また、認知機能障害を抱えるフレイルな高齢がん患者の場合は、医療者、特に看護師には、治療開始の段階から患者を取り巻く地域と連携をとりながら、患者の希望する療養の場での治療の継続や療養生活を支援することが求められる。

認知機能障害を抱えるフレイルな高齢がん患者に対する看護ケアのゴール

認知機能障害を抱えるフレイルな高齢がん患者が、入院目的であるがん治療を安全・安楽に受けながら、機能低下を起こさずに、確実に住み慣れた地域に戻るためには、予防ケアが重要である。予防ケアの主たる課題は、「身体機能低下を防ぐ：低栄養、活動能力低下を予防する取り組み」「精神機能低下を防ぐ：せん妄予防、BPSD出現を防ぐための取り組み」「再入院を防ぐ：確実に地域医療の担い手に情報をつなぎ、ケアのギャップを防ぐ」の3つである。

1. がん診断期の看護ケアのゴール

がん診断期の看護ケアのゴールは、「認知機能障害を抱えるフレイルな高齢がん患者が、がんの診断のための検査を安全・安楽に受けられ、自分が受けるがん治療や療養場所について意思決定することができる」ことである。そのために以下のことを行う。

- 治療を受ける前の身体機能（栄養状態、活動機能など）をアセスメントし、治療開始に向けて準備する。
- 検査や処置などによる食事・飲水の制限による脱水、排泄・睡眠パターンへの影響をアセスメントし、せん妄を予防する。
- 初めて行うことに対するリロケーションダメージや、せん妄の誘発因子となり得る心理社会的ストレッサー（告知の瞬間の望まない孤独）の緩和に努める。共感的態度で、がん告知、治療に関する情報などに関する患者の認識や思い、希望を聴くことで、不安や孤独感を癒す。
- 検査や処置など初めて行うことに対する不安、緊張、羞恥心などの緩和に努める。
- 慣れない病院環境での緊張の緩和に努める。
- 医療・看護で用いられる患者にとって聞き慣れない言葉に対しての不安を緩和し、理解を促す。
- 患者の今までの生活や価値観などを把握し、患者の意思決定を支援する。地域で受けている医療、介護状況、生活スタイルのこだわりや「馴染み」のものなどについて、家族や地域医療の担い手から情報収集する。そのモノ・場所・習慣が、その人にとってなぜ「馴染み」となっているのか、どのような意味合いをもっているのかをあらかじめ理解しておく。

2. がん治療期の看護ケアのゴール

　がん治療期の看護ケアのゴールは、「認知機能障害を抱えるフレイルな高齢がん患者が、治療前の認知機能を維持し、がん治療を安全・安楽に受けながら、住み慣れた環境で自分らしい生活を送ることができるよう支援する」ことである。そのために以下のことを行う。

- 治療経過に合わせて定期的に身体機能（栄養状態、活動機能など）をアセスメントしながら整えることで、身体機能の低下を予防する。
- 治療による合併症や有害反応、痛み、術後の安静（行動制限）、食事や飲水の制限による脱水、排泄・睡眠パターンへの影響をアセスメントし、せん妄を予防する。
- 初めて受ける治療に対する不安、緊張などの緩和に努める。
- 初めて受ける治療に対するリロケーションダメージや、せん妄の誘発因子となり得る心理社会的ストレッサーとなる治療の有害反応に関連したコントロールの喪失、希望の喪失に対応する。共感的態度で、患者の努力やがんばりを言語化して伝える（認める）。その上で、治療に関する認識、思い、期待していること、希望などを傾聴して、希望を支える。
- 慣れない病院環境での緊張の緩和に努める。認知症があると、入院や治療などの環境の変化への適応が苦手になり、入院時から2～3日は不安が高まることが多いので、特にケアを強化する。
- 医療・看護で用いられる患者にとって聞き慣れない言葉に対する不安を緩和し、理解を促す。
- 患者の今までの生活や価値観などを把握し、患者の落ち着く療養環境を提供する。

地域で受けている医療、介護状況、生活スタイルのこだわりや「馴染み」のものなどについて、家族や地域医療の担い手から情報収集し、そのモノ・場所・習慣がその人にとってなぜ「馴染み」となっているのか、どのような意味合いをもっているのかをあらかじめ理解しておく。

＊

　「がん治療」「病院」は、医療者にとっては日常であるが、認知機能の低下した高齢がん患者にとっては非日常な世界で、大きな不安を抱えている。そのため、看護師の安心できるかかわりと環境づくりが大切となる。認知機能の低下した高齢がん患者は、治療を継続していくと、身体的問題が重篤になったり、慢性化して脆弱性が増していく。認知機能障害により、患者は自分の苦痛を十分に伝えることができなかったり、周囲との関係性が壊れてしまうことがある。

　がん医療の現場では、治療継続の可否や治療方針の検討などの場面においてはチームで情報を共有しながら患者中心のケアを検討するようになってきた。認知機能の低下した高齢がん患者に対するチーム医療においては、今後は、地域医療の担い手も参加したチームづくりやケアのゴールを検討していくことが望まれる。

［田中登美］

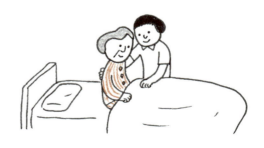

2 / 認知症のアセスメント、リスク評価

高齢がん患者が抱える「老化」とは、成熟期以後、加齢とともに各臓器の機能、あるいはそれらを統合する機能が低下し、個体の恒常性を維持することが不可能になる過程で起こる現象であり、個別性が高い。そのため、高齢者を看護アセスメントする際には、「加齢」に伴う一般的な変化を踏まえて、患者の個別的な「老化」についてアセスメントすることが重要だといわれている。つまり、高齢がん患者のアセスメントの視点は、がんやがん治療による療養上の問題、「老化」による身体的・心理社会的変化、認知機能や判断能力、生活史や価値観などであり、これらを包括的にアセスメントしていくことが重要である。

本項では、認知症の診断プロセス、リスク因子および予防因子を概説し、認知症のある高齢がん患者のケアに際して気をつけたい現象・特徴からアセスメントのポイントを検討したい。

認知症の診断プロセス

認知機能を評価するテスト（表 1-4-1）は様々あるが、それぞれの長所・短所を考慮して、個々の患者の適応を検討して使用されている。

1. 認知機能検査（スクリーニング）

認知症のスクリーニングでは、簡便で繁用性の高い「長谷川式簡易知能評価スケール改訂版（HDS-R）」と「ミニメンタルステート検査（Mini-Mental State Examination；MMSE）が用いられることが多い。見当識、記銘力、短期記憶、計算力、言語機能に加えて、MMSEでは書字、構成行為（図形の模写）などの動作

性検査が含まれる。

- HDS-R 20 点 以 下、MMSE 23 点 以 下、Mini-Cog 2 点以下、DASC-21 31 点以上の場合は「認知症」が疑われる。
- MMSE 27 点以下、MoCA-J 25 点以下の場合は「軽度認知障害（MCI）」が疑われる。

2. 認知症の診断

認知症スクリーニングで認知機能障害が疑われた場合、米国精神医学会による精神疾患の診断・統計マニュアル第 5 版（Diagnostic and Statistical Manual of Mental Disorders-5；DSM-5）、国 際 疾 病 分 類 第 10 版（ICD-10）、National Institute on Aging-Alzheimer's Association（NIA-AA）の診断基準に基づいて診断される。また、せん妄やうつを鑑別診断して除外する。さらに、血液検査や脳の CT・MRI により二次性の脳機能低下（甲状腺機能低下症、慢性硬膜下血腫、正常圧水頭症など）を鑑別診断して除外する。

高齢がん患者の生活を理解する際には、ADL（Activities of Daily Living；日常生活動作）とともに、IADL（Instrumental Activities of Daily Living；手段的日常生活動作）の視点からの患者理解が必要と考えられる。IADL とは、「日常生活を送る上で必要な動作のうち、ADLより複雑で高次な動作」で、Lawton, M.P. と Brody, E.M. の尺度（表 1-4-2）の使用が推奨されている。「電話を使用する能力」「買い物」「移送の形式」「自分の服薬管理」「財産取り扱い能力」および女性の場合は「食事の準備」「家事」「洗濯」の項目について、自分でできる内容を判断しながら数値を合計して判断する。「電話を使用する能力」「自分の服薬管理」「財産取り扱い能力」の項目が認知機能低下

表1-4-1│認知機能を評価するテスト

テスト名	適応・特徴・内容など
長谷川式簡易知能評価スケール改訂版（Hasegawa's Dementia Scale-Revised；HDS-R）	●国内で最もよく使われている認知機能テスト ●所要時間：6〜10分 ●年齢、見当識、3単語の即時記銘と遅延再生、計算、数字の逆唱、物品記銘、言語流暢性の9項目 ●30点満点 ●20点以下だと認知症である可能性が高い（感度93%、特異度86%）
時計描画検査（Clock Drawing Test；CDT）	●数字と針のある時計の絵を描く検査 ●円の大きさ、数字の配置、針の位置、中心点の位置の描き方から、脳の中の側頭葉（意味記憶）、前頭葉（実行機能）、頭頂葉（視空間認知）の機能を評価する ●HDS-Rなどの知能検査と併せて実施することで、認知機能障害の総合的な把握が可能になる
Mini-Cog（Mini-Cog Assessment Instrument）	●所要時間：2分以内 ●3単語の遅延再生および時計描画を組み合わせたスクリーニング検査 ●2点以下は認知症疑い（感度76〜99%、特異度83〜93%で、MMSEと同等の妥当性を有する）
ミニメンタルステート検査（Mini-Mental State Examination；MMSE）	●所要時間：6〜10分 ●時間の見当識、場所の見当識、3単語の遅延再生、計算、物品呼称、文章復唱、3段階の口頭命令、書字命令、文章書字、図形模写の11項目 ●30点満点 ●23点以下は認知症疑い（感度81%、特異度89%）[3, 4] ●27点以下はMCI疑い（感度45〜60%、特異度65〜90%） ●国際性を有する評価法としての利点もある
MoCA-J（Japanese version of Montreal Cognitive Assessment）	●所要時間10分 ●視空間・遂行機能、命名、記憶、注意力、復唱、語想起、抽象概念、遅延再生、見当識の10項目 ●30点満点 ●MCIのスクリーニング検査 ●25点以下はMCI（感度80〜100%、特異度50〜87%） ●MMSEよりも糖尿病患者の認知機能障害を見出すことができる
DASC-21（Dementia Assessment Sheet for Community-based Integrated Care System-21 items）	●所要時間：5〜10分 ●地域包括ケアシステムにおける認知症アセスメントシート ●認知機能障害と生活機能障害（社会生活の障害）に関連する行動の変化を評価する尺度 ●介護職員やメディカルスタッフでも施行できる21の質問からなる ●31点以上は認知症疑い ●CDR（臨床的認知症尺度）と相関があり、その妥当性が報告されている
ADAS（Alzheimer's Disease Assessment Scale）	●記憶を中心とする認知機能検査 ●継続的に複数回実施し、得点変化によって認知機能の変化を評価する検査（アルツハイマー病に対するコリン作動性薬物による認知機能の評価） ●単語再生、口語言語能力、言語の聴覚的理解、自発話における喚語困難、口頭命令に従う、手指および物品呼称、構成行為、観念運動、見当識、単語再認、テスト教示の再生能力の11課題 ●0〜70点。失点形式であるため、高得点になるにつれて障害の程度が増していく
ウェクスラー記憶検査（Wechsler Memory Scale-Revised；WMS-R）	●世界的に使われている総合的な記憶検査のテスト ●言語を使った問題と図形を使った問題からなる ●記憶力や集中力、注意力などを評価することができる
FAB（Frontal Assessment Battery）	●脳の中の前頭葉の機能を中心に評価する検査 ●言葉の概念化（類似の把握）、言語流暢性、運動プログラミング、干渉への感受性、抑制性制御、理解行動を調べる6つの項目からなる ●得点が低いほど、前頭葉の機能障害の可能性が高い

を判断する感度が高い、という報告もある[5]。

生活機能の低下があれば「認知症」を疑い、

概ね自立している場合は「MCI」を考える。

表1-4-1 | つづき

CDR-J （Clinical Dementia Rating-J； 臨床的認知症尺度–日本版）	● 認知症の重症度を評定するための検査 ● 認知症にみられる臨床症状を、専門家、家族・介護者からの詳しい情報をもとにして重症度を評価することも可能 ● 記憶、見当識、判断力と問題解決、社会適応、家族状況および趣味・関心、介護状況の6項目について、5段階で重症度を評価 ● それらを総合して、健康（CDR：0）、認知症の疑い（CDR：0.5）、軽度認知症（CDR：1）、中等度認知症（CDR：2）、高度認知症（CDR：3）のいずれかに評定

表1-4-2 | 手段的日常生活動作（IADL）評価尺度

項 目	採点	
	男性	女性
A 電話を使用する能力		
1　自分から電話をかける（電話帳を調べたり、ダイアル番号を回すなど）	1	1
2　2、3のよく知っている番号をかける	1	1
3　電話に出るが、自分からかけることはない	1	1
4　まったく電話を使用しない	0	0
B 買い物		
1　すべての買い物は自分で行う	1	1
2　少額の買い物は自分で行える	0	0
3　買い物に行くときはいつも付き添いが必要	0	0
4　まったく買い物はできない	0	0
C 食事の準備		
1　適切な食事を自分で計画し、準備し、給仕する		1
2　材料が供与されれば適切な食事を準備する		0
3　準備された食事を温めて給仕する、あるいは食事を準備するが、適切な食事内容を維持しない		0
4　食事の準備と給仕をしてもらう必要がある		0
D 家事		
1　家事を1人でこなす、あるいは時に手助けを要する（例：重労働など）		1
2　皿洗いやベッドの支度などの日常的仕事はできる		1
3　簡単な日常的仕事はできるが、妥当な清潔さの基準を保てない		1
4　すべての家事に手助けを必要とする		1
5　すべての家事にかかわらない		0
E 洗濯		
1　自分の洗濯は完全に行う		1
2　ソックス、靴下のゆすぎなど簡単な洗濯をする		1
3　すべて他人にしてもらわなければならない		0
F 移送の形式		
1　自分で公的輸送機関を利用して、旅行したり、自家用車を運転する	1	1
2　タクシーを利用して旅行するが、その他の公的輸送機関は利用しない	1	1
3　付き添いがいたり、皆といっしょなら、公的輸送機関で旅行する	1	1
4　付き添いか皆といっしょで、タクシーか自家用車に限り、旅行する	0	0
5　まったく旅行しない	0	0
G 自分の服薬管理		
1　正しいときに正しい量の薬を飲むことに責任がもてる	1	1
2　あらかじめ薬が分けて準備されていれば飲むことができる	0	0
3　自分の薬を管理できない	0	0
H 財産取り扱い能力		
1　経済的問題を自分で管理して（予算、小切手書き、掛金支払い、銀行へ行く）、一連の収入を得て、維持する	1	1
2　日々の小銭は管理するが、預金や大金などでは手助けを必要とする	1	1
3　金銭の取り扱いができない	0	0

採点法は各項目に該当する右端の数値を合計する（男性0〜5、女性0〜8点）。点数が高いほど自立していることを表す。

（Lawton, M.P., Brody, E.M.：Assessment of older people: Self maintaining and instrumental activities of daily living, Gerontologist, 9（3）：179-186, 1969）

3. 認知症の重症度の判定

認知症の重症度判定には、CDR-J（Clinical Dementia Rating-J；臨床的認知症尺度−日本版）が用いられる。MMSEとDASC-21を用いて簡易に重症度を判定することもできる（表1-4-3）。

表情や行動から認知症の進行度を判断する熊谷式認知症3段階分類（認知症が進行すると、混乱期→依存期→昼夢期と進行する：表1-4-4）を用いている認知症患者の入所施設もある。

認知症のリスク因子および予防因子

1. 認知症のリスク因子

認知症の最大のリスク因子は加齢であり、遺伝子異常は約10％である。また、発育上の問題、生活習慣上の問題、栄養素の欠乏や偏食という食習慣、社会的状況、合併疾患もリスク因子となる（表1-4-5）。

2. 認知症の予防因子

認知症の予防因子（表1-4-6）は、余暇活動と食事の工夫がある。

余暇活動は、利便性があるもの、近くでできる方法のもの、廉価のもの、楽しいものを選ぶことで、本人・家族の負担が少なくなり、長続きする。

余暇活動の社会的要素として、社会とのかかわりが増えて新たな社会的役割を担ったり、いろいろな仲間とおしゃべりをすることにより新しいことに興味を示したり、楽しい時間を過ごすことがあげられ、これらが認知症予防につながると考えられる。

表1-4-3 | 認知症の重症度の判定

種類		軽度認知障害（MCI）	中等度認知障害	重度認知障害
MMSE		21点以上	11〜20点	0〜10点
DASC-21	合計点	31点以上の場合は認知症の可能性ありと判定する		
	遠隔記憶、場所の見当識、社会的判断力、身体的ADLに関する項目	いずれもが1点または2点	いずれかが3点または4点	いずれもが3点または4点

（日本老年医学会：認知症の重症度の判定例. 認知機能の評価法と認知症の診断. https://www.jpn-geriat-soc.or.jp/tool/tool_02.html#cap_04_01を参考に作成）

表1-4-4 | 熊谷式認知症3段階分類

時期	見極め方	状態
1段階：混乱期	●苦悩に満ちた険しい表情 ●眉間にしわを寄せている	●何を言っても聞き入れず、意思疎通がはかれない ●危害を加えられていると感じている（被害妄想） ●夜間せん妄を起こしていることがある ●活動性せん妄の場合は、危険な行動をとることがある
2段階：依存期	●自分に注意が集まるような行動をとる ●声を出したり、音を立てたりして人が来るまで叫ぶ	●過度に甘えるような行動をとる ●なんでも手伝ってもらったり、介助をしてほしいと訴えたりする ●何度も同じ訴えを繰り返す ●自分の言っていることが通らないと突然暴力を振るったり、大声を出す ●大勢の中にいると精神的に落ち着く
3段階：昼夢期	●穏やかな顔つき ●うれしそう、幸せそうな顔つき	●元気がなくなったようにみえる ●自分の世界に浸っている ●独り言を言っている ●時間の概念がない

表1-4-5 | 認知症のリスク因子

加齢	
遺伝子異常	●アミロイド（APP） ●プレセニリン ●アポリボ蛋白E ●ダウン症
発育上の問題	●低学歴（8年以下） ●16歳以下での虐待被害 ●若年期の戦争参加
生活習慣上の問題	●喫煙 ●高脂血症 ●肥満 ●中年期以降の高血圧 ●高炭水化物食 ●動脈硬化症のリスクとなる生活習慣
栄養素の欠乏偏食という食習慣	●ビタミンB群、ビタミンC、ビタミンE、βカロチンの摂取量が少ない ●コレステロール・総脂質などの脂質の摂取が多い
社会的状況	●孤独（配偶者がいない） ●地域社会活動への不参加
合併疾患	●糖尿病 ●うつ病 ●難聴 ●睡眠時無呼吸症候群 ●睡眠障害 ●頭部外傷既往

表1-4-6 | 認知症の予防因子

余暇活動	[知的要素] ●ゲーム、囲碁、将棋、麻雀、絵画、陶芸、芸術鑑賞など [身体的活動] ●スポーツ、ハイキング、ダンス、ゴルフ、園芸、散歩など ●週4回以上の運動習慣で最大の効果が得られる ●成果がわかるものを選ぶことで長続きする [社会的要素] ●地域・同業などの会合への参加、ボランティア活動への参加、旅行など
食事の工夫	●緑黄色野菜（ビタミンB群、ビタミンC、ビタミンE、βカロチン）の摂取量を増やす ●栄養素はサプリメントに頼らず、食物からとる ●コレステロール・脂質の含有量の多い牛肉・豚肉の摂取量を減らす。ただし、後期高齢者はサルコペニアの予防のため、制限しない ●1日1回の魚の摂取。まったく食べない場合は5.3倍のリスクとなる（オランダの報告）。魚に含まれるEPAは脳梗塞を予防する ●節酒。赤ワインにする

認知症のある高齢がん患者のアセスメント

　認知症もしくは認知機能が低下している高齢がん患者のケアに際して気をつけたい現象・特徴として、老年症候群、フレイル、リロケーションダメージなどがある（表1-4-7）。

　がんの治療は、数か月から数年間と長期間にわたることが一般的で、高齢がん患者の場合も同様である。認知症・認知機能の低下が加齢による影響なのか、がんによる影響なのか、がん治療による影響なのか、突発的な事由なのかを判断するには、これらの現象・特徴を理解して、初回診察時から定期的にアセスメントすることが重要である。

1. 初期アセスメント

1 老年症候群やフレイルの症状について初回診察時に初期アセスメントを行い、継続的にその変化を観察する

　認知機能の低下がみられる患者の現在の状態を判断する際は、認知機能の低下は認知症の進行なのか、それとも罹患したがんによる身体症状や、治療による合併症および有害反応、がんに罹患したことによる心理面への影響なのか、を判断する。その判断の基盤として、老年症候群に頻繁にみられる諸症状（せん妄、うつ、虚弱、廃用症候群、低栄養、嚥下障害、転倒、尿失禁、便秘、脱水など）やフレイルの5つの症状（体重減少、疲れやすさの自覚、活動量低下、歩行速度の低下、筋力低下）について、初回診察時および治療が始まる前、そして治療経過に合わせて、定期的に観察していく。

表1-4-7 | 認知症のある高齢がん患者のケアに際して気をつけたい現象・特徴

気をつけたい現象・特徴	具体的な状況
老年症候群（geriatric syndrome）	●高齢者に頻繁にみられる諸症状 ●認知症、せん妄、うつ、虚弱、廃用症候群、低栄養、嚥下障害、転倒、尿失禁、便秘、脱水など ●がんの既往がある場合、うつ、転倒、骨粗鬆症、聴覚障害、尿失禁があることが多い
フレイル（frailty）	●加齢に伴い種々の機能、予備能力が低下し、種々の健康障害に対する脆弱性が増加している状態 ●①体重減少、②疲れやすさの自覚、③活動量低下、④歩行速度の低下、⑤筋力低下、のうち、3つ以上が該当すると「フレイル」、1つまたは2つが該当すると「プレフレイル」と分類される
リロケーションダメージ（relocation damage）	●住環境の変化が心身に負担をかけることで、不安や混乱が生じ、不眠、興奮、うつ症状、認知症などが起こる現象 ●高齢入院患者の3人に1人にリロケーションダメージが起こる ●認知症はハイリスクであり、せん妄も増悪因子である
記憶障害	●新しいことが記銘できなくなる短期記憶障害と、過去の体験を保持・貯蔵したり、再生・想起することができなくなる長期記憶障害に分類される ●アルツハイマー型認知症は、短期記憶障害のうち、初期から近時記憶障害が多く現れるが、即時記憶が障害されることは少ない。認知症が進行してくると、長期記憶のエピソード記憶が障害される
見当識障害	●自分の今の基本的な状況を把握することができなくなる状態 ●症状は、①現在の年月日、時間（今が朝なのか、夜なのかの時間が認識できない）、②自分がどこにいるのか（今いる場所がわからない、住んでいるところがわからない）、③家族や周囲の人たちを認識できない、目の前にいるのが誰のなのかわからない、などがある ●1日の生活の中でも、午睡後や深夜の覚醒直後は、覚醒状態が十分でなく、記憶も混乱しやすい状態となりやすい
妄想	●根拠のないあり得ない内容であるにもかかわらず、一定期間、他者の説得によっても揺るがず、強く確信して訂正することができない判断ないし主観的な信念 ●現実にあり得ないことであっても事実と思い込み、修正ができない思考にとらわれるため、他人にそれを否定されても考えが変わらない
失語症	●大脳皮質の言語機能（言語符号を操作する機能）を担う言語野の損傷により生じるコミュニケーション障害 ●「言葉を話すこと」「言葉を聞くこと」「文字を読むこと」「文字を書くこと」に障害を受け、計算能力にも問題がみられる
実行機能障害	●計画を立てる、物事を組織化する、順序立てる、抽象化する、といった物事を具体的に進めていく能力が損なわれてしまうこと ●目的をもった行動がとれなくなる ●行動をするための段取りができなくなるので、実行することができない ●買い物に行っても近時記憶障害があるため、何を買いに行ったのかを忘れる。また、買い物したこと自体を忘れてしまう ●買い物に行って、ほしいものを持ち、レジで精算する、という一連の行為を忘れてしまう ●入院によって自宅と環境が変わり、自分が今まで使用していたものが周囲にないことを不安と感じ、「必要性に迫られて買い物をしてしまう」こともある ●認知症の初期の段階から金銭管理に障害をきたす
アパシー	●これまでやっていた日常の趣味や家事、活動、周囲への関心がなくなり、自発性や食欲が低下した状態 ●活動性の低下、活気のなさ、精神運動の緩慢さ、易疲労感、興味の喪失など ●抑うつとの鑑別：時間や日によって症状に変動がみられる ●高齢者の場合、抑うつとアパシーが混在していることが多い ●入院による生活環境の変化により生活リズムが崩れ、不眠などを起こしやすい
低活動型せん妄（hypoactive delirium）	●せん妄全体の約30%を占める ●混乱・鎮静が中核症状であり、興奮や焦燥感が目立たないため見過ごされることが多い ●がんによる抑うつととらえられ、治療の対象だと理解されていないことで、遷延化したり、重篤化していることもある ●せん妄の直接原因として治療による侵襲があり、治療経過の中で身体状態が大きく変化するため、せん妄の発症因子も変化する

表 1-4-7｜つづき

実存的不安に対する防衛手段	●断片的な記憶の繰り返し：昔の嫌な記憶は排除され、人生のピークにあった頃の記憶がよみがえり、現在の自分と同一化する ●同じ生活リズム、生活習慣に固執する ●自分の所有物への執着 ●被害妄想、不機嫌、むら気、不当な理由のない怒り、周囲の人への嫌がらせ（自分自身への腹立ちの表現）など
ジェロゴジー （gerogogy）	●高齢者は「依存的な自己概念をもつ」「多くの経験を学習資源として用いることが困難となる」「学習動機において、職業上の社会的役割との関連は小さくなる」「学習の成果よりプロセスや学習の経験自体に意味があると感じる」という特徴をもつということに留意して、教育内容・方法を検討することが重要

がんの骨転移による病的骨折、がん治療による食欲不振や食事量の低下、倦怠感の自覚、活動範囲の縮小などが筋力の低下を引き起こし、転倒のリスクが高まることも考えられる。がんの病態および進行度などを考慮しながら、アセスメントしていくことが重要である。

❷初回診察時に IADL の初期アセスメントを行い、継続的にその変化を観察する

高齢がん患者に対するがん治療を踏まえたIADL の評価を行う。がん治療を安全かつ確実に継続することができるかを判断する項目としては「服薬管理」「交通機関の利用」「電話」があり、治療経過中の療養生活を判断する項目としては「食事の準備」「買い物」などがある。これらを経時的に把握しておく。

2. 家族や在宅生活を支援する医療スタッフからの情報収集

認知機能の低下している高齢がん患者では、がんや治療による有害反応などの自覚症状を言語化して医療者に伝える能力が十分でないことが予想されるため、いっしょに生活する家族や在宅生活を支援する医療スタッフから意図的に情報を得ていく。

また、がんの進行や治療中に起こる有害反応に対するセルフモニタリングやそのケアについては、家族が手助けをしていることが多いことから、家族のもつセルフケア能力や介護力も併せて評価していくことが必要である。

3. リロケーションダメージの影響のアセスメント

認知症がある患者が慣れない環境での生活を強いられた場合は、身体機能の低下や認知症の症状が進行するリロケーションダメージが問題となる。

がん患者は、治療のために入院生活を強いられたり、治療中から治療後も定期的に外来受診が必要になることが多い。外来受診や入院により落ち着かないようなそわそわした態度となる場合は、原因として不安が潜んでいることが考えられる。実行機能障害や記憶障害により周囲の状況をつかみにくくなるため、環境への適応が苦手になるためである。入院時からの 2 〜 3 日間は、不安が高まることが多い。

入院生活は規則正しい生活ではあるものの、患者にとっては、今までの自分の習慣とは異なるリズムで食事の内容・時間や就寝時間が画一的に決められていることで、居心地の悪さを感じる。また、医師や看護師などの医療者に終始管理されることにより、依存的な生活を強いられ、コントロール感の低下を招くことが危惧される。

このようなリロケーションダメージの予防

038　Part 1　がん患者にみられる認知機能障害（せん妄・認知症）を理解する

のためには、高齢者の生活スタイルのこだわりや「馴染み」のものについて医療者が関心をもち、深く知ろうとする医療者の姿勢の重要性が報告されている。高齢がん患者のこだわるモノ・場所・習慣が、その人にとってなぜ「馴染み」となっているのか、どのような意味合いをもっているのかをあらかじめ情報収集しておくことが必要である。

がんサバイバーが体験する「告知の瞬間の望まない孤独」「治療期の治療の有害反応に関連したコントロールの喪失」「希望の喪失」という心理社会的ストレッサーも、リロケーションダメージやせん妄の誘発因子となり得る。がん病名告知や治療方法の説明を受けた際は、患者の心理面や思いの情報収集に努めるのはもちろんのこと、夜間の睡眠は十分なのか、食欲があり食事量が減少していないかなど、日常生活への影響を観察していく。

4. せん妄発症因子と関連させたアセスメント

認知症の原因として脳の器質性病変の既往病があること、および高齢者は脱水を起こしやすい特徴をもつことなどから、認知症をもつ高齢がん患者のせん妄発症のリスクは高いといえる。せん妄によってさらに認知機能が低下すると、患者は自分自身の状態や外界の様子を把握できなくなってしまう。せん妄により認知機能が低下すると、医療者の指示が理解できず、セルフケア能力や自分の状態を判断しながら医療者に報告するなどの判断能力を低下させてしまう。よって、患者の身体的状態、生活状況、認知機能、セルフケア能力を関連させながらアセスメントしていくことが重要となる。

遷延性せん妄の場合は、認知症を発症したり、認知症が進行していないかという視点で

も判断していく。

5. がん治療によるせん妄リスクの継続的アセスメント

がん治療が開始されると、治療侵襲がせん妄の直接原因となる。治療経過の中で身体状態は大きく変化するため、せん妄の発症因子も変化する。

治療期にある高齢がん患者のせん妄は、一過性の意識障害であるにもかかわらず、がんによる抑うつや認知症の悪化ととらえられて、治療の対象と理解されないことで見過ごされ、遷延化したり、重篤化していることがある。がん治療がせん妄の直接原因となることに留意し、多臓器不全の徴候を呈してせん妄を発症していないか、検討する。

1 手術療法

がん病巣を摘出することによりがんを制御するため、病巣臓器の機能喪失は最小限に留めることが原則ではあるが、機能喪失自体はやむを得ないことである。

麻酔による鎮静や術体位の固定は、手術の安全性や患者の苦痛の緩和においては必要不可欠な医療行為である。術操作による生体反応、失血・縫合不全などの合併症のリスクは、術中から術後の経過の中で起こり、せん妄の直接原因になる。

また、合併症による低酸素状態や感染症はせん妄の直接原因となり、その結果起こる不快な身体症状はせん妄の誘発因子となり、せん妄の遷延化・重篤化を引き起こす。

2 化学療法

数か月〜数年にわたって薬物が投与され、有害反応も長期にわたる。細胞障害性抗がん薬ではサイトカインが放出され、細胞（DNA）へのダメージが全身の臓器に起こり、その結果生じる代謝異常、嘔吐・下痢による脱水・

電解質異常、貧血などの有害反応がせん妄の直接原因となる。

誘発因子となり得る不快な身体症状は便秘、悪心・嘔吐など多数存在するが、出現時期はそれぞれ異なる。化学療法中に起こりやすい脱水、電解質異常などはせん妄の直接原因となり得るが、治療中から治療後の発現時期を考慮した経時的変化に照らし合わせて、問題としてとらえられることは少ない。数か月間の治療経過の中で、患者は不快な食欲不振、悪心、便秘、下痢などの身体症状に悩まされ、睡眠・活動リズムが崩れることがせん妄の誘発因子となり得る。

上記に加えて、高齢がん患者のフレイルも踏まえてアセスメントしていく。

6. 患者の痛みについてのアセスメント

認知症のあるがん患者の場合、自分で痛みをマネジメントできないことがある。医療者が痛みの強さを判定するために代理評価を行う際の、信頼性・妥当性の確認された尺度としては Support Team Assessment Schedule 日本語版（STAS-J）がある。これは 0 ～ 4 の 5 段階で症状の程度を医療者が評価する方法で、もともとは clinical audit（臨床監査）のためのツールとして開発されたものであり、患者に負担をかけずに評価を行うことができるという利点がある。

痛みは主観的なものであるので、自らが伝えた痛みを評価することが標準的な評価方法である。自分で痛みを訴えられない患者であっても、MMSE が 18 点以上の軽度の認知機能低下であれば、NRS（Numeric Rating Scale）、VAS（Visual Analogue Scale）、VRS（Verbal Rating Scale）はいずれも使用可能であることが示されている。また、MMSE 10 ～ 17 点の中等度の認知機能低下患者においては、NRS または VRS を用いるのがよいとされている[6]。

これらの評価尺度が使用できない場合は、Abbey Pain Scale（Abbey）、Checklist of Non-verbal Pain Indicators（CNPI）、Non-communicative Patient's Pain Assessment Instrument（NOPPAIN）、Doloplus 2 など様々な評価尺度が開発されているものの、日本語に翻訳され、信頼性・妥当性が検証されているものは少なく、臨床ではまだ使用されていない。

痛みの原因別にみた高齢者のサイン（表 1-4-8）や、痛みの評価に際して看護師が注目した痛みサイン（表 1-4-9）が報告されている[7]。痛みの評価には、患者の①表情、②声や話し方、③身体の動き、④様子や行動、他人とのかかわりの変化、⑤日常生活パターンの変化、⑥精神状態の変化、などを観察することが参考になる。レスキューや頓用薬を使用した場合は、必ず評価をする。

痛みの部位がころころ変わったり、漠然としていたり、いつもは効果があるのに効果がない場合は、せん妄を疑って症状のチェックをしてみることで、痛みがありながらも苦痛を伝えられない患者のつらさが理解できる。

7. 認知機能低下による意思決定能力への影響のアセスメント

がん治療期の患者は、自分の受ける治療方法・内容を選択し、自分の希望に沿って治療を受ける場を選択するなど、いろいろな場面で意思決定する必要がある。しかし認知機能が低下すると、提供された情報を理解する能力、情報を分析する能力、判断する能力が乏しくなり、自分で意思決定を行う能力が低下してしまう。患者の意思決定能力を判断しながら、「それは患者の意向が反映された決定なのか」という視点において判断する。その

表1-4-8 | 痛みの原因別にみた高齢者のサイン

痛みの原因	高齢者のサイン
腰痛	●「動かないでいる時間の増加」「足を引きずるなど歩き方の変化」「ADLのできる部分の縮小」「身体をこわばらせる」 ●認知症が重度の場合は「人を叩く、手をはねのけるなどの攻撃」「人や助けを呼ぶ」 ●神経損傷による神経障害性疼痛では「神経の損傷による痛み」「食欲の低下」 ●神経圧迫による神経障害性疼痛では「うっという声、ハッと息をのむ」「動かないでいる時間の増加」「人や助けを呼ぶ」 ●急性痛の痛みでは「血圧や脈拍の上昇」を伴う
関節痛	●「さする」：認知症が進むとなくなる ●「ADLのできる部分の縮小」 ●関節拘縮がある場合、更衣時に「痛みについて言う」「しかめっ面」 ●痛みを伴うほどの関節拘縮（大きな関節が拘縮し、身体可動性も低い状態）では、痛みの有無によらず表情の変化に乏しい
打撲	●「食欲の低下」「食事摂取量の減少」 ●「足を引きずるなど歩き方の変化」 ●「動かないでいる時間の増加」「ADLのできる部分の縮小」
褥瘡	●処置のときに「痛みについて言う」「しかめっ面」「眉間にしわ」「怒る、怒りっぽい」

(北川公子：認知機能低下のある高齢患者の痛みの評価―患者の痛み行動・反応に対する看護師の着目点. 老年精神医学雑誌, 23 (8)：967-977, 2012より改変)

表1-4-9 | 痛みの評価に際して看護師が注目した痛みサイン

注目した痛みサイン	注目している割合
痛みについて言う	88.7%
しかめっ面	65.1%
眉間にしわを寄せる	55.7%
怒る、怒りっぽい	39.6%
手を当てる	34.9%
叫ぶ、大きな声をあげる	30.2%

(北川公子：認知機能低下のある高齢患者の痛みの評価―患者の痛み行動・反応に対する看護師の着目点. 老年精神医学雑誌, 23 (8)：967-977, 2012より改変)

ためには、判断の根拠になるような患者の生活史や価値観などを把握しておく。

8. 認知機能低下に対する家族の動揺のアセスメント

　認知症がある高齢がん患者に過活動型せん妄が起こった場合、直面した家族は、患者の言動に驚き、今までの患者の姿とのギャップに不安になり、時には恐怖さえ感じる。家族は、患者との関係がぎくしゃくしたり、治療を受けたことにより認知症が悪化したこと、介護が必要になったことへの後悔や無力感を感じる。

　家族や周りの人からのサポートは、患者にとって治療を継続する原動力であり、QOLにも影響を与える。コミュニケーション障害は、患者や家族の信頼関係にも悪影響を与えかねない。

＊

　認知症のある高齢がん患者は、治療を継続していく中で、身体的問題により脆弱性が増していく。治療開始時期にリスク評価を行うことで、発症を予防するケアにつながる。

　認知機能障害が起こっている場合、多職種で協力しながら、その原因となる要因を検索して、予防的介入を行うことが望まれる。がんチーム医療の中での看護師の役割は、治療開始時期にリスク評価を行い、看護ケアを提供することである。

　さらに、外来においてがん治療を継続するためには、患者を取り巻く地域と連携をとりながら継続的に患者をアセスメントしつつ、患者に提供した看護支援を評価・修正し、患者の望みや生き方を尊重した生活が継続できるようかかわることが求められる。

［田中登美］

3 / せん妄のリスク評価と予防

がん治療期には、病状そのものだけでなく、手術や化学療法、放射線療法による治療の身体への負荷によってせん妄のリスクが高まる。手術侵襲だけでなく、化学療法で用いる抗がん薬やステロイド、疼痛コントロールのためのオピオイド、鎮痛補助薬など症状緩和に使われる薬剤は、せん妄のリスク因子となる。抗がん薬によっては、認知機能障害が生じるものもある。がん治療期は、せん妄のリスク因子が複数存在するため、せん妄が生じやすい状態にあり、せん妄の予防ケア、早期対応がより求められる。

せん妄を予防するためには、せん妄のリスクを評価し、できるだけリスク因子を取り除く対応が必要となる。

せん妄のリスクを評価する

リスク因子の評価は、準備（器質）因子・誘発因子・直接因子の順で進める。

- 準備（器質）因子：脳機能低下を生じやすい状態、つまり「せん妄のなりやすさ」を評価する。
- 誘発（促進）因子：主には環境要因が該当し、直接せん妄を生じないものの、脳に負荷をかけてせん妄症状の重症化や遷延を招く。環境や身体の負担を除去あるいは軽減することがケアのポイントとなる。
- 直接因子：直接脳機能の破綻を引き起こす原因となる。

準備（器質）因子・誘発（促進）因子・直接因子を同定し、取り除くことが可能、あるいは予防的介入が可能な因子についてそれぞれ整理し、予防ケアを組み立てていく（図1-4-1）。

せん妄を予防する

せん妄の予防は、リスク因子を同定し、除去できる因子をできるだけ取り除くことが大切である。直接因子の予防あるいは取り除くための治療は、医師や薬剤師が主となって取り組む必要がある。看護師は誘発因子・直接因子へのケアを行うとともに、多職種で情報共有と役割分担をするために多職種カンファレンスを行い、せん妄予防に取り組むとよい。

1. せん妄の予防ケアへの取り組み

せん妄のリスク因子をできるだけ取り除くためには、リスク因子ごとの予防ケアに具体的に取り組むことが重要である（表1-4-10）。

これまでの調査で、せん妄の原因は薬剤（オピオイドなど）や脱水、感染が多いことが示されており、特にこれらを見逃さないように注意して予防したり、早期対応する必要がある。

2. 患者・家族への説明とせん妄（予防）ケアへの協力依頼

せん妄を発症した患者を見て、多くの家族は「認知症になってしまった」あるいは「認知症が進行してしまった」と不安を抱く。また、つじつまの合わない言動をする患者に訂正の声かけをした結果、かえって興奮してしまい、患者だけでなく家族の不安が強くなることはよく経験する。

患者はせん妄症状によって不安が高まりやすいため、慣れ親しんだ家族とのかかわりは患者の安心につながる。そのため、医療者が家族に患者へのかかわり方について事前に伝えておくことが、患者・家族の役に立つ。せん妄は症状の変動性が特徴であるため、医療

入院・入所・在宅療養開始

1. せん妄のリスク因子の同定

- 高齢(70歳以上)
- せん妄の既往

[準備(器質)因子の評価]
- 認知機能障害：認知症の有無
- 準備(器質)因子：脳梗塞、脳出血、パーキンソン病など神経変性疾患、本態性高血圧症、糖尿病など脳循環系リスク因子
- アルコール多飲

[誘発(促進)因子の評価]
- 身体機能：大腿骨頸部骨折などADLを低下させる要因、安静臥床
- 尿バルーン・ドレーン類の留置、24時間点滴

[直接因子の評価]
- 脱水・脱水リスクの有無
- 疼痛アセスメント：ADLに影響するような疼痛の有無
- 薬物：せん妄リスクとなる薬剤の使用(ベンゾジアゼピン系・非ベンゾジアゼピン系睡眠薬・抗不安薬、オピオイド、ステロイド、抗ヒスタミン薬、抗コリン作用のある薬剤、H_2受容体拮抗薬など)
- 感染リスク：ルート、尿路(脱水と関連)、呼吸器(誤嚥)、褥瘡、創部

2. リスク因子の除去

[直接因子の除去]
- 脱水：水分、電解質の補正・管理
- 薬剤：多剤投与の整理(不必要な薬剤の整理)、ベンゾジアゼピン系・非ベンゾジアゼピン系睡眠薬・抗不安薬の使用は控えるのが望ましい。不眠への対応が必要な場合は、せん妄を誘発しない睡眠薬(ラメルテオン、スボレキサント)や催眠効果のある抗うつ薬(トラゾドンなど)、鎮静作用を併せ持つ抗精神病薬(クエチアピンなど)で対応する
- 感染：感染予防管理、誤嚥予防、褥瘡の予防と管理

[誘発因子の除去]
- 疼痛：疼痛管理の徹底
- 離床を促す。夕方〜夜間の点滴はできるだけ避ける

[ハイリスクの場合]
- 睡眠覚醒リズムを崩さない工夫
- 本人・家族への事前の説明と協力依頼

3. せん妄症状の定期的モニタリング

- リスク因子がある場合は、せん妄が起きることを前提として、できる限り早期に発見することを目標に、定期的なモニタリングを続ける
- できれば1日1回は、「せん妄がないかどうか」を疑う視点で観察する
- 肝は、「起こらないであろう」ではなく、「起きることを前提として、何か変化があれば、常にせん妄を疑う」こと
- 本人に事前に説明し、自覚症状として聴取することは発見の一助になる

図1-4-1 | せん妄の予防的取り組みのフレーム

(小川朝生：自信がもてる！せん妄診療はじめの一歩—誰も教えてくれなかった対応と処方のコツ, p.84, 羊土社, 2014より改変)

043

表1-4-10 | せん妄の予防ケア

項目	内容
認知機能への予防的ケア	● 適度な照明、その人にとってわかりやすい表示 ● 見当識を付けるための働きかけ(見当識を補う自然な会話、時計・カレンダーを患者が見える位置に設置するなど) ● 日中の適度な活動や刺激(散歩、リハビリなど) ● 環境の変化を和らげる(自宅で慣れ親しんで使っていた物品を病室に取り入れる、家族の写真を置くなど) ● 家族の面会、付き添いを促す
脱水の予防的ケア	● 水分摂取の励行(その人にとって飲みやすいものを用意する、訪室ごとに飲水を促す、食事時に飲み物を多めに用意するなど)
栄養のアセスメントとケア	● 食事摂取量の確認 ● 栄養状態の定期的評価 ● 摂取しやすい食事内容の工夫 ● 必要であれば、嚥下状態の評価と嚥下しやすい食事形態の工夫、嚥下リハビリ
感染予防	● 感染予防対策の徹底 ● 不必要なルート類を外す ● 感染徴候の早期発見と早期治療
疼痛コントロール	● 疼痛アセスメントを続ける ● 疼痛コントロール
睡眠覚醒リズムの維持	● 夜間の不快な物音を極力減らす ● 睡眠中のケア・処置をなるべく避ける(最低限で有効な除圧による体位変換、エアマットの使用など) ● 睡眠を妨げるような投薬をなるべく避ける(就寝中の内服、持続点滴、夜間の利尿薬使用、夜間のステロイド使用など) ● 日中の離床、散歩、リハビリを促す ● 日光浴(なるべく午前中)、カーテンを開けて窓の外の日光を取り入れる
せん妄リスクとなる薬剤をできるだけ避ける	● 使用している薬剤の把握 ● せん妄リスクとなる薬剤のアセスメント、薬剤師と連携し医師と調整の相談
排泄困難の予防 (排便・排尿のケア)	● 排便・排尿状況の把握 ● 便秘の予防 ● 尿閉や失禁の予防と対応

者が早期に発見に努めることはもちろんであるが、入院以前のその人の生活状況や様子を知っている家族だからこそ、せん妄の早期発見ができるということもある。

せん妄について事前に患者・家族に説明しておくことで、患者・家族が「せん妄を起こしたくない」と考え、せん妄予防の意識を高めることができる(表1-4-11)。せん妄の早期発見は、患者自身の自覚症状に勝るものはない。入院前からの変化に気づきやすいのは、家族である。

入院オリエンテーションで、患者・家族にパンフレット(図1-4-2)を用いてせん妄の説明をすると、入院時に時計やカレンダー、家

表1-4-11 | せん妄について本人・家族へ事前に説明するメリット

医療安全の視点	せん妄リスクや、せん妄が生じた場合の対応を事前に説明しておくことで、本人・家族の不安を和らげる
せん妄の早期発見	患者の自覚症状や入院前の患者の様子を知っている家族だからこそ、症状の変化に気づきやすい。そのことを踏まえて、違和感を感じた場合はすぐに医療者に伝えてもらうよう、協力を得る

族の写真を持参したり、日中起きて過ごすように工夫したり、家族が散歩に付き添ったり、飲み物を勧めたりするなど、家族がせん妄予防のために協力してくれるようになる。

また、家族の面会や付き添いを依頼する場合は、例えば昼夜リズムの補正のため日中の

せん妄について

■ せん妄とは
- 身体の状態が弱っている
- 手術の後
- 新しい薬が身体に合わない、など

このようなときには、脳の中枢神経機能も不具合が生じます。
そのため、「せん妄」と呼ばれる意識の混乱が生じることがあります。

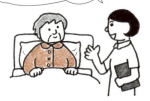

入院患者の約3割の方にせん妄が生じます

■ せん妄の症状

- □ 場所や時間の感覚が鈍くなる
- □ 落ち着きがない
- □ ぼんやりする
- □ 幻覚が見える
- □ 昼と夜の感覚が鈍くなる
- □ 話していることのつじつまが合わないことがある
- □ いらいら・怒りっぽくなる
- □ 身体についている管を抜いてしまう

■ せん妄治療の目標

せん妄の50～70%は治療によって改善します。
（※身体の状況によっては改善することは難しい場合があります。）

- □ せん妄の状態が改善する
- □ 意識はやや混濁しているが、落ち着かない様子が和らぐ
- □ 夜眠れる

■ せん妄の治療

- □ せん妄の治療薬を使います
- □ 安全に、安心して治療が受けられるように、環境を整えます
（※安全を守るため、やむなく体動センサーやミトン等の使用やご家族の付き添いの協力をお願いすることがあります）

■ ご家族に協力いただきたいこと

ふだん親しんでいる方がそばにいるだけで、ご本人の安心が得られます。一方で、せん妄が生じている患者様に付き添うご家族もとまどうことが多いものです。お互いのとまどいを最小限にし、安心して過ごせるよう、以下のことをご参考になさってください。

- ・時計（腕時計も可）やカレンダー、ご家族の写真等をご本人に見える場所に置いてください
- ・つじつまの合わないことを言っていても否定しないで、その気持ちを受け止めてください。そして、話題を切り替えるようにしてみてください

★お気づきの点や何かわからないことがあれば、お気軽に病棟スタッフにご相談ください。

図 1-4-2 患者・家族へのせん妄の説明パンフレットの例
（がん・感染症センター都立駒込病院リエゾンチーム作成パンフレット，2015年7月．より改変）

覚醒や活動を促すように日中の面会をお願いしたり、夕方から混乱が始まるのであれば、そのタイミングで家族が面会し、患者の不安を和らげたりするなど、どの時間帯に家族が付き添うことが有効で、どのタイミングに休息をとるとよいのか、といったことを、個々の患者・家族の状況に合わせて具体的に説明することが、家族の負担軽減につながる。

［野村優子］

引用文献

1 ）Breitbart, W. et al.：The delirium experience: delirium recall and delirium-related distress in hospitalized patients with cancer, their spouses/caregivers, and their nurses, Psychosomatics, 43（3）：183–194, 2002.
2 ）北川公子ほか：老年看護学（系統看護学講座 専門分野Ⅱ）, 第 9 版, 医学書院, 2018.
3 ）坊岡峰子ほか：高齢者用コミュニケーション機能スクリーニング検査（CFSE）の開発, 人間と科学：県立広島大学保健福祉学部誌, 4（1）：61–74, 2004.
4 ）杉下守弘：認知機能評価バッテリー, 日本老年医学会雑誌, 48（5）：431–438, 2011.
5 ）町田綾子ほか：手段的日常生活動作を用いた軽度認知症スクリーニング項目の検討, 日本老年医学会誌, 50（2）：266–267, 2013.
6 ）日本緩和医療学会緩和医療ガイドライン作成委員会 編：がん疼痛の薬物療法に関するガイドライン 2014 年版, p.33, 金原出版, 2014.
7 ）北川公子：認知機能低下のある高齢患者の痛みの評価患者の痛み行動・反応に対する看護師の着目点, 老年精神医学雑誌, 23（8）：967–977, 2012.

参考文献

1 ）千葉和夫：リロケーションダメージからの回復過程とレクリエーション活動支援との連接に関する考察―被災された高齢者の方々の心の復興を 願いながら…, 日本社会事業大学研究紀要, 58：95–107, 2012.
2 ）小松美沙, 濱畑章子：高齢者施設へのリロケーション時の適応課題と対処行動, 日本保健医療行動科学会雑誌, 28（1）：82–92, 2013.
3 ）日本看護協会 編：認知症ケアガイドブック, 照林社, 2016.
4 ）鈴木みずえ：看護実践能力習熟段階に沿った急性期病院でのステップアップ認知症看護, 日本看護協会出版会, 2016.
5 ）堀内ふき 監修：マンガで早わかり 看護師のための認知症のある患者さんへの対応 Do & Do not, Smart nurse Books 24, メディカ出版, 2015.
6 ）中村陽子：重病下の認知症高齢者のせん妄に関する病院看護師の意識, 福井大学医学部研究雑誌, 15（1）：19–37, 2015.
7 ）Tuma, R., DeAngelis, L.M.：Altered mental status in patients with cancer, Arch Neurol, 57（12）：1727–1731, 2000.
8 ）鳥羽研二 編著：高齢者の生活機能の総合的評価, 新興医学出版社, 2010.
9 ）鳥羽研二：施設介護の問題点, 日本老年医学会雑誌, 34（12）：981–986, 1997.
10）飯島 節, 吉野貴子：ADL の評価. 鳥羽研二 監修：高齢者総合的機能評価ガイドライン, p. 136–144, 厚生科学研究所, 2003.
11）Fried, L.P. et al.：Frailty in older adults: evidence for a phenotype, J Gerontol A Biol Sci Med Sci, 56（3）：M146–156, 2001.
12）Lawton, M.P., Brody, E.M.：Assessment of older people: self-maintaining and instumental activities of daily living, Gerontologist, 9（3）：179–186, 1969.
13）小澤利男：高齢者の総合機能評価, 日本老年医学会雑誌, 35（1）：1–9, 1998.
14）古谷野 亘ほか：地域老人における活動能力の測定―老研式活動能力指標の開発, 日本公衆衛生雑誌, 34（3）：109–114, 1987.
15）柳澤信夫ほか 監修：認知症の予防とケア, 長寿科学振興財団, 2019.
16）大庭 輝：コミュニケーションを通した認知症のアセスメント, 高齢者のケアと行動科学, 23：2–10, 2018.
17）角 徳文：認知症の臨床評価尺度 ADL・IADL の評価尺度, 総合リハビリテーション, 45（8）：853–855, 2017.
18）日本サイコオンコロジー学会, 日本がんサポーティブケア学会 編：がん患者におけるせん妄ガイドライン 2019 年版, 金原出版, 2019.
19）日本総合病院精神医学会がん対策委員会 監修：精神腫瘍学クリニカルエッセンス, 新樹会創造出版, 2012.
20）上村恵一ほか 編：がん患者の精神症状はこう診る 向精神薬はこう使う―精神腫瘍医のアプローチが 25 のケースでわかる, じほう, 2015

5

せん妄のアセスメント

せん妄の早期発見と原因への早期介入は、医療者のせん妄に対する的確な見極めにかかっている。しかし、せん妄の臨床症状は極めて多彩であり、目の前の患者の幻覚や妄想、興奮状態などの精神症状が前景に立つことが多く、看護師もこれらの症状に目が奪われやすくなる。そして、適切なアセスメントをしないまま、"ストレスによる心理的な反応""もともとの性格"などと誤って判断してしまいやすい。その結果、せん妄を見逃してしまうことは少なくない。

患者に対して"いつもと違う"と感じた際には、何よりも先にせん妄を疑うことが重要である。ここでは、せん妄を疑うための知識として、せん妄の代表的な症状およびアセスメントの視点、アセスメントのプロセスと代表的な評価ツールについて概説する。

せん妄症状のアセスメントの視点

患者を見て"いつもと違う"と感じたときには、まずせん妄を疑い、「症状」からせん妄と判断する。次にせん妄の「サブタイプ」を確認する。

1. せん妄の症状

せん妄の症状は多彩であることが特徴であり、米国精神医学会による精神疾患の診断・統計マニュアル 第5版（DSM-5）の診断基準では、短期間に注意および意識の障害、さらに認知の障害を伴い、1日の経過中で重症度が変動する傾向がある、とされる[1]。**表1-5-1** に示す項目がすべて揃ったときに、せん妄と診断される。

せん妄のアセスメントの際の重要な視点は、①症状の始まった時期（急性発症）、②症状の変動の有無（日内変動）、③意識障害、④注意の障害、⑤認知機能障害、⑥知覚障害（幻覚）、⑦思考障害（妄想）、⑧睡眠覚醒リズムの障害、である。なかでも注意の障害と睡眠覚醒リズムの障害の出現頻度は極めて高く、忙しい臨床現場でもすぐに判断できる症状である[2]。

1 症状の始まった時期（急性発症）

せん妄は通常、数時間〜数日の間に発症する。これは数か月〜数年かけて進行する認知症との重要な鑑別点である。急な変化に気づくためには、家族から情報を得ておいたり、ふだんの患者の状態を注意深く観察して把握したりする必要がある。

2 症状の変動の有無（日内変動）

夜間せん妄といわれるように、せん妄は夕方から夜間に悪化しやすい。日中はぼんやりとして傾眠傾向にあった患者が、夜に落ち着かなくなるのがこれに相当する。

047

表1-5-1 | DSM-5によるせん妄の診断基準

	診断基準	具体例
A	注意の障害(すなわち、注意の方向づけ、集中、維持、転換する能力の低下)および意識の障害(環境に対する見当識の低下)	● 会話に集中できず、あちらこちらに話題が飛ぶ ● うとうとしていて返答が遅い
B	その障害は短期間のうちに出現し(通常数時間〜数日)、もととなる注意および意識水準からの変化を示し、さらに1日の経過中で重症度が変動する傾向がある	● 昨夜から急に様子が変わった ● 昼間は穏やかに過ごしていたが、夜に点滴を抜き、「帰る」と大声をあげる
C	さらに認知の障害を伴う(例：記憶欠損、失見当識、言語、視空間認知、知覚)	● 手術をいつしたか覚えていない ● 何度説明しても同じことを尋ねる ● 日にち、場所、人、状況がわからない ● 言葉がうまく出てこない、言い間違いをする ● トイレから部屋に戻るときに迷う ● カーテンが人影に見える(錯覚)、ベッド上に動物が見える(幻覚)
D	基準AおよびCに示す障害は、他の既存の、確定した、または進行中の神経認知障害ではうまく説明されないし、昏睡のような覚醒水準の著しい低下という状況下で起こるものではない	● 認知症ではない ● 昏睡状態ではない
E	病歴、身体診察、臨床検査所見から、その障害が他の医学的疾患、物質中毒または離脱(すなわち、乱用薬物や医療品による もの)、または毒物への曝露、または複数の病因による直接的な生理学的結果により引き起こされたという証拠がある	● CTを撮影したところ、がんの脳転移の所見を認めた ● 採血をしたところ、電解質異常を生じていた

(American Psychiatric Association編, 日本精神神経学会日本語版用語 監修：DSM-5 精神疾患の診断・統計マニュアル, p.588-594,
医学書院, 2014を参考に作成)

3 意識障害

意識とは、自分や自分を取り巻く環境に対する正しい認識である。意識障害は、刺激に対するスピードにかかわる軸(覚醒度、清明度の障害による意識混濁)の障害と、正確な認識にかかわる軸(認知の障害による意識変容や狭窄)の障害の2つに分類される。せん妄の場合、この両者が障害されるのが特徴である。

臨床上では、Japan Coma Scale(JCS；表1-5-2)がⅠ〜Ⅱ-10程度に低下している上に、認知の障害により異常な精神活動を伴ったり、誤った知覚認識を生じやすくなる。

4 注意の障害

注意とは、目的を集中してやり遂げる力をいう。意識障害があれば当然、注意力は低下し、物事や状況の理解が難しくなる。患者が何度も同じことを尋ねたり、会話の話題がずれる、説明を理解できない、行動がまとまらず何をしているのかわからない、などが当て

表1-5-2 | Japan Coma Scale(JCS)

Ⅲ. 刺激をしても覚醒しない状態(3桁の点数で表現)
300. 痛み刺激にまったく反応しない
200. 痛み刺激で少し手足を動かしたり顔をしかめる
100. 痛み刺激に対し、払いのけるような動作をする
Ⅱ. 刺激すると覚醒する状態(2桁の点数で表現)
30. 痛み刺激を加えつつ呼びかけを繰り返すと辛うじて開眼する
20. 大きな声または体を揺さぶることにより開眼する
10. 普通の呼びかけで容易に開眼する
Ⅰ. 刺激しないでも覚醒している状態(1桁の点数で表現)
3. 自分の名前、生年月日が言えない
2. 見当識障害がある
1. 意識清明とは言えない

注　R：Restlessness(不穏)、I：Incontinence(失禁)、A：Apallic stateまたはAkinetic mutism(自発性の欠如)

はまる。

患者は状況の理解ができなくなると混乱し、不安感や焦燥感を募らせ、いらいらして易興奮性となりやすい。「怒りっぽさ」は注意の障害に起因していることを認識し、安易にストレスや性格に結び付けず、せん妄のサインとしてとらえることが重要である。

5 認知機能障害

認知機能と注意力とは相互に大きく関連しているとされる[2]。認知機能障害の中でも特に、見当識障害と短期記憶障害を確認する。見当識とは、時間、場所、人物などから、自分の置かれた状況を判断する機能をいう。時間、場所、人物の順に障害されやすく、軽度のせん妄では人物はわかっても、時間や場所が曖昧なことがある。

短期記憶とは、比較的短い、秒単位の時間しか保持されない記憶である。短期記憶障害では、物事をすぐに忘れ、新しい物事を覚えられない状態となる。昼食を食べたことや朝に伝えた検査の予定を忘れているなどである。なお、錯語（言い間違え）や失書（文章や文字が書けない）も認知機能障害の1つである。

6 知覚障害（幻覚）

せん妄に伴う幻覚は「幻視」がほとんどである。時間が短く断片的で体系立っていないことが特徴であり、半数は入眠・覚醒時に出現する[2]。

7 思考障害（妄想）

注意の障害に伴い、思考が散漫になるのに加えて、「妄想」（思考内容の障害）を生じることがある。せん妄による妄想は一時的であり、体系立つこと（誰かにずっと追われているなど）がほとんどないことが特徴である[2]。妄想に幻覚が先行することはしばしばある。

8 睡眠覚醒リズムの障害

日中はぼんやりとして傾眠傾向であり、夜間に不眠を生じるいわゆる昼夜逆転は、せん妄に特徴的な症状である。夜間せん妄の現象とも重なる。睡眠覚醒リズムの障害はせん妄の症状である一方で、せん妄の要因の1つでもある。

表1-5-3 | せん妄のサブタイプによる症状の特徴

過活動型せん妄 （hyperactive delirium）	薬剤性の要因に多い 24時間以内に下記2項目以上の症状（せん妄発症前より認める症状ではない）が認められた場合 ● 運動活動性の量的増加 ● 活動性の制御喪失 ● 不穏 ● 徘徊
低活動型せん妄 （hypoactive delirium）	高齢者・代謝性の要因に多い 24時間以内に下記2項目以上の症状（せん妄発症前より認める症状ではない）が認められた場合 ● 活動量の低下 ● 行動速度の低下 ● 状況認識の低下 ● 会話量の低下 ● 会話速度の低下 ● 無気力 ● 覚醒の低下 / 引きこもり
混合型せん妄 （mixed delirium）	24時間以内に、過活動型ならびに低活動型両方の症状が認められた場合

(Meagher, D. et al. : A new data-based motor subtype schema for delirium, J Neuropsychiatry Clin Neurosci, 20 (2) : 185-193, 2008 より改変)

2. せん妄のサブタイプ

せん妄は「過活動型」、「低活動型」、そして各々が混ざる「混合型」の3つのサブタイプに分類される。臨床では「混合型」が最も多くみられる。身体状態が重篤であるほど、過活動型せん妄よりも低活動型せん妄のほうが生じやすく、低活動型せん妄は、過活動型せん妄よりも長期化する傾向があるとされる（表1-5-3）[3]。

3. せん妄、認知症、うつ病の鑑別

せん妄は認知症の悪化と誤解されやすい。また、低活動型せん妄がうつ病と誤診されることがある。これらの鑑別のポイントを表1-5-4に示す。

表 1-5-4 | せん妄・認知症・うつ病の臨床症状の比較

臨床症状	せん妄	認知症	うつ病
発症の仕方	急激(数時間～数日)	緩徐(月～年)	様々
初発症状	意識障害、注意の障害	短期記憶障害	気分・感情障害
日内変動	しばしば夜間に悪化	なし	朝方不調
動揺性	多い	少ない	あり
可塑性	可逆性	不可逆性	可逆性
注意	低下	正常	低下
意識(覚醒水準)	混濁	清明(末期以外)	ほぼ清明
記憶の問題	記銘と想起の障害	記銘と想起の障害	想起の障害
知覚	幻視が多い	異常は少ない	異常は少ない
睡眠障害	大いにあり	あり	あり

・認知症による認知機能障害(注意障害、記憶障害、見当識障害、視空間認知障害)および認知症の行動・心理症状(気分障害、幻覚・妄想など)は、せん妄の症状としばしば鑑別困難である。
・うつ病の引きこもり、気力の低下、涙もろさは、低活動型せん妄、うつ病に重なる症状であり、しばしば鑑別困難である。

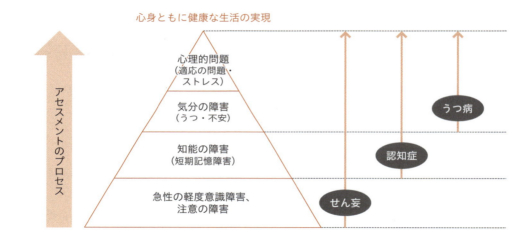

図 1-5-1 | せん妄を見逃さないためのアセスメントのプロセス
(小川朝生：認知症・せん妄・うつ病の違い，看護技術，59(5)：15, 2013を参考に作成)

せん妄症状のアセスメントのプロセス

せん妄を見逃さないために重要なことは、アセスメントのプロセスである。まず、急性に生じた軽度の意識障害・注意の障害を見落とさず、注意深く観察する。これが否定された場合に、記憶力の問題も調べて認知症を疑う[4]。

さらに、これらに障害を認めず、気分に異常が確認されたときに、うつ病を考える。そして、気分にも障害がないときにはじめて、適応の問題やストレスに伴う心理的な問題を考える(図1-5-1)。

せん妄の評価ツール

看護師が臨床で用いやすいせん妄の評価ツールを表1-5-5に示す。評価ツールを活用する目的は、経験によらず早期に確実にせん妄の判断を行うこと、判断内容が多職種によ

表1-5-5 | 臨床でよく用いられるせん妄の評価ツールとその概要

ツール名	スクリーニング				診断・重症度評価	
	Delirium Screening Tool (DST) [a]	日本語版ニーチャム混乱・錯乱スケール (J-NCS：Japan Version of the NEECHAM Confusion Scale) [b,c]	The Confusion Assessment Method for the Intensive Care Unit (CAM-ICU) [d]	Intensive Care Delirium Screening Checklist (ICDSC) [e]	日本語版 Memorial Delirium Assessment Scale (MDAS) [f,g]	日本語版せん妄評価スケール98年改訂版 (DRS-R-98：Delirium Rating Scale-revised-of-98) [h,i]
特徴	●DSM-IVのせん妄診断基準に準拠したチェックリスト	●日常的なケアにおける観察により評価可能 ●MMSEとの高い相関	●体系的な鑑別手順の提示 ●集中治療室において最も頻用 ●挿管患者に使用可能	●集中治療室で使用 ●閾値下せん妄の評価が可能 ●8時間、24時間の状況や申し送りの情報からの判断も可能を評価	●オピオイドを使用したがん患者のせん妄のアセスメントを目的に開発	●診断項目と重症度項目を分けており、重症度の推移のモニタリングが可能
評価方法	●3系列11項目（①意識・覚醒・環境認識のレベル：7項目、②認知の変化：2項目、③症状の変動：2項目）から構成 ●①から各系列で1つでも該当項目があれば次の系列に進んで評価	●3分野9項目（①認知・情報処理、②行動、③生理学的コントロール）から構成 ●各項目の最高点は2～5点で、観察、問診、バイタルサインの測定により評価	●ステップ1、2により構成・ステップ1で意識レベルをRASS（Richmond Agitation-Sedation Scale）で評価し、-3～+4の場合にステップ2として特徴1（精神状態変化の急性発症または変動性の経過）、特徴2（注意力欠如）を評価 ●いずれもありで、特徴3（意識レベルの変化）または特徴4（無秩序な思考）がありの場合にせん妄と評価	●8項目に対して0点から1点の点数をつけ、合計点4点以上でせん妄と評価	●10項目に対して、0～3点で評価し、合計点7点以上でせん妄と評価	●13項目からなる重症度セクションと3項目からなる診断セクションから構成 ●各項目の最高点は3点で、その合計を総合得点として評価 ●トータルスコア14.5点、重症度スコア10.0点以上でせん妄と評価
長所	●高い感度 ●簡便であり、5分以内での評価が可能 ●患者の協力が不要	●日常ケアの中で患者の状態を観察して評価可能 ●患者の協力が不要	●CAMに比較して評価者間信頼性、感度、特異度が高い ●ピンポイントで今、そのときの評価が可能 ●挿管患者に使用可能	●患者の協力が不要 ●ある一定時間のせん妄の有無を評価可能 ●閾値下せん妄の評価が可能	●高い評価者間信頼性と内的整合性	●評価者間信頼性、感度、特異度に優れる ●カットオフ値があり、診断も可能
短所	●特異度の低さの指摘 ●信頼性が未検討	●特異度の低さと相関 ●生理的コントロールに関しないとの声 ●10～15分程度の時間が必要	●患者の協力が必要 ●感度の低さの指摘	●ピンポイントで今、そのときの評価が不可能 ●標準化された日本版がない	●急性発症、変動性の評価項目がないため、診断ではなく、重症度の評価のみに使用すべき	●精神医学的なトレーニングが必要 ●10分程度の時間が必要

a 町田いづみほか：せん妄スクリーニング・ツール（DST）の作成、総合病院精神医学、15（2）：150-155, 2003.
b Neelon, V.J. et al.：The NEECHAM Confusion Scale: Construction, validation, and clinical testing, Nurs Res, 45（6）：324-330, 1996.
c 綿貫成明ほか：日本語版 NEECHAM 混乱・錯乱スケール・錯乱状態スケールの開発およびアセスメントの進歩、臨床看護研究の進歩、12：46-63, 2001.
d Ely, E.W. et al.：Evaluation of delirium in critically ill patients: Validation of the Confusion Assessment Method for the Intensive Care Unit (CAM-ICU), Crit Care Med, 29（7）：1370-1379, 2001.
e Bergeron, N. et al.：Intensive Care Delirium Screening Checklist: Evaluation of a new screening tool, Intensive Care Med, 27（5）：859-864, 2001.
f Breibart, W. et al.：The Memorial Delirium Assessment Scale, J Pain Symptom Manage, 13（3）：128-137, 1997.
g Matsuoka, Y. et al.：Clinical utility and validation of Memorial Delirium Assessment Scale in a psychogeriatric inpatient setting, Gen Hosp Psychiatry, 23（1）：36-40, 2001.
h Trzepacz, P.T. et al.：Validation of the Delirium Rating Scale-revised-of-98. Comparison with the delirium rating scale and the cognitive test for delirium, J Neuropsychiatry Clin Neurosci, 13（2）：229-242, 2001.
i Trzepacz, P.T. ほか：日本語版せん妄評価尺度98年改訂版、精神医学、43（12）：1365-1371, 2001.

り同じ指標として共有され、治療やケアに活用されることである。そのため、ツールの選定や判断内容の活用の仕方について、あらかじめ多職種を交えて検討しておくことが継続の鍵となる。

　適切な使用にあたっては、スタッフ全体がせん妄の症状アセスメント、ツールについての正しい知識をもっていることが不可欠である。

＊

　本項では、せん妄の症状とアセスメントのプロセスについて述べた。精神症状を示している患者を目の前にして、"いつもと違う"という感覚を抱き、とまどうこともあるかもしれない。しかし、それを単純に患者のスト

レスや性格の問題と決めつけず、手順どおりのアセスメントを経て、"せん妄"であるという判断をチーム内で共有することが重要である。

引用文献

1）American Psychiatric Association 編, 日本精神神経学会日本語版用語 監修：DSM-5 精神疾患の診断・統計マニュアル, p.588-594, 医学書院, 2014.
2）小川朝生：自信がもてる！ せん妄診療はじめの一歩—誰も教えてくれなかった対応と処方のコツ, 羊土社, 2014.
3）日本総合病院精神医学会せん妄指針改訂班 編：増補改訂せん妄の臨床指針, 第2版, 星和書店, 2015.
4）Meagher, D. et al.：A new data-based motor subtype schema for delirium, J Neuropsychiatry Clin Neurosci, 20（2）：185-193, 2008.
5）小川朝生：認知症, せん妄, うつ病の違い, 看護技術, 59（5）：12-18, 2013.

［山内典子］

6

多職種によるせん妄への初期対応（DELTA）プログラム

チームで取り組むせん妄のケア

これまでせん妄ケアは、せん妄症状の出現後、それに伴う転倒やルート類抜去などの危険行動の防止、興奮や失見当識に伴う問題行動への対処が主であった。そのため、患者自身もせん妄症状に苦痛を感じていたし、医療者もせん妄ケアに対して困難感を多く抱いていた。

筆者の勤務する施設で、せん妄ケアにおける困難感について看護師にフォーカスグループインタビューを行ったところ、患者の様子に「何か変だな」という違和感を抱いても、それがせん妄だという確信につなげられないことや、せん妄ケアや対応に自信がもてずに、せん妄症状のある患者への対応に疲弊していることが明らかとなった。また他の職種においても、医師は入院期間の長期化につながるせん妄を出現させないこと、薬剤師はせん妄患者に自信をもって対応すること、医療安全部はせん妄による医療事故を防止すること、といったように、各職種がそれぞれの課題をもっていた。

当院では、2013年から多職種によるせん妄への初期対応（DELTA；DELirium Team Approach）プログラムを導入した。これにより、せん妄への気づきが向上し、せん妄ケアの実践や医療者間のコミュニケーションが促進され、結果としてせん妄の発生率の低下や転倒・ルート類抜去の減少[1]につながった。本項では、DELTAプログラム実施までの経緯と、実際の内容について紹介する。

DELTAプログラムの開発経緯

1. せん妄ケアの問題点

前述の看護師へのフォーカスグループインタビューから、「患者の様子におかしいと気づきながらも動けない」といった個人レベルの問題、医療者間で情報を共有できないといった組織レベルの課題、オピオイドやステロイドなど、せん妄の直接因子となる薬剤の使用などといったがん治療特有の課題、が抽出された。そして具体的な問題点として以下の4つがあげられた。

①せん妄に気づけない。

②せん妄の診断に確信がもてない。

③具体的なせん妄（初期）対応のアクションが起こせない。

④医療者間（看護師-主治医-薬剤師）のコミュニケーションがうまくいかない。

そこで、看護師-主治医-薬剤師の連携およびせん妄の初期対応（終末期や興奮が強いなどの事例は除く）が行えることを目的に、教育プログラムとせん妄初期対応システム（プロトコール）を開発（DELTAプログラム）し、導入した。

2. DELTAプログラムの5つのコアスキル

"せん妄の発症を低下させる"ことや"せん妄の早期発見や初期対応の強化を行う"ことで重症化を予防することができる[2,3]という背景から、プログラム開発のコアコンセプトを「せん妄は対応が可能であり、せん妄ケアを行うことは患者のQOLにつながることを理解し、せん妄ケアに対して積極的になることができる」こととした。そしてDELTAプログラムのコアスキルとして、次の5つを掲げた。

①情報収集ができる。
②観察ができる。
③評価・診断ができる。
④ケア・介入ができる。
⑤情報提供ができる。

せん妄教育プログラムとしてのDELTAプログラム

1. せん妄アセスメントシートの開発

せん妄アセスメントシート（図1-6-1）を使用して、STEP 1「せん妄のリスク」、STEP 2「せん妄症状のチェック」、STEP 2.5「せん妄ハイリスクの対応」、STEP 3「せん妄対応」の流れでアセスメントとケアを実施する。

1 STEP 1：せん妄のリスク

STEP 1ではせん妄の準備因子のスクリーニングを行う。「70歳以上」「脳器質障害の有無」「認知症」「アルコール多飲歴」「せん妄の既往」「ベンゾジアゼピン系やオピオイド、ステロイドなどの薬剤の内服」「その他」がチェック項目となっている。これらは入院時に一律で確認する。

2 STEP 2：せん妄症状のチェック

STEP 2は、標準的なせん妄の診断法であるCAM（Confusion Assessment Method）を看護の観察項目とリンクさせて示している。具体的な症状と確認するポイントについて、精神症状に合わせてチェックする。

- 急性発症もしくは症状の変動：せん妄症状が急激（数時間～数日）に発症した、もしくは症状は1日や数日の中でムラがある。
- 注意障害：今までできていたことができなくなる（検温表の字が乱れたり空欄がある）、挿入されているルート・チューブ類に注意を払えない、など。
- 思考の解体：話がまわりくどい・まとまらない、困っていることや身体症状を的確に訴えることができない、など。
- 意識レベルの変動：ぼんやりしている、目がギラギラしている（過覚醒）、など。

3 STEP 2.5：せん妄ハイリスクの対応

せん妄になりやすい時期や要因をアセスメントして、看護ケアで調整可能な誘発因子（疼痛、便秘、療養環境等）や直接因子（脱水、薬剤、感染）に対して、予防的ケアを実施する。また、患者・家族に「せん妄ハイリスクパンフレット」を用いて説明したり、カンファレンス等で情報を共有する。

- せん妄になりやすい時期：術直後から5病日以内（術侵襲、出血等）、発熱や炎症反応が高いとき、など。
- 必須ケアの実施状況の確認：症状コントロール、日中の活動を促す、など。

4 STEP 3：せん妄対応

STEP 3では、せん妄の出現時期から原因についてアセスメントし、看護ケアで調整可能な誘発因子（疼痛、便秘、療養環境等）や直接因子（脱水、薬剤、感染）について、せん妄の見通しをもってケアが実施できるように、原因ごとの対応方法を示している。

STEP 1　せん妄のリスク

□70歳以上　□脳器質障害（脳転移含む）　□認知症　□アルコール多飲
□せん妄の既往　□ベンゾジアゼピン系薬剤内服　□その他（　　）

当てはまらない →　経過観察
状態一括登録
「なし」に登録

当てはまれば

POINT
「何か変？」と感じた行動や言動をチェックしよう

STEP 2　せん妄症状のチェック

	精神症状	具体的な症状と確認するポイント
見る	□注意の欠如・意識レベルの変容	●ぼーっとしている　　　●もうろうとしている
	□注意の欠如	●今までできていたことができなくなる 　→内服管理ができなくなる 　→服装がだらしなくなる、ベッドの周りが散らばっている　など ●視線が合わずに、キョロキョロしている ●ルートを触ったり、身体を起こしたり、横になったり、同じ動作を繰り返す ●周囲の音や看護師の動きに気をとられる
話す	□注意の欠如・意識レベルの変容	●質問に対する反応が遅い　　　●焦燥感が強く、落ち着かない ●目がギラギラしている
	□注意の欠如	●話がまわりくどく、まとまらない　　　●つじつまが合わない ●感情が短時間でころころと変わる
	□注意の欠如	●何度も同じことを聞く　　　●話に集中できない　　　●質問と違う答えが返ってくる
聞く	□注意の欠如	見当識障害（急に出現する場合） （時間）●今日の日付を聞く　　　●今の時間が何時頃か聞く （場所）●今いる場所について尋ねる→自宅から病院までどうやって来るか聞いてみる
	□注意の欠如	近時記憶の障害（急に出現する場合） ●最近あった出来事を覚えているか聞く 　→朝ご飯のメニューを覚えているか 　→入院した日にちや治療した日を覚えているか
	□意識レベルの変容	●「ぼーっとしたり、ふだんと比べて考えがまとまりにくいことがありますか？」と自覚症状の有無を聞く
確認する	□急性発症もしくは症状の変動	日内変動や数日での変化 ●上記のような症状の出現や以前と様子の変化がないか、家族や患者とかかわっているスタッフに聞いたり、カルテを確認する

当てはまれば　　**当てはまらない**

STEP 2.5　せん妄ハイリスクの対応

●せん妄になりやすい注意する時期や要因をアセスメント
●せん妄を予防するケアの実施
　□疼痛コントロール　　□脱水の予防　　□活動を促す
　□ベンゾジアゼピン系薬剤の使用を避ける
●せん妄ハイリスクについて共有
　・「せん妄ハイリスク」とカルテに記載
　・看護計画「急性混乱のリスク状態」を立案
　・カンファレンス等で情報や対応方法を共有
　・「せん妄ハイリスクパンフレット」を用いて、患者・家族に説明

その後の次のときに評価を繰り返す
・1週間に1回
・手術後1・3・5病日
・身体症状の変化、「何か変？」と感じたとき

STEP 3　せん妄対応

●せん妄の出現時期から原因についてアセスメントし、せん妄の見通しをもって、患者目標を検討
●せん妄について共有
　・「せん妄症状が疑われる」とカルテに記載
　・看護計画「急性混乱」を立案
　・状態一括登録で「せん妄」に変更
　・医師に「せん妄症状あり」を報告（初回のみ）
　・情報共有のためのカンファレンスを検討
　・「せん妄ハイリスクパンフレット」を用いて、患者・家族に説明

大事なことは、まずせん妄予防とケアがすぐに始まること

身体	□炎症	感染徴候の検索と対応、熱苦痛の緩和
	□低酸素	低酸素の評価と酸素投与の検討
	□電解質異常（Na、Ca）	採血データの確認、補正
	□脱水	飲水励行、脱水補正
	□便秘	排便の確認、排便コントロール
	□疼痛	疼痛の評価と適切な疼痛マネジメント
	□睡眠への障害	睡眠時間中のケア、処置を極力避ける
環境	□低活動	日中の活動を促す、身体拘束を避ける
	□難聴、視覚障害	メガネ・補聴器の使用、耳垢の除去
	□環境変化によるとまどい	安全な環境づくり、危険物の持ち帰りを検討、転棟・部屋移動を避ける
心	□理解力低下	適切な照明とわかりやすい標識、見当識を促す（時計とカレンダーの設置）、家族・友人との定期的な面会
薬	□せん妄の原因となる薬	中止・減量が可能か検討、ベンゾジアゼピン系、オピオイド
	□せん妄症状を改善する薬	リスペリドン、クエチアピンなど

図1-6-1｜せん妄アセスメントシート　（国立がん研究センター東病院）

055

2. せん妄の研修会（せん妄アセスメントシートを使用）

1 教育目標

研修会は、行動科学の手法に基づき、「共有すること」「あやしいと思ったらまず動くこと」の2点の行動変容を意図した教育プログラム形式をとっている。研修終了後の教育目標として、以下の3つを設定している（せん妄について「知っている」から「対応できる」に）。

①せん妄のハイリスク患者をピックアップして、予防対応を行うことができる。

②「何かおかしいな」「いつもと何か違うな」を言語化でき、「せん妄かも」と気づくことができる。

③せん妄に気づいたときに直ちにせん妄対応を行い、せん妄の悪化を防ぐことができる。

2 研修プログラムの内容（全90分）

①せん妄のアセスメントとケア

せん妄の概要についての講義の後、せん妄症状（評価が難しい）について、動画を用いて解説する。

②ロールプレイによる演習（せん妄アセスメントシートを使用）

各グループに1名ファシリテーターを置き、看護師役の思考や活動を促す言葉がけを行いながら、研修の要点を押さえられているかを確認していく。

> ①せん妄症状の観察ができているか（STEP 2）
> ②せん妄の原因を検索しているか（STEP 3）
> ③薬剤投与やせん妄対応を実施した後の評価を行っているか

①では、症状の観察のもと、「○○の症状があるからせん妄です」と"せん妄宣言"をすることで、せん妄症状を言語化する。

②では、せん妄の直接因子をフィジカルアセスメントや薬剤使用などからアセスメントし、看護ケアで調整可能な誘発因子または直接因子への対応を検討して、口頭で述べる。

①～③を通してロールプレイを実施し、行動レベルでの具体例をあげて、実践につながるイメージをもってもらう。明日同じような患者がいたら、すぐに対応（行動）できることが目標となる。

せん妄初期対応システムとしてのDELTAプログラム

1. 多職種によるせん妄初期対応システムの開発

多職種によるせん妄への初期対応における予防と治療、および職種別（看護師、医師、薬剤師）役割の全体像を図1-6-2に示す。当院ではこれに加えて、医療安全面からもせん妄対応の取り組みについて院内に周知している。

2. せん妄ケアにおける各職種の役割

せん妄ケアにおける各職種の役割を表1-6-1に示す。

3. 多職種によるせん妄初期対応システムの実際の運用[4]

- 看護師は、入院時と週1回の定期評価時（外科以外）、手術患者については入院時と1・3・5病日、以降週1回の定期評価時、また状態変化時やせん妄の徴候がみられたときに、せん妄アセスメントシートを使用して評価を行う。

- 看護師は、せん妄ハイリスク患者に対して、せん妄アセスメントシートに則ってせん妄

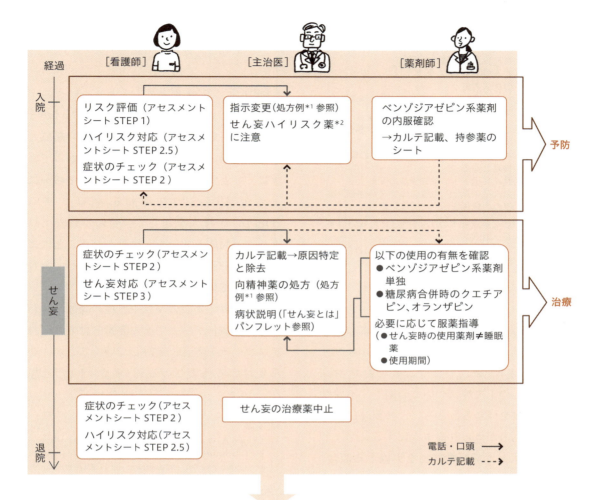

図1-6-2 | 多職種によるせん妄初期対応システム

*1 処方例：①精神腫瘍科→「不穏時指示薬（糖尿病の有無によって2パターンあり）」
　　　　②定時薬を使用する場合：不穏時頓服の1回分を眠前に使用
*2 せん妄ハイリスク薬：ベンゾジアゼピン系薬剤（ゾピクロン、ゾルピデム、エチゾラム、エスゾピクロンも含む）、オピオイド、ステロイドなど

（国立がん研究センター東病院医療安全管理室・精神腫瘍科）

を起こしやすい時期をアセスメントし、必要な対応（主治医への報告、カンファレンスの実施等）を行い、予防ケアに努める。

- 入院時に患者がせん妄ハイリスク薬（ベンゾジアゼピン系薬剤）を持参した場合は、薬剤師はカルテに記載し、看護師に報告して情報を共有する。
- 医師は、担当患者がせん妄ハイリスクであると看護師から報告があったら、不眠時指示や不穏時指示の内容を確認し、ハイリスク対応の指示へ変更する。
- 患者がせん妄を発症した場合は、医師はせん妄の要因を明らかにし、原因への治療を行う。看護師はせん妄アセスメントシートに則り、せん妄の原因への治療とケアを実践する。薬剤師は、向精神薬が適切に使用

表1-6-1 | せん妄ケアにおける各職種の役割

看護師	①せん妄ハイリスクのスクリーニング ②せん妄症状の観察と評価 ③せん妄ハイリスクまたはせん妄患者へのケア実施 ④せん妄症状について患者・家族へのオリエンテーションの実施
主治医	①せん妄リスクに対応した医師（診療）指示に変更 ②せん妄の直接因子と誘発因子の原因の特定と除去 ③せん妄患者への薬物療法の実施 ④せん妄の原因・治療についての患者・家族への病状説明
薬剤師	①せん妄患者への服薬指示（せん妄の治療薬≠睡眠薬） ②せん妄発症の被疑薬・禁忌薬の確認（入院時持参薬）

されているか確認する。

▪ せん妄ハイリスク患者・せん妄患者本人とその家族に対して、「せん妄ハイリスクパンフレット」を用いてせん妄の症状や原因、対応の工夫等について説明し、不安などの軽減をはかるとともに、必要時に家族からの協力が得られるようにする。

▪ せん妄状況下で行動抑制を実施する際は、行動抑制実施の基準に則り、その適正などを多職種で評価し、できるだけ行動抑制をせずに対応できるよう検討する。もしやむなく実施せざるを得ない場合は、早期に抑制を解除できるよう、多職種で毎日検討を行う。

▪ せん妄の治療やケアに難渋する場合は、支持療法（精神腫瘍科）チームへコンサルタントを依頼し、連携して治療・ケアを行う。

＊

「せん妄ケアを何とかしたい」というニーズがあっても、看護師だけが、医師だけがそれぞれに対応を行っても、残念ながら組織としての効果的なせん妄対応にはつながっていきにくいと実感している。当院では多職種によるせん妄への初期対応プログラム（DELTA）の導入を通して、せん妄教育プログラムと対応システムが構築されたことにより、それぞれの職種が同じ方向性でせん妄対応を進めていくことができた。

それぞれの施設の現状や組織の課題に合わせて、多職種チームでせん妄対応に取り組むアプローチを考え、実践していくことが、せん妄対応の何よりの近道（ポイント）だと思う。

引用文献

1）Ogawa, A. et al. : Quality of care in hospitalized cancer patients before and after implementation of a systematic prevention program for delirium: the DELTA exploratory trial, Support Care Cancer, 27（2）: 557–565, 2019.

2）Inoue, S.K. et al. : A multicomponent intervention to prevent delirium in hospitalized older patients, N Engl J Med, 340（9）: 669–676, 1999.

3）Abraha, I. et al. : Efficacy of non-pharmacological interventions to prevent and treat delirium in older patients : A systematic overview. The SENATOR project ONTOP series, PLoS One, 10（6）, 2015.

4）国立がん研究センター東病院：医療安全「せん妄マニュアル」.

［前川智子］

Part

2

認知症ケアの展開
（入院～治療期～退院～外来通院）

A / 1

認知症単独の場合

周術期のケア

活動低下を防ぐケアのポイント

1. 入院前から患者・家族の入院、手術への準備性を高める

- 認知症の人は入院や手術などの急激な環境の変化により、リロケーションダメージを受けやすい。[★1] そのため、入院後に情報を得るのでは遅く、入院前から個々の認知症の症状による日常生活への影響を知り、早期から環境の変化に適応できる準備が必要である。
- 急激な環境の変化による混乱を最小限にするためには、現在の認知機能や生活機能を患者・家族に確認し（DASC-21［★4 参照］や CGA［高齢者総合機能評価］[★2] などを使用）、患者本人のできること、助けが必要なことを患者・家族に認識してもらうことが重要である。
- その上で、入院後や手術後に予測される生活への影響を提示し、混乱を予防するために、必要な物品を持ってきてもらったり、本人の習慣に合わせた活動内容やスケジュールをいっしょに考える。
- 多職種と協働して術前サポートを行い、患者・家族に入院後や手術後のイメージをつけてもらう。術前の栄養管理や自宅で行えるリハビリテーションプログラムを提示するなどして、術前から手術侵襲に耐える体力づくりを意識するように支援する。

2. 痛みなどの苦痛を予測し、ADLを低下させない先回りのケアを行う

- 認知症がある高齢者は痛みや苦痛を言語的に表現することが困難なため、疼痛評価が難しい。術後疼痛が予測される時期は、本人の表情や訴え、行動の変化の観察を経時的に行い、特徴的な訴えや行動があればチームで情報を共有し、痛みのサインに早期に気づく視点をもつ。[★3] また、食事、排泄行動、睡眠などに支障が生じているときは、痛みなどの身体症状を疑うことも必要となる。
- 高齢者は身体機能の低下による予備能力や回復力の低下から術後の

★1
認知症の人は入院などによる環境の変化で身体的・精神的な負担がかかり、身体機能の低下や認知症の進行のリスクとなる。そのため、入院前から入院することを繰り返し伝えたり、日常で使用している生活用品などを病院に持参してもらうなどの準備をする。

★2：CGA
Comprehensive Geriatric Assessment；高齢者総合機能評価。高齢者の状態について、医学的評価だけでなく、「生活機能面」「精神・心理面」「社会・環境面」の3つの面から総合的にとらえて問題を整理し、評価を行う。CGA7、DASC-8など簡単なスクリーニングツールが開発されている。

★3
ふだんの状態を知っておくことで、「何か変だ」「いつもと違う」などの変化に気づくことができる。

離床が遅れることで、筋力が回復するまでに時間がかかり、それによって活動低下を招きやすい。[★4]痛みによる不動が原因で術後の回復が遅れることがないように、医師や薬剤師と相談し、痛みなどの苦痛を最大限取り除くことを考える。また、理学療法士、作業療法士と共に、身体に負担がかからないような離床方法を共有していくことも必要である。

- 認知症がある高齢者にスムーズな離床を促すために、痛みの緩和だけではなく、早期に尿道留置カテーテルを抜去して、トイレの機会に合わせて散歩に誘うなど、本人が動きたいと思うタイミングを見計らったり、生活に組み込むことなどを検討する。

★4
離床が遅れることで筋力低下が生じると、筋力の回復には臥床時間の2～3倍の日数がかかる。臥床による影響を理解し、早期から多職種で離床に向けた取り組みを行うことが必要である。

3. 医療チームで身体機能を低下させない覚悟をもち、患者の行動に寄り添う

- 医療チームは、入院や手術が認知症がある高齢者に与える身体的・精神的な影響を理解しなければならない。認知症がある高齢者の環境の変化による混乱を最小限にするためには、安心して入院生活が送れるように、本人の行動に寄り添う覚悟をもつことが必要となる。しかし受け持ち看護師だけで行うのは限界があるため、医療チーム内で交互に付き添うなど、チームの協力体制を整える。患者に行動制限をしない取り組み方法を考える。

- 手術により身体機能・認知機能低下が予測される場合は、術式や手術後のQOLも考慮した手術の適正とリスクを医師と話し合う。

Hさん、80歳代、女性。右甲状腺がん（乳頭がん）のため、右峡部切除＋気管傍切除術を施行することになった。

Hさんはアルツハイマー型認知症と診断されており、現在はグループホームに入所している。夕方になると「帰りたい」と言ってホーム内を歩くことがある。DASC-21[★5]の評価は47点/84点（中等度）であり、近時記憶障害、時間と場所の見当識障害、問題解決能力の低下と、買い物や服薬管理、電話ができないなどのIADLの低下はあったが、ADLはほぼ問題なかった。

入院前 ▶ 外来でHさんに話しかけると、返答はスムーズであったが、パンフレットを用いて手術の説明を行ったときには、5分経過した時点でぼんやりしていたり、閉眼することが多くなった。入院後の生活で不安なことを尋ねると、Hさんからは「大丈夫です」との返事があったが、長女は「入院や手術で体力が落ちることが心配。

★5：DASC-21
高齢者の「認知機能」と「生活機能」を総合的に評価するアセスメントツール。簡便で、短時間で実施できる。導入のA・B項目と1～21項目の評価項目からなり、31点以上の場合は「認知症の可能性あり」と判定する。

A 認知症単独の場合　061

点滴や管が見えると引っ張るかもしれません」と話した。そのため、自宅で実施できる術前リハビリテーションのパンフレットをHさんと長女に渡した。また、入院後はリハビリの導入や夕方のHさんの歩行に看護師が付き添う体制をとることで、身体機能や認知機能を低下させずに元の場所に戻ることを目標にすることを話し合った。

　一方、医療チーム内で認知症の症状による日常生活や治療への影響について情報を共有し、ルートやドレーンの誤抜去のリスクや入院後の歩行に付き添える体制の必要性、コミュニケーション方法など、Hさんの身体的・精神的負担に備えるための検討を行った。

入院後 ▶環境の変化を最小限にするため、入院直後からグループホームの部屋と同じようにベッドを配置し、Hさんがいつも使用していたカレンダーや時計、ノートを置いた。入院日から退院までの間、夕方からの歩行に備えて、夕方1時間看護師が付き添えるようにチームを超えたスタッフの調整を行い、他病棟からのリリーフ体制も敷いた。

　看護師がHさんの歩行に付き添いながら本人の話を支持的に傾聴するように統一をはかることで、Hさんは15分程度歩行した後は部屋に戻るようになった。手術後は、手術したことを忘れていたHさんだったが、繰り返していねいに説明することで混乱することはなかった。痛みは訴えなかったが、寝たり起きたりを繰り返すときや頸部に触れるときは鎮痛薬を投与すると、落ち着いていた。また、ドレーン類が視界に入らないような調整や、安静解除後の尿道留置カテーテルの抜去、リハビリ専門職と協働した早期離床や夕方の歩行の継続などにより、Hさんはせん妄を発症することなく、手術後7日目で元のグループホームに戻ることができた。

支援のポイント

1. 患者の入院や手術による混乱・不安を予測した対応方法を事前に決めておく

- 治療やケアを円滑に進めるためには、入院前から患者の認知機能障害の程度に見合ったコミュニケーション方法を探ることや、生活習慣を知り、入院後に予測される混乱への対応を事前に決めておくことが重要なポイントとなる。

- HさんはDASC-21の評価では認知機能の低下はみられるが、ADLはほぼ問題なかったため、本人のできることを継続してもらうよう、生活環境を調整した。グループホームと同じようにベッド

062　Part 2　認知症ケアの展開（入院〜治療期〜退院〜外来通院）

を配置したり、使い慣れている箸やコップ、靴などを持参してもらうなど、具体的に必要な生活環境づくりをHさん・長女といっしょに考えた。また、術前から行うリハビリや栄養管理の必要性を理解してもらい、手術侵襲に耐える体力づくりを行うために参画を促した。

- 外来での術前説明時、Hさんは5分以上の注意の持続が困難で、記憶も曖昧なことや、抽象的な質問（「不安はないですか」など）には返答できず、術前リハビリのパンフレットの内容を確認することが困難であった。そのため、Hさんとのコミュニケーションの際は、治療などの説明は短時間で簡単かつ具体的な言葉で行うこと、忘れると不安になるため繰り返しいっしょに確認すること、オリエンテーション用紙には多くを記載せず、必要な箇所のみとすることを伝え、入院後の混乱を防ぐ必要があった。

2. 患者の痛みのサインに気づく先回りのケアにより早期離床を目指す

- 痛みなどの苦痛を自分から訴えることが困難なことを予測し、覚醒後のHさんの変化に気づけるように、表情や行動の観察を行った。Hさんの頸部に触れる動作や、寝たり起きたりする行動を痛みのサインととらえ、早い段階で鎮痛薬を使用したことが疼痛緩和につながったと考える。また、痛みのサインをチームで共有することで、勤務交代があっても鎮痛薬を使用する判断ができ、痛みの対応が遅れることなく、スムーズな離床につながった。

- 疼痛緩和をはかれたことで、早期に尿道留置カテーテルの抜去ができ、トイレに通うことが離床のきっかけとなった。また、痛みがないことで夕方に歩行するなど今までの生活が継続でき、活動が低下することなく、元の生活の場に戻ることができたと考える。

3. ゆとりをもって患者に寄り添う覚悟をもつ

- Hさんは近時記憶障害や場所の見当識障害から、夕方になると自分のいる場所がわからず不安になって歩行することを繰り返していた。そのため、入院後もHさんの不安に寄り添える体制が必要であった。入院前からHさんに寄り添うための体制を調整することで、入院直後からのケアが可能となった。

- 夕方に「帰りたい」と言って歩行する行動に備えて、チーム内だけでなく病棟全体でスタッフの調整を行ったり、他病棟からのリリーフ体制を敷くなどしてHさんの見守りや付き添いを行う体制を整

表｜治療に沿ったケアの流れ—周術期の活動を低下させないケア

手術	入院前	入院日～手術前	手術後～3日目	手術後7～10日	退院
身体症状のリスク			術後侵襲 出血 炎症	縫合不全 輸液終了後の脱水	
せん妄リスク					
ケアのポイント	□多職種による手術前サポート □認知機能と生活機能の確認 □入院後の混乱を予測した付き添い体制の調整 □手術後合併症予防の教育 □手術前の栄養管理 □自宅でのリハビリ □医療チームとの情報共有 □入院前からの退院支援	□生活環境の調整 □せん妄予防 □リアリティオリエンテーション □術前リハビリ □手術に備えた多職種カンファレンス	□徹底した疼痛緩和 □早期離床の促し □尿道カテーテルの早期抜去 □ドレーン・ルート管理 □リハビリの継続 □手術後の栄養管理	□疼痛緩和の継続 □退院後に予測される身体症状の説明	

えるなど、「Hさんの活動低下を防ぐために付き添う」という覚悟をもつ必要があった。

- Hさんの行動を予測し、寄り添うための時間を確保したことで、看護師にゆとりが生まれ、穏やかな気持ちでHさんに接することができたと考える。認知症がある高齢者は、看護師の態度や気持ちに敏感に反応するため、看護師の焦りやいらいらした気持ちは本人に伝わり、落ち着かなくなることが多い。行動を予測し、ゆとりをもってかかわることが認知症がある高齢者の混乱を防ぎ、看護師の余裕も生まれることにつながったと考える。

参考文献
1）小川朝生：あなたの患者さん，認知症かもしれません—急性期・一般病院におけるアセスメントからBPSD・せん妄の予防，意思決定・退院支援まで，医学書院，2017.
2）山田律子ほか 編：生活機能からみた老年看護過程＋病態・生活機能関連図，第3版，医学書院，2016.
3）川島みどり 監修：老年看護学，改訂版，看護の科学社，2015.
4）日本看護協会 編：認知症ケアガイドブック，照林社，2016.

［佐藤加奈子］

認知症単独の場合

A / 2

がん薬物療法

がん薬物療法の現状とケアのポイント

　近年、従来の抗がん薬治療をはじめ、ホルモン薬、分子標的薬、最近では免疫チェックポイント阻害薬など、様々な薬剤を用いたがん薬物療法や支持療法が進歩してきており、がん治療の選択肢が広がっている。

　65歳以上のがん罹患者は、2014年には70％を超えており、毎年増加している[1]。高齢化が急速に進むにつれて、高齢がん患者にがん薬物療法を行う機会は増加している。しかし、治療薬の臨床試験では、認知機能障害のある場合は大半が対象外とされていることもあり、認知機能障害のある高齢がん患者については、がん薬物療法に関するリスク評価はまだ十分になされていない[2]。

　高齢がん患者は、不十分な治療や薬物の過度の有害反応により、身体機能や精神機能が低下することも少なくない。身体疾患がある患者がせん妄を合併する割合は極めて高く、高齢入院患者では30〜40％との報告がある。入院中に身体機能や精神機能を低下させず、治療を確実に遂行し、地域に戻れるように支援することが医療者には求められる。そのためには、認知症を評価し、有害反応の特徴を踏まえながらせん妄予防ケアを行うなど、退院後の生活を見据えたケアが大切である。

　Fさん、76歳、男性。妻と二人暮らし。娘夫婦と孫1人が同市内に在住している（共働き）。72歳のときに脳梗塞を発症し、薬物療法を行っていた。

　数か月前より左胸部痛が出現し、左胸水貯留と胸部異常陰影を指摘された。検査の結果、肺がん（小細胞がん）と診断され、化学療法（カルボプラチン＋エトポシド併用療法）目的で入院となった。入院時のPerformance Status（PS）は2。左胸部痛に対して、定期薬のロキ

★1
Performance Status 0〜3の小細胞肺がんの場合、シスプラチンを基準にして併用が行われる。シスプラチンを使用した場合は、急性腎不全の予防として大量輸液が行われ、それによる夜間の頻尿や電解質異常がせん妄の原因になり得ることに注意する。
しかし、70歳以上の高齢者の場合には、本事例のようにシスプラチンの代わりにカルボプラチンを使用することも多い。

ソプロフェン3錠/日とオキシコドン徐放錠30mg/日を服用し、レスキューとしてオキシコドン速放錠5mg/回を3回/日使用していた。

　妻より「1年前ぐらいからもの忘れがひどくなっている。痛み止めも飲んだけど、覚えていないときがあるみたい」との情報があり、本人も「最近、忘れっぽいね」と話していた。病名と化学療法を行うことは理解していた。自宅では、日課として杖を使用し、妻と散歩をしていた。最近は体力や下肢の筋力の低下を自覚していた。

／支援のポイント

1. 日常生活への支援をIADLを用いて継続して行い、評価する

- 治療を進める上での支援や日常生活への支援を行うために、IADL[★2]の評価が重要である。**表1-4-2**（p.34）に示したIADL評価尺度を用いて、「がん治療に強く関連する項目」および「療養生活に関する項目」の内容を自分でできるか判断し、評価する。

[がん治療に強く関連する項目]

  - 自分の服薬管理：自分で内服管理ができるか、経口抗がん薬や各種の支持療法の薬剤を指示どおり内服できるか。「薬は身体に悪い」という認識をもっている高齢者は少なくない。認知機能が低下すると、薬剤の適切な使用について理解し、行動することが難しくなるため、安全な服薬管理に向けた支援が必要になる。
  - 食事の準備：がん治療中の体調不良のときも、体調に合わせて食事内容を変えて準備ができるか、単調なメニューになっていないか。
  - 移送の形式：退院後の通院手段の確保ができるか、料金を支払うことができるか。
  - 電話を使用する能力：有害反応出現時など、緊急時の連絡などの対応ができるか。

[療養生活に関する項目]

  - 財産取り扱い能力：ATMの操作ができるか、自分で金銭管理ができるか。
  - 買い物：買い忘れなく買い物ができるか。
  - 洗濯：自分で洗濯して、洗濯物を干し、片づけることができるか。

- 患者が抱える日常生活の困難感は、人によって違いがある。家族が患者のセルフケアを支援している場合は、困難感をあまり感じてい

★2：IADL
Instrumental Activities of Daily Living；手段的日常生活動作。高齢者が地域で自立して生活するために必要な身体機能で、これらの動作ができない場合は、生活面での介助が必要となる。

ないこともある。IADL の評価とともに、身近な家族や支援者から意図的に支援についての情報を得て、その上で家族のサポート力を含めたアセスメントを行うことが必要である。

- F さんの IADL 評価の結果は 3 点で、「自分の服薬管理」「買い物」は 0 点であった。

[服薬管理]
- 可能な薬剤は一包化とし、服薬カレンダーを用いて、食後に必ず服薬することを繰り返し、ルーティン化した。
- 薬剤師と連携をはかり、服薬状況日誌を作成して、定期薬や頓用薬服用直後に記載する訓練を行った。
- 家族に定期的に服薬状況の確認を依頼し、今後も医療者へ情報提供を行うよう指導した。
- 老老介護が増えているため、家族の服薬管理状況についてアセスメントし、地域のサポートについて早めに相談していくことが必要である。

[買い物]
- 買い物は妻が行っており、問題はなかったが、今後、妻の健康状態を考慮した対応も必要である。

- 認知症がん患者の支援においては、家族や地域の医療者からの情報を踏まえて、リハビリ専門職や薬剤師など多職種と情報共有し、連携をはかるなど、退院後の生活を見据えたかかわりが必要である。
- 退院後も家族だけで解決しようと無理をせず、相談窓口や電話相談での対応について情報提供を行っておくと、支える家族の不安の軽減につながる。

2. 入院時からせん妄の予防と早期発見・早期対応を行う

- 高齢者では、生体機能低下による薬物動態の変化、多剤併用、その他の様々な要因を背景にして有害反応が出現しやすい。せん妄は身体管理の問題であるため、全身の状態の変化や異常を早期に発見し、対応することが、全身状態の重篤化を防ぐことにつながる。
- せん妄のリスク要因としては、高齢、脳器質障害、認知症、アルコール多飲、せん妄の既往、ベンゾジアゼピン系薬剤、オピオイドなどがある。
- 入院時に、家族や支援者から、IADL の情報に加えて、認知症以外のリスク要因についても情報収集する。今までの入院や手術後、化学療法治療中のせん妄の出現の有無、アルコール飲用の習慣などは意図的に確認する。

A 認知症単独の場合 **067**

- 家族にせん妄についての知識がない場合もあるため、せん妄のパンフレットやDVDなどを用いて、家族がせん妄症状についてイメージできるように工夫する。せん妄の徴候は、医療者よりも本人や家族が気づきやすいことも多いため、いつもと違うなどちょっとした変化でも速やかに医療者へ伝えるよう説明する。
- 認知症があるがん患者は、もの忘れや今までできていたことができなくなることで、不安や混乱、孤独感、被害感などを感じている。入院という環境の変化に加えて、化学療法を受けることで不安がさらに高まる。ユマニチュードを基本とするコミュニケーションやかかわりは大切である。

1 ケアのゴールを設定する

①入院から化学療法実施前まで
- せん妄の予防、早期発見・早期対応につなげる。
- 患者・家族が安心して過ごせる。

②化学療法 Day 1 ～ 14
- 患者が安全に、苦痛なく過ごせ、昼夜のリズムがとれる。
- セルフケアができる。
- コミュニケーションがとれる。

2 せん妄アセスメントシートを用いてリスク要因を把握し、多職種で予防的ケアを行う

- 入院前の状況・生活習慣に関する情報収集を意図的に行い、高齢者の特徴を踏まえて、せん妄の準備因子・直接因子・誘発因子を把握する。生活習慣の情報を取り入れた具体的な予防的ケアを実践することが必要である。
- せん妄アセスメントシート（図2-A-2-1）を用いて、せん妄のリスク評価と看護計画立案を行い、ケアを実践する。せん妄の予防的ケアの流れ（図2-A-2-2）に沿って看護を展開する。
- 医師・薬剤師だけでなくリハビリ専門職と共にカンファレンスを行い、評価する。退院後の生活を見据えたケアを継続し、在宅生活を支援するスタッフへつなぎ、退院後のせん妄の早期発見と早期対応につなげる。

3 せん妄を予防するケア

- 認知症患者は、実行機能障害や記憶障害により周囲の状況をつかみにくくなることで、入院や治療などによる環境の変化への適応が苦手になる。そのため、入院数日後より不安が高まることも多い。少しでも安心できるわかりやすい環境づくりをするとともに、不安に対する情緒的サポートを行い、信頼関係を構築することが大切であ

る。担当者が頻繁に変わらないような配慮も、可能であれば行って
いくとよい。

- 信頼関係を構築しながら、**表2-A-2-1**に示すような予防ケアを検
討し、実践していく。化学療法を受けている高齢がん患者は、症状
マネジメントへの支援を継続的に受けたことで、成人患者に比べて、
自身の疾患や治療、有害反応、予測される変化などに対処できた、
あるいはよりよく調整してQOLを維持・向上できた、と述べてい
る[3]。
- 認知症がん患者の問題行動は、認知症に伴う行動・心理症状（BPSD）
と判断する前に、痛みなどの身体的苦痛の見落としがないかを確認
し、症状マネジメントを積極的に行う。

3. がん薬物療法の有害反応の早期発見・早期対応を行う

- 標準的ながん薬物療法による有害反応と、高齢者がん化学療法によ
る有害反応の特徴（**表2-A-2-2**）を理解し、早期発見や予防的ケアに
ついて検討することが重要である。
- 高齢がん患者は、予測していない非典型的な有害反応が起こる可能
性がある。また、認知機能が低下すると、体調の変化や有害反応の
自覚症状があっても、医療者へ言語化して伝える能力が低下してい
ることも考えられる。事前に家族や支援者から情報を得ておき、発
せられる微弱なサインを見逃さずに早期にキャッチすることが大切
であり、日頃からの観察が鍵となる。
- 有害反応が出現したときに、どのように対応するべきか判断するこ
とが難しい場合もある。特に老老介護の場合、家族も判断できずに
様子を見ているうちに重症化してしまうことも少なくない。患者・
家族のセルフケア能力についてもアセスメントし、退院後の支援体
制を整えていくことで、治療継続につながる。
- 認知症がん患者は、再入院するケースが多い。退院後、服薬管理が
うまくいかず、食欲低下や便秘、下痢が続いたり、脱水や発熱があ
ったり、また薬剤性肺炎だけでなく、身体機能低下により誤嚥性肺
炎を発症していることもある。退院時は、退院後に支援する地域の
スタッフへどのように情報伝達し、連携をはかるかを決めておくこ
とが重要である。
- 本事例においては、カルボプラチン＋エトポシド併用療法が行われ
たため、有害反応が出現する時期に応じて、以下のような対応を
行った。
  - 消化器症状などの身体症状：主観だけでなく、食事摂取量や内容、

A　認知症単独の場合　069

●せん妄アセスメントシート使用時の状況
　□入院時　□転棟時　□定期評価　□病状悪化時　□せん妄症状が疑われたとき　□せん妄増悪時

STEP 1　せん妄のリスク

□70歳以上　□脳器質障害（脳転移含む）　□認知症　□アルコール多飲
□せん妄の既往　□ベンゾジアゼピン系薬剤内服　□その他（　　　　　　）
　　　　　　　　　　　　　　　　　　　　　　　　　　当てはまらない　→　経過観察

↓ 1つでも当てはまる

せん妄ハイリスク対応

●せん妄を予防するケアの実施
・疼痛コントロール
・脱水の予防
・活動を促す（身体抑制を避ける）
・ベンゾジアゼピン系薬剤の使用を避ける
●主治医、看護師長、リーダーへ報告
●せん妄になりやすい時期や要因をアセスメント

●せん妄ハイリスクについて共有
・「せん妄ハイリスク」とカルテに記載
・看護計画「急性混乱のリスク状態」を立案
・カンファレンス等で情報や対応方法（STEP 3を参照）を共有
・「せん妄ハイリスクパンフレット」を用いて患者・家族に説明
・不眠時指示として「せん妄研究・薬剤指示」を検討する

STEP 2　せん妄症状のチェック

	精神症状	具体的な症状と確認するポイント
見る	注意障害 意識レベルの変容	□ぼーっとしている □もうろうとしている
	注意障害	□今までできていたことができなくなる 　例）内服管理ができなくなる、服装がだらしなくなる、ベッドの周りが散らばっている □視線が合わずにキョロキョロする □ルートを触ったり、身体を起こしたり、横になったり、同じ動作を繰り返す □周囲の音や看護師の動きに気をとられる
話す	注意障害 意識レベルの変容	□質問に対する反応が遅い　　　□目がギラギラしている □焦燥感が強く、落ち着かない
	注意障害	□話がまわりくどく、まとまらない　　　□つじつまが合わない □感情が短時間でころころ変わる　　　□質問と違う答えが返ってくる □何度も同じことを聞く　　　　　　　　□話に集中できない
聞く	注意障害	□見当識障害（急に出現する場合） 　時間：今日の日付を聞く、今の時間が何時頃か聞く 　場所：今いる場所について尋ねる　例）自宅から病院までどうやって来たか聞いてみる □近時記憶の障害（急に出現する場合） 　最近あった出来事を覚えているか聞く 　例）ご飯のメニューを覚えているか、入院した日にちや治療した日を覚えているか
	意識レベルの変容	□「ぼーっとしたり、ふだんと比べて考えがまとまりにくいことがありますか？」と自覚症状を聞く
確認する	急性発症もしくは症状の変動	□日内変動や数日での変化 　症状の出現や以前との様子の変化を患者・家族、スタッフから直接聞く、カルテを確認する
	睡眠覚醒リズム	□夜間不眠や昼夜逆転の有無を患者に直接聞く、スタッフに確認する

（次ページにつづく）

図2-A-2-1│せん妄アセスメントシート

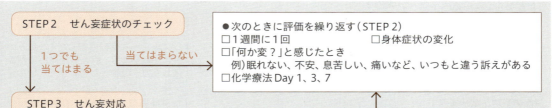

身体	□炎症	感染徴候の検索と対応、熱苦痛の緩和
	□低酸素	低酸素の評価と酸素投与の検討
	□電解質異常（Na、Ca）	採血データの確認、補正
	□脱水	飲水励行、脱水補正
	□便秘	排便の確認、排便コントロール
	□疼痛	疼痛の評価と適切な疼痛マネジメント
	□睡眠への障害	睡眠時間中のケア、処置を極力避ける
環境	□低活動	日中の活動を促す、身体拘束を避ける
	□難聴、視覚障害	メガネ・補聴器の使用、耳垢の除去
	□環境変化によるとまどい	安全な環境づくり（転倒・転落予防、ルート類を整理）、危険物の撤去を検討、転棟や部屋移動を避ける
心	□理解力低下	適切な照明とわかりやすい標識、見当識を促す（時計とカレンダーの設置）、家族・友人との定期的な面会
薬	□せん妄の原因となる薬	中止あるいは減量が可能か検討（ベンゾジアゼピン系薬剤、オピオイド等）
	□せん妄症状を改善する薬	クエチアピン、リスペリドンなど

STEP 2 せん妄症状のチェック
- 次のときに評価を繰り返す（STEP 2）
  □1週間に1回　　□身体症状の変化
  □「何か変？」と感じたとき
    例）眠れない、不安、息苦しい、痛いなど、いつもと違う訴えがある
  □化学療法 Day 1、3、7

1つでも当てはまる → STEP 3 せん妄対応
当てはまらない → 評価を繰り返す

STEP 3 せん妄対応
- せん妄の出現時期から原因について右記よりアセスメントし、せん妄の見通しをもって患者目標を検討
- せん妄について共有
  ・「せん妄症状が疑われる」とカルテに記載
  ・看護計画「せん妄」を立案
  ・医師、看護師長、リーダーに「せん妄症状あり」と報告（初回のみ）
  ・情報共有のためのカンファレンスを検討
  ・せん妄パンフレットを用いて患者・家族に説明
- 不穏時指示にて「せん妄研究・薬剤指示」を検討する

（国立病院機構近畿中央胸部疾患センター）

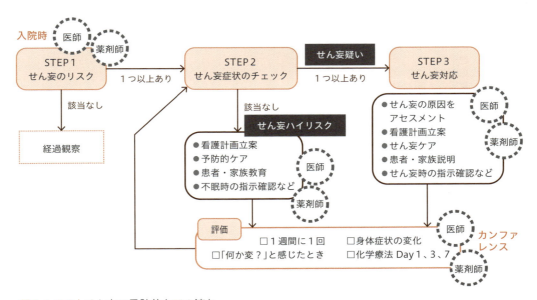

図2-A-2-2 ｜ せん妄の予防的ケアの流れ

表2-A-2-1 | せん妄の予防ケア

	ケア	備考
疼痛コントロール	**疼痛コントロールをはかり、日中の覚醒やADLを高める** ●痛みについて尋ね、表情や動作を観察する ●レスキュー投与後は、痛みが軽減しているか評価する	●レスキューを何回使用しても、痛みの訴えが続いたり、訴える疼痛部位が変化したり、漫然としていたら、せん妄を疑う
脱水の予防	**飲水を促す** ●1日の水分摂取量を観察する 　表やホワイトボードなどをベッドサイドに置き、活用する 　ペットボトルや水筒を使用すると飲水量を確認しやすい ●飲水を促す声かけをこまめに行う ●訪室のたびに水分を手の届く範囲に置く	●食事は摂取できていても飲水量が少ない場合、脱水になることがある ●高齢者は水分の貯蔵庫である筋肉量が低下しているため、一度にたくさん水分を摂取するよりも、少しずつこまめに飲用するほうがよい
便秘の予防	**排便コントロールをはかり、排便習慣を維持する** ●排便習慣の情報を得る ●腹部の状態を確認し、腹部マッサージや温罨法などを行う ●便の性状を確認しながら、薬剤の調整について主治医・薬剤師と相談する ●化学療法による有害反応(便秘、下痢)の対策について説明を行う	●ブリストル便形状スケールなどを使用し、便の性状を把握する ●入院後の活動量や食事摂取量・水分摂取量の低下に注意
離床の促進	**日中の覚醒を促す環境を整える** ●声をかけるだけでなく、実際にいっしょに活動する ●面会者の協力を得て、面会室などを活用し、ベッドから離れる時間をつくる ●食事時は、ベッド上ではなく、いすに座るように促す ●転倒・転落予防を行う(スリッパではなく靴を使用。点滴中などは要注意) ●日課にしている行動を観察し、リハビリの介入について検討する	●身体拘束はせん妄の誘発因子となるため、チームで身体拘束の必要性を定期的に評価する ●活動量低下により筋力が低下し、PS低下になると、化学療法継続が困難になる
環境調整	**見当識と安全に配慮した環境を調整する** ●時計やカレンダーを目のつくところへ設置する ●見当識や認知に働きかける声かけを行う(今日の食事内容、時間、入院して何日目かなど) ●メガネや補聴器の使用を促す ●静かな環境を整える ●夜間は消灯し、朝はカーテンを開け、日光を部屋に取り入れる ●不要なルート等の整理 　訪室時にルートやコードが絡まないように、こまめに整理する 　患者の目に見えないように配慮する 　夜間の点滴は控える ●部屋移動やベッドの位置の変更を控える	●認知症の人は「ルートを抜かないでください」と言われても覚えていられないため、患者からルートが見えないような配慮や固定の工夫を行う ●自宅でのベッド使用の有無や上り下りの方向について情報を得て、自宅に合わせたベッド環境がつくれるよう配慮する
せん妄を起こしやすい薬剤の整理	**ベンゾジアゼピン系薬剤に注意する** ●ベネフィットとリスクを評価し、使用継続の有無や代用薬を医師や薬剤師に相談する	●認知症患者は、せん妄のハイリスクであり、できるだけベンゾジアゼピン系薬剤を避ける ●なぜベンゾジアゼピン系薬剤を使用しているかも併せて考えながら、対応する
患者・家族への説明と協力を依頼	**家族と協力関係を構築する** ●家族に積極的に声をかけ、家族から見た患者の様子を聞く ●入院前までの様子と比べて、「何かいつもと違う」「おかしい」と思ったときは、医療者に伝えてもらうように依頼しておく ●せん妄のパンフレットを用いてせん妄について説明を行い、予防のために家族にできることを患者・家族とあらかじめ話し合い、いっしょに予防ケアを行っていく	●家族は、患者の変化に一番に気づきやすいため、協力を得る ●せん妄の予防ケアを患者・家族といっしょに行える関係性を積極的につくる

	ケア	備考
せん妄アセスメントシートを用いてせん妄症状の有無を確認し、評価する	**せん妄の早期発見・早期対応につなげる** ●[STEP 2 せん妄症状のチェック]を定期的に行う ●特にDay 1〜5の夕方から夜間のせん妄症状の有無を意図的に観察する ●せん妄が疑わしい場合は、医師・薬剤師と情報共有を行い、不眠時や不穏時の指示を確認する ●退院後のせん妄症状出現時の対応について、退院指導を行う	化学療法では、以下の時期と要因に注意 ●Day 1〜5：ステロイド、補液が原因で生じる夜間頻尿による睡眠への障害、食欲低下・嘔気・嘔吐による脱水、電解質異常 ●Day 7〜14：血球減少、食欲低下による脱水 ●退院後のせん妄症状出現時、早めに受診することで化学療法の有害反応などの重篤化を防ぐことにつながる

表2-A-2-2 | 高齢者がん化学療法による有害反応の特徴

①代表的な有害反応として、高度な骨髄抑制や粘膜炎、末梢神経障害がある
②加齢による生理機能低下により薬物感受性が変化し、有害反応の長期化や重篤化となりやすい
③高血圧や糖尿病、心疾患など複数の既往歴を抱え、内服薬も数種類服薬していることが多いため、有害反応の治療は複雑かつ困難を要する
④見た目の年齢や実年齢を問わず、個人差が非常に大きい
⑤非典型的な症状として現れることが多い
⑥認知機能の低下から、身体の異変を感じるまでに時間を要し、重篤化に至りやすい
⑦有害反応が出現した際の心身へのダメージが大きく、治療継続が困難となりやすい
⑧ステロイド薬を併用する際、せん妄を起こすことが多い
⑨高齢者は細胞内水分が減少しているため、容易に脱水や電解質代謝異常を起こすことが多い

排泄、行動、バイタルサインなどの観察や血液検査のモニタリングを行い、早期発見に努めた。

- 感染予防対策、水分摂取：日常生活動作の中に指導を取り入れ、繰り返しの声かけと実施状況の評価を行った。

- 吐き気、食欲不振：早めの制吐薬の使用について主治医や薬剤師へ相談し、薬物の有害反応に注意した。

- 退院指導：起こり得る体調の変化について具体的に紙面に記載した。また、その際の連絡方法について説明し、記載した用紙を電話のそば置くことを提案した。患者・家族と相談して、医療者から定期的に電話サポートを行うことも1つの方法である。また、訪問看護の導入について検討し、連携をはかることも必要である。

4. 意思決定支援を行う

- 患者自身が疾患や治療内容について理解した上で、患者の意向を確認しながら治療を行っていくことが求められる。説明を行っても理解できていない場合も少なくない。患者に合った説明を医療者が行っているか、振り返ることが大切である。

- 意思決定能力があるかどうかの評価も必要である。患者が病状や治療内容の説明を受け、どのように理解し、どのように思い、判断したのかを確認し、把握しながら、意思決定能力を見極めることが大切である。

- 2018年に米国臨床腫瘍学会（ASCO）の「化学療法を開始する脆弱な高齢がん患者に対しての実践的な評価法と介入について」のガイドラインが公開された[4]。その中で、「化学療法を開始する65歳以上の患者には、日常的には検出されない脆弱性を特定するためにGA（高齢者機能評価）[★3] を使用すべき」とされている。GAを行うことで、①通常の診療では特定されない問題の把握、②有害転帰の予測、③予後予測につながることが期待され、リスクに応じて介入を考慮することが可能である、といわれている。

- 米国NCCNガイドライン[5]では、①身体機能、②認知機能、③社会的サポート、④精神状態、⑤栄養状態、の項目を評価することを推奨している。ASCOガイドライン[4]においては、最低限、①身体機能、②転倒、③併存症、④うつ、⑤認知機能、⑥栄養、の評価を行うことを推奨している。国際老年腫瘍学会（SIOG）では、高齢者のがん診療において、年齢・PS以外にもフレイルを評価することを推奨している。

- 高齢がん患者の身体的機能に焦点を当てた研究では、ADLやIADL、フレイルなどの身体状態や、下肢の機能や筋力の維持などの身体機能がQOLと有意に関連していることを示している[3]。これらの評価を行いながら、認知症がん患者の治療に対する意思決定支援を行うことが大切である。

★3：GA
Geriatric Assessment；高齢者機能評価。近年、高齢者医療においては患者の生活機能障害を的確に評価し、その軽減と予防に重点を置いているが、がん領域においては必ずしも経時的に評価することは十分に行われていない現状があるため、治療方針の決定などのために総合的な健康度の評価のみを行う場合はGAという表現が使われる。

引用文献

1）国立がん研究センターがん情報サービス：がん登録・統計.
https://ganjoho.jp/reg_stat/statistics/dl/index.html
2）小川朝生：認知症をもつがん患者に対する医学的判断と治療的介入, がん看護, 24（1）：6, 2019.
3）府川景子：化学療法を受ける高齢がん患者のQOLに関する文献レビュー, 日本がん看護学会誌, 31：76-81, 2017.
4）Mohile, S.G. et al. : Practical assessment and management of vulnerabilities in older patients receiving chemotherapy: ASCO Guideline for Geriatric Oncology, J Clin Oncol, 36（22）: 2326-2347, 2018.
5）National Comprehensive Cancer Network : NCCN Guidelines, 2018.

［武田ヒサ］

A / 3

認知症単独の場合

外来でのセルフケア支援

1 / 経口抗がん薬

ケアのポイント

**1. 患者のセルフケア能力や療養環境をアセスメントし、
 服薬アドヒアランスを高める[★1]**

- 患者のふだんの生活の様子や療養環境の情報を得たり、患者が感じている日常生活の困難さを確認したり、日常生活動作に焦点を当てた評価指標などを用いて、セルフケア能力をアセスメントする。
- これまでの生活習慣を生かしたり、視覚に働きかける物品を使ったり、服薬管理をシンプルにするなど、患者が取り組みやすい方法を工夫する。

**2. 抗がん薬の有害反応に対する予防・早期発見ができるよう、
 家族にも協力を得る[★2]**

- 使用する薬剤に特徴的な有害反応と出現時期、それぞれの対処方法、緊急で受診が必要となる状況について、患者向け冊子などを活用しながら患者・家族に説明する。説明用の資材は繰り返し確認ができるよう、目につきやすい場所に掲示したり保管しておくことを勧める。
- 抗がん薬の有害反応によってせん妄を発症するリスクがあることを[★3]伝える。骨髄抑制に伴う発熱や、下痢・嘔吐に伴う脱水、便秘、肝機能・腎機能低下による代謝異常・電解質異常などが要因になることを説明する。
- 家族に、有害反応の症状の観察のポイントや確認の方法を指導したり、症状の出現時期や変化、支持療法薬の使用などについて治療日誌に記録してもらい、次クール以降の有害反応対策に役立てる。

[★1]
治療を進めていく上で、患者のできることは何か、どんなサポートが必要なのかを明らかにし、患者が治療に参加できるよう支援することが基本である。

[★2]
計画された治療を継続するためには、有害反応のマネジメントが重要となることへの認識を促す。

[★3]
せん妄を発症すると家族も混乱し、適切な対応が困難になる恐れがあるため、リスクについては事前に説明しておく。

A 認知症単独の場合　075

3. 社会資源を活用する

▪ 高齢者世帯や独居の患者には、介護保険制度などの社会資源を活用し、安全に治療が継続できるよう、訪問看護による身体症状の観察、有害反応の評価、対処方法へのアドバイスを行う。

Yさん、79歳、女性。胃がん手術後。夫とは離婚しており、一人息子と同居している。通院の際は息子が付き添い、病状説明もいっしょに受けていた。高血圧の既往があり、アムロジピン5mgを服用中。

2年前よりもの忘れが目立つようになり、近医からドネペジル5mgが処方されていた。自己管理では飲み忘れることがあったため、息子が毎日服薬確認を行っていた。

経過▶ Yさんは胃がんStage Ⅲの診断で胃切除術を受け、術後は合併症なく経過し、術後15日目に退院となった。その後の外来でティーエスワン®（テガフール・ギメラシル・オテラシルカリウム配合）80mgによる補助化学療法が開始された。ティーエスワン®開始後18日目に、息子より「出張から帰宅したら便で汚染された下着やズボンが散乱しており、ぐったりした様子である」と外来に連絡があり、緊急入院となった。

入院後、ティーエスワン®は休薬となり、脱水の改善のため補液が開始された。感染性腸炎の疑いはなく、整腸剤や止瀉薬による支持療法も開始された。2日後には下痢は治まり、次第に全身状態の改善がみられ、経口摂取も可能となってきた。

自宅では息子がアムロジピンとドネペジル、ティーエスワン®を薬シートから1回分ずつに切り分け、それぞれの薬袋に入れ、服用のタイミングが書かれた箇所に印をつけていた。毎日出勤前と夕食後に薬袋から1回分を取り出し、Yさんが薬を服用したことを確認していた。今回息子が3日間の出張に出ており、その間はYさんに電話で服薬確認を行っていたが、入院時に持参したティーエスワン®は予定日数分より残薬が不足していた。また、頓用として処方されていた整腸剤や止瀉薬は使用されていなかった。

意識するポイント
①家族はティーエスワン®による化学療法で起こり得る有害反応について予測できていたか。経口抗がん薬服用中のセルフケアは、服薬管理だけではなく、有害反応のマネジメントも重要となる。
②今回の服薬管理方法は、Yさんが取り組みやすい方法になっていたか。セルフケア支援にあたっては、患者のもっている能力や生活習慣に着目していく。

／支援のポイント（表2-A-3-1）

認知機能障害のある患者は、薬を服用することを忘れてしまう、服用したことを忘れてしまう、準備されている薬剤が目に入っていない、どの時間に何を服用するのかわからなくなるなど、服薬管理上の問題

表2-A-3-1 | 治療に沿ったケアの流れ—ティーエスワン®

		治療開始前	1週目	2週目	3週目	4週目	休薬
出現しやすい有害反応	自覚症状		吐き気　食欲不振　下痢　　流涙 口内炎　　色素沈着 発疹				
	検査所見		白血球減少　　　　貧血 （好中球減少）　（ヘモグロビン減少） AST上昇　　　　　ビリルビン上昇 ALT上昇				
服薬管理 有害反応のマネジメント		●治療前の身体状況の確認（Performance Status、口腔衛生状態、前治療や併存疾患の経過など） ●投与スケジュール、用量・服用方法の説明 ●主な有害反応と出現時期、支持療法の説明 ●治療日誌の使用方法の説明 ●緊急時の連絡方法の説明	＜受診時に面談＞ ●現在の身体状況を観察 ●残薬を確認 ●治療日誌に沿って有害反応症状の出現時期や程度について確認し、CTCAE v5.0[*1]によるGrade評価を行う ●骨髄機能や肝・腎機能などの検査値チェック ●支持療法薬の使用状況について確認 ●せん妄の出現や認知機能障害の進行がないか確認				＜受診時に面談＞ ●前回と同様に身体状況や有害反応の程度を確認 ●残薬確認 ●検査値チェック
セルフケア支援		●治療に対する理解の程度や思いの確認 ●自宅での生活状況や環境の情報収集 ●患者のセルフケア能力のアセスメント ●家族や周囲のサポート状況とセルフケア能力のアセスメント ●患者や家族の生活状況およびセルフケア能力に応じた服薬管理方法の検討 ●曝露対策に関する指導	●治療開始からの患者の苦痛や困りごとについて確認 ●家族の困りごとについて確認 ●うまくいっていた点については肯定的にフィードバックをし、困難だった点については、患者・家族と共に状況を振り返りながら対処方法を考える				●1クールの治療を終えることができたことを承認 ●体調の回復に合わせて休薬期間に気分転換活動を取り入れることを提案
社会資源の活用		●治療開始までに介護保険の申請や訪問看護事業所の調整、関係者間での情報共有など、支援体制を整える	＜訪問看護＞ ●身体症状の観察 ●対処方法のアドバイス				

連携　　　　　　　連携

[*1] 有害事象共通用語規準v5.0日本語訳JCOG版（CTCAE v5.0-JCOG）。米国国立がん研究所（NCI; National Cancer Institute）によって策定された有害事象共通用語規準。日本語版は日本臨床腫瘍研究グループ（JCOG；Japan Clinical Oncology Group）Webサイトにて公開されている。http://www.jcog.jp/doctor/tool/ctcaev5.htm

が発生する。今回のケースでは、息子が服薬管理を行っていたが、これから服用する薬の見える化や、飲み終えたことがわかるような仕組みがなかったため、すでに服用を終えていても息子からの服用確認の連絡で再度服用した可能性があった。

　また、外来でティーエスワン®が導入された際、治療を行うことで期待される効果、有害反応とその対処方法についてYさんと息子は

担当医より一通り説明を受けていたが、Yさんは認知機能障害によって説明の内容を記憶に留めたり、起こった症状を記憶して症状の程度や変化を評価したり、対処行動につなげることが困難となっていた。そのため、下痢を認めてからも処方されていた支持療法薬が使われず、症状が続いていたと考えられる。息子にとっても抗がん薬服用中に生じる有害反応のマネジメントは初めての経験であり、有害反応の予防や症状を悪化させないかかわりが困難な状況であった。

さらに、ふだんは息子がYさんの様子を毎日確認できていたが、出張で不在になったため電話のみのやりとりになったこと、ほかにサポートを頼める人がいなかったことも状況を悪化させたと考える。

1. 見てわかりやすい服薬管理方法について、患者・家族といっしょに考える

息子が服薬管理の役割を担ってくれていたことを承認しながら、息子と課題を共有し、Yさんの生活環境や行動について息子から情報を得て、服薬管理方法を検討した。その際、Yさんの意見もうかがいながら、Yさんが自分で決めることを大切にした。

Yさんは食事などほとんどの時間を居間で過ごし、そこで毎日テレビを観る習慣があるため、服薬カレンダーを目につきやすいテレビの横にセットすることにした。また、ティーエスワン®は4週間服用し2週間休薬になるため、いつも見るカレンダーに服用期間と休薬期間の書き込みをして、わかるようにした。今後薬剤の種類が増える場合は、一包化でオーダーしてもらうことを医師に依頼した。

2. 家族が、予測される有害反応とその経過を知って、有害反応への対応ができるように支援する

ティーエスワン®に関する患者用資材は渡されていたが、息子は一度目を通したきりであった。外来化学療法においては定期的な受診で医療者が有害反応の確認や必要な対応を行うが、自宅でも症状の観察や予防・重症化を防ぐケアが重要であることを伝え、資材を用いながらポイントを押さえていった。

骨髄抑制や口内炎、下痢など主な有害反応と出現しやすい時期が図になったものを示し、起こり得る症状と時期を予測できるようにした。感染予防の基本、口腔ケアの方法、下痢症状の評価や支持療法薬の使用方法について説明を行った。そして、受診が必要になる状況と緊急時の連絡窓口について記した用紙を手渡した。

3. 介護保険制度を利用して、在宅療養におけるサポート資源を強化する

　息子は月に1回程度出張があり、Yさんが終日1人になる状況が生じること、および息子が慣れない有害反応のマネジメントを行う負担を考慮し、訪問看護や訪問介護のサービスが受けられるよう調整を行った。

［中村由美］

---

2 ／ 分子標的薬

ケアのポイント

1. 肺がんだけでなく、併存疾患を考慮した全身状態のモニタリングを行う
- 肺がん自体の自覚症状を確認する。
- EGFR阻害薬[★4]の有害反応である皮膚障害[★5]（ざ瘡様皮疹[★6]、皮膚乾燥・角化・亀裂、爪囲炎[★8]）[★7]、下痢、間質性肺炎・肺臓炎、消化管出血などが出現していないか、確認する。
- 多職種と共有できる有害反応の評価ツール（有害事象共通用語規準v5.0日本語訳JCOG版：CTCAE v5.0）を使用する。
- 併存疾患（事例では高血圧）や治療開始後に発症した疾患（事例では咽頭炎）がないか、確認する。
- 高齢者は薬物療法に対する忍容性が低いことを認識する。

2. 高齢認知症患者の生活上の特徴を踏まえ、患者だけでなく、主たる介護者を含めたセルフケア支援を行う
- 複数の医療機関の受診状況や投薬内容（かかりつけ薬局）について情報収集し、連携をとる。
- 患者本人の認知機能状態を確認する。
- 全身状態の変化に対する患者なりの表現方法や対処行動を把握する。
- 主たる介護者の心身状態を把握する。

3. 生活者である高齢認知症患者とその家族に必要な社会資源を調整する
- 高齢者世帯の場合や主たる介護者も高齢者である場合は、患者の生活だけでなく、家族を含めた生活全般を見直す。

★4：EGFR阻害薬
EGFR（Epidermal Growth Factor Receptor；上皮成長因子受容体）遺伝子変異に伴い発現する、がん細胞を増殖させる酵素を抑制する薬剤。代表的なものにゲフィチニブ、エルロチニブがある。

★5
EGFR阻害薬では、7〜9割の患者に皮膚障害が発生する。皮膚障害に比例して治療効果が期待できるため、モニタリングとセルフケアは非常に重要である[1]。

★6
ざ瘡様皮疹は皮膚障害の中でも最も好発する。投与開始1週間以内に出現し、1〜2週間後がピークである。顔（特に鼻唇溝、口唇周囲）、頭皮、頸部から胸部、背部等の上半身に出現する。約1/3の患者に掻痒感を伴う[2]。掻痒感に伴う掻きこわしによる二次感染にも注意が必要である。

★7
皮膚乾燥はEGFR阻害薬投与開始2〜3週間後に、約半数の患者に出現する。落屑、皮膚の亀裂、掻痒感を伴う[3]。

A 認知症単独の場合　079

- 医療福祉介護サービスを活用し、治療を安全に受けられ、安心して療養生活を送ることができるように、社会資源を調整する。

Mさん、74歳、男性。非小細胞肺がん（扁平上皮がん）。妻（73歳）との二人暮らし。子どもはいない。介護保険制度は未申請だった。
内服薬は次のとおり。
- B医院（10年前から）→ノルバスク（5mg）×1錠、朝食後
- B医院（3か月前から）→ドネペジル（5mg）×1錠、朝食後
- C病院（2週間前から）→エルロチニブ（タルセバ®100mg）×1錠、10時内服
- Dクリニック（3日前）→咽頭炎によるクラリスロマイシン

これまでの経過 ▶ Mさんは10年前から高血圧でB医院に通院していた。妻が「最近、主人につじつまが合わないことが増えた」と相談し、3か月前にアルツハイマー型認知症（中等度）と診断された。人の名前が出てこなかったり、忘れ物が多く、時々混乱して妻に大きな声を上げることもあったが、ドネペジル（5mg）が処方され内服するようになってからは、年月日がわからないことは多いものの、症状は落ち着き、現在は穏やかに過ごしている。薬は妻が本人に手渡し、自身で開封して飲んでいる。

1か月前、咳が止まらないのでB医院に相談したところ、C病院を紹介され、非小細胞肺がん（扁平上皮がん）との診断を受けた。本人・妻と相談し、エルロチニブ[*9]（100mg）の治療を始め、ちょうど3週間が経過したところだった。

C病院の外来受診時 ▶
エルロチニブ治療開始から3週間が経過した外来でのMさんと妻の話を以下に示す。
①「ぶつぶつができちゃって、かゆくてね」「あと、ずっとここが痛かったよ」
→顔面にざ瘡様皮疹と皮膚乾燥、それに伴う掻痒感が出現していた。また、側腹部にざ瘡様皮疹ではない皮疹がみられた。同院皮膚科を受診したところ、帯状疱疹と診断された。
②「かぜ薬を出されて飲んでいます」（妻）
→Mさんは3日前に咽頭痛を訴え、B医院が休診だったのでDクリニックを受診し、咽頭炎と診断されたとのことだった。
③「タルセバ®が1錠足りなかったから、今日は飲んできていない」
→過剰投与の可能性もあるため、翌日、自宅にある残薬をすべて

★8
爪囲炎はEGFR阻害薬投与開始1～2か月の間に、約1/3の患者に出現し、疼痛を伴う[3]。特に母趾に多い。爪周囲の炎症から始まり、二次感染（黄色ブドウ球菌によるものが多い）を伴うことがある。しばしば血管拡張性肉芽腫を合併する。血管拡張性肉芽腫は、外傷などの刺激に反応して形成される紅色の過剰な肉芽組織であり、出血や滲出液をしばしば伴う。

★9：エルロチニブ
EGFRのチロシンキナーゼを選択的に阻害する抗がん薬。非小細胞肺がん、膵臓がんに適応となっている。有害反応として、発疹、下痢、皮膚乾燥、掻痒感などがある。

意識するポイント
①かかりつけの医療機関が数か所に及んでいる場合でも、かかりつけ薬局、訪問看護、ケアマネジャーは同一のことが多いため、積極的に連携をとる。

持参してもらったところ、3日前からクラリスロマイシンが新しく処方されていたことがわかった。また、ドネペジルもかなり余っている様子であり、薬剤管理が適切にできていない状況であることがうかがえた。

支援のポイント（表2-A-3-2）

1. 高齢認知症患者であることを考慮し、有害反応だけに とらわれず、幅広い視点でアセスメントやケアを行う

　本事例では、ざ瘡様皮疹と同時に出現した帯状疱疹の発見が遅れてしまった。看護師のこれまでの実践内容を振り返った上で、今後の支援につなげるポイントをあげる。

■1 これまでの実践（現状）

- エルロチニブの開始にあたり、パンフレットを用いて以下に示すような有害反応出現時の対応方法を説明した。

- 呼吸困難、風邪のような症状

　咳、発熱などがあったら、早急に主治医に電話しましょう。

- 発疹などの皮膚症状

　内服を開始してから約1〜2週間の間に顔や上半身に現れます。また皮膚の乾燥やかゆみが出ます。指導どおり対処しているけれども改善しない場合は、早急に主治医に電話しましょう。

- 下痢

　内服を開始してから約2週間の間に出現することがあります。様子を見ていると、脱水を引き起こしたり、腎不全などの重篤な合併症を引き起こす可能性もあるので、早急に主治医に電話しましょう。

- その他

　少しでも気になることがあれば、主治医もしくはがん相談支援センターにご相談ください。

■2 支援のポイント

- これまでは皮膚障害の出現とセルフケア方法のみを説明していたため、Mさんと妻は帯状疱疹も皮膚障害と思い込み、ステロイドを塗布していた。ざ瘡様皮疹であればかゆみはあっても痛みはないため、痛みがある場合は帯状疱疹出現の可能性も視野に入れ、「痛みが出現したら病院に電話をする」などの指導が必要であった。
- ざ瘡様皮疹は、ていねいな洗浄と保湿、ステロイドの外用★10が基本である。実際の方法を本人・妻と確認しながら、繰り返し指導する。

★10
ステロイド外用薬の使用量の目安はFTU（フィンガーチップユニット）を用いて示される。1FTUは大人の人差し指の一番先から第1関節に乗る量で、約0.5gに相当し、成人の手のひら2枚分程度の面積に塗布できる。ローションの場合は、1FTUは1円玉大程度。
成人の場合の部位ごとの使用量の目安は以下のとおり[4]。
・顔と首：2.5FTU
・体幹（前面）：7FTU
・体幹（背面）：7FTU
・両腕：8FTU
・両足：16FTU

外来でのセルフケア支援

A　認知症単独の場合　081

表2-A-3-2 | 治療に沿ったケアの流れ—EGFR阻害薬

	治療前	治療開始〜2週間	治療3週間以降	治療4週間以降
ざ瘡様皮疹 ※掻痒感を伴うことも多い	【観察】 □もともとの皮膚疾患 □もともとの皮膚の状態（乾燥、発赤、湿疹、擦過傷、その他の異常） □自覚症状（表現の仕方の特徴を知る）「痛いとき、落ち着いにくい」「痛くなる」「痛み」と繰り返し表現するなど ※家族からの聴取も効果的 【治療・ケア】 □皮膚科受診し、皮膚の状態を整えておく □事前に処方された保湿剤やステロイド剤の塗布指導	【観察】 □治療前より、皮膚状態の変化を観察 □日常生活（役割・仕事含）への影響 □外見の変化と掻痒感などの不快な症状による心理的負担 【治療・ケア】 □石鹸を泡立てて、やさしく洗浄、しっかりすすぐ □ナイロンタオルではなく、手や柔らかい綿タオルで洗浄する □入浴温度は40度以下が望ましい □洗顔や入浴後は、速やかに保湿剤を塗布 □掻痒感の部位は掻かずに冷やす □日焼け止めは、SPF30以上、PA＋＋以上を目安にし、「ノンケミカル」「紫外線吸収剤不使用」のものが望ましい □髭剃りや毛剃りは洗浄機能付きの電気カミソリが望ましい。剃った後は保湿剤を塗布 □綿素材の衣類や靴下の着用。ゆったりめのサイズがよい（通気性の良いものがよい） □外出時は帽子や長袖を着用し、日焼けを避ける □マスクなどを着用する際は、綿ガーゼなどを挟むと、皮膚への刺激が低下する □アルコールやカフェイン類、香辛料は掻痒感を助長するため控えめに □症状にはピークがあるので、忍耐強く皮膚の清潔と軟膏塗布などのセルフケアの継続指導を行い、励ます □掻痒感だけでなく、ぴりぴりした感じなど違う症状が出現した場合は、連絡するように指導する □必要時、皮膚科受診 2〜3週がピーク		
皮膚乾燥・角化・亀裂 ※乾燥は掻痒感を伴うこともある多い	同上	同上	3週目以降に起こりやすい	7週目以降に起こりやすい[a]
爪囲炎		【観察】 □爪周囲の疼痛、発赤、腫脹、熱感 ※好発部位：母趾 □上記症状による日常生活（役割・仕事含）への影響	4〜8週目以降に起こりやすい[b,c]	【観察】 □爪周囲の疼痛、発赤、腫脹、熱感 ※好発部位：母趾

【治療・ケア】
□ハイヒールやきつい靴は避ける
□ゆったりめの靴下
□手足に負担のかかる仕事や家事、スポーツなどの活動には気をつける

【治療・ケア】
□上記症状出現による日常生活（役割・仕事含）への影響
【治療・ケア】
□手足に負担のかかる仕事や家事、スポーツなどの活動は最小限にする
□二次感染の予防（清潔、適切な処置）
□必要時、皮膚科受診

間質性肺炎・肺臓炎

【観察】
□もともとの肺疾患

　4週間以内に起こることが多い。発症した際には生命に影響する

【観察】
□38度以上の発熱
□呼吸困難
□動悸や息苦しさ
□咳が続く
【治療・ケア】
□上記が出現　→病院に連絡

下痢

【観察】
□もともとの排便習慣

【観察】
□下痢時（いつから、回数、量、性状）
【治療・ケア】
□下痢が1～2日続き、水分が十分にとれない　→病院に連絡
□医師から処方された下痢止めは、しっかり服用する（食中毒や感染性胃腸炎といった感染性の下痢ではないため、下痢止めはしっかり服用する）ことを指導
□脱水状態にならないように水分摂取
□牛乳や乳製品、アルコール、香辛料は控える

消化管潰瘍・出血

【観察】
□もともとの消化器疾患
□痔核などの有無

【観察】
□吐血や下血
【治療・ケア】
□上記が出現したら、病院に連絡

---

a　Curry, J.L. et al.: Dermatologic toxicities to targeted cancer therapy: shared clinical and histological adverse skin reactions, Int J Dermatol, 53 (3): 376-384, 2014.
b　Osio, A. et al.: Cutaneous side-effects in patients on long-term treatment with epidermal growth factor receptor inhibitors, Br J Dermatol, 161 (3): 515-521, 2009.
c　Lacouture, M.E. et al.: Clinical practice guidelines for the prevention and treatment of EGFR inhibitor-associated dermatologic toxicities, Support Care Cance, 19 (8): 1079-1095, 2011.

A　認知症単独の場合

- ステロイド外用薬は有害反応に注意が必要である。皮疹出現中も漫然と外用を続けるという視点ではなく、皮疹が改善したら皮膚科医と相談しながらステロイドのランクダウンも考えることが重要である。

2. 訪問看護や地域の調剤薬局と連携し、協働して治療とケアの継続をはかる

　本事例では、患者に薬剤が過剰に投与されていたり、患者が薬剤を適切に管理できていないことが疑われた。これまでの実践内容を振り返った上で、今後の支援につなげるポイントをあげる。

1 これまでの実践(現状)

- 処方されている3剤(エルロチニブ、ドネペジル、アムロジピン)の剤型はすべて、白色、丸型で、パッケージの大きさもほぼ同様であり、類似点が多いため、高齢の妻が間違いやすい状況が推測される。
- エルロチニブの開始にあたり、以下のような薬剤指導が導入されていた。

> - グレープフルーツジュースはエルロチニブの作用を強くし、有害反応が増大する可能性があるため、控える。
> - 他に処方されている薬や市販薬、サプリメントとの飲み合わせに注意する。
> - 飲み忘れた場合、当日の空腹時に速やかに服用する。
> - 間違って飲み過ぎた場合は、主治医に連絡する。
> - 抗がん薬のため、子どもの手の届かないところに保管する。

- 主たる介護者である妻は、説明時の印象ではしっかりしている様子だったため、口頭での確認にとどまり、全薬剤の残数の確認やおくすり手帳の確認(つくっていなかったことが判明した)、実際の内服方法などの情報収集に至っていなかった。そのため、エルロチニブ服用中に生じた咽頭痛に対してクラリスロマイシンを内服していたことの報告が遅れた。
- エルロチニブは肝チトクローム P450(主に CYP3A4、CYP1A2)によって代謝されるため、CYP3A4 阻害剤であるクラリスロマイシンと併用すると、エルロチニブの代謝が阻害され、血漿中濃度が増加する可能性がある。したがって、エルロチニブ服用中のクラリスロマイシンの併用は注意が必要であった。
- 地域の医療福祉介護関係者と連携をとることで回避できたが、連携がはかれていなかった。

2 支援のポイント

- 朝食時間は毎日7時と固定されていたため、すべての薬の内服時間を10時に統一した。

- 地域の医療福祉介護関係者と合同で相談した結果、週3日ヘルパー、週1日介護支援専門員（ケアマネジャー）、週1日訪問看護、隔週1日調剤薬局薬剤師の訪問、および週1日Ｃ病院がん相談支援センターより電話訪問とし、全身状態モニタリング、生活支援、薬剤管理など、支援体制を強化した。

- クラリスロマイシンとエルロチニブとの併用については、すでに4日間が経過しており、咽頭痛が軽快していたため、残薬は飲まずに中止とした。その旨をＣ病院からＤクリニックへ情報提供した。

- Ｃ病院がん相談支援センターからＢ医院、Ｄクリニックに、処方情報と現在の状態を伝え、共有した。そして、今後の処方内容の変更時や状態変化時の連絡窓口を確認した。

- 今後、症状が変化し受診を希望する場合は、Ｃ病院で対応することをＭさんと妻に説明し、上記関係医療機関、福祉介護関係者で共有した。

- それでもなお複数の医療機関に通院する可能性を考慮し、おくすり手帳の運用開始と、調剤薬局を1か所にすることを調整した。

［矢野和美］

引用文献

1）Jacot, W. et al. : Acneiform eruption induced by epidermal growth factor receptor inhibitors in patients with solid tumours, Br J Dermatol, 151（1）: 238–241, 2004.
2）Li, T., Perez-Soler, R. : Skin toxicities associated with epidermal growth factor receptor inhibitors, Target Oncol, 4（2）: 107–119, 2009.
3）前田七瀬ほか：エルロチニブ（タルセバ（R））による皮膚障害, 日本皮膚科学会雑誌, 120（10）：2039–2049, 2010.
4）Drake, L.A. et al. : Guidelines of care for the use of topical glucocorticosteroids. American Academy of Dermatology, J Am Acad Dermatol, 35（4）: 615–619, 1996.

参考文献

1）小川朝生：あなたの患者さん，認知症かもしれません―急性期・一般病院におけるアセスメントからBPSD・せん妄の予防，意思決定・退院支援まで, 医学書院, 2017.
2）今井幸充ほか 編：認知症の看護ケア，精神科ナースのアセスメント＆プランニングbooks, 中央法規出版, 2018.
3）渚 幸恵, 飯野京子：高齢患者の経口抗がん薬の服薬アドヒアランス―確実・安全な投与管理の特徴とケア, がん看護, 21（2）：190–195, 2016.
4）国立がん研究センター内科レジデント：がん診療レジデントマニュアル 第7版, 医学書院, 2016.
5）有害事象共通用語規準 v5.0 日本語訳 JCOG版（CTCAE v5.0-JCOG）.
http://www.jcog.jp/doctor/tool/ctcaev5.html
6）中外製薬：製品情報 タルセバ錠プロダクトシート.
https://chugai-pharm.jp/hc/ss/pr/drug/tar_fil0100/ps/index.html
7）中外製薬：適正使用ガイド タルセバ錠, 中外製薬, 2018年11月改訂.

A 認知症単独の場合　　085

認知症にせん妄が合併した場合のケア

ケアのポイント

1. せん妄の予防とともに早期発見、早期対応に努める

- せん妄[★1]と認知症の違いを意識する。
- 身体的な要因（薬剤、感染、脱水）がないか、アセスメントを行う。

2. 包括的な視点でのアセスメントを行う[★2]

- 入院前・治療前から手段的 ADL（IADL）の継続的な評価を行う。
- いっしょに生活する家族や在宅生活を支援する医療スタッフから情報を収集する。
- 家族のセルフケア能力や介護力を評価する。

3. 尊厳を保つためのケア[★3]

- 高齢者の自律・自立の概念や価値観を理解する。
- 身体拘束を行わないためのケアの工夫を行う。

> Sさん、89歳、男性。妻・長男夫婦と同居している。元・国鉄職員。
> 他院にて前立腺肥大症で通院中に膀胱がんを疑う所見があり、経尿道的膀胱腫瘍切除術（TUR-Bt）目的にて全身麻酔で当院に入院した。
> 股関節炎、左耳聴覚障害あり。トイレは杖歩行で可能。週3回デイサービスによる入浴あり。要介護3で更衣も介助が必要。認知機能の低下あり。
>
> -
>
> **手術前** ▶前医で脳梗塞と肺炎の治療時に、点滴や心電図モニタを触ったり、立ち上がったりしたため身体拘束を2回受けており、長男は「本人がとてもつらかった」と話していた。術当日は長男が付き添うことになった。Sさんは手術を受けることについて、「手術してもらったほうがもう少し長く生きられると思うんだ」と話している。

[★1]
せん妄は、入院中に急激に発症し、注意力の低下や精神運動興奮、睡眠覚醒サイクルなどの乱れなどが生じる。

[★2]
認知症の場合、長期的なケアの延長上に緩和ケアがある。患者・家族を全人的・生活的な視点でとらえることが求められる。

[★3]
患者・家族を1つの個体としてとらえ、全人的・生活的な視点をもち、患者・家族が生きてきたこれまでの人生を考慮しながら、患者の尊厳を尊重したケアを行う必要がある。

手術当日 ▶ リカバリー室でSさんは、尿道留置カテーテルの違和感から起き上がり、動作が激しくなったため、看護師が制止すると、その手を振り払うなどのしぐさがみられた。「トイレに行きたい」と言うので、手術をしたこと、尿管が留置されていることを繰り返し説明するが、表情は険しく、「トイレに行く」と繰り返す。両足をベッドから降ろそうとするため、看護師が足を押さえると、怒りはさらに助長した。

覚醒後の尿道痛に対してアセトアミノフェン1,000mgを静脈注射するが、効果は乏しかった。クロルプロマジン5mg＋生理食塩水50mLを静注し、ジクロフェナクナトリウム座薬25mgを挿入した。30分後、体動は落ち着くが、易刺激で起き上がろうとしたり、看護師をにらんだりした。血圧計や酸素飽和度計、間歇的空気圧迫装置を気にして取ろうとするため、一時的に除去した。時間の経過とともに落ち着き、1時間後に入眠し始めた。

術後1日目 ▶ Sさんは「よく眠れました。朝も泌尿器の先生から手術の説明がありました。○日には退院だと言われています。バルンが入っていて違和感があります。しびれるような感じがありますね」と落ち着いて答えた。クロルプロマジンの使用で夜は眠れており、せん妄症状も出現していない。

術後2日目 ▶ 看護師はSさんと相談し、クロルプロマジン12.5mg錠を20時に内服することに変更した。21時30分頃に訪室すると、Sさんは目を開けていた。「眠れないなー、もう1回飲んだほうがいいかな」と言うので、追加のクロルプロマジン錠を持参して再度訪室すると、「やっぱり飲まない。眠れそう」とのことだったので、追加内服はしなかった。夜間不穏行動はなく、尿道留置カテーテルを気にする様子もみられなかった。

術後3日目 ▶ 尿道留置カテーテルを抜去し、自尿があった。18時頃、離床センサーが何度か鳴ったため訪室した。「家に帰るよ」と言うため、エレベーターホールまで付き添い歩行を行った。その後、「退院は明後日？　それは違うよ。明日だよ」と自ら話し、自室に誘導すると応じた。トイレ誘導をすると「ありがとう」と言い、21時頃にクロルプロマジンを内服後、程なくして入眠した。夜間2回トイレに起きるが、せん妄症状はなかった。

術後4日目 ▶ 地域の介護支援専門員（ケアマネジャー）に看護サマリーを準備した。Sさんに転倒・転落、ルート類の抜去などのインシデントはなく、自宅退院となった。

表｜治療に沿ったケアの流れ

	術前	術後	合併症	退院
身体症状		膀胱穿孔 循環血液量減少 出血	出血 感染症 排尿困難	
せん妄 リスク		術直後〜3病日		

	Step 1 せん妄 ハイリスク対応	Step 2　せん妄対応	
ケアの ポイント	**ケアのゴール** □せん妄の予防、早期発見、早期対応につなげる □患者・家族が安心して過ごせる	**せん妄の見直し** □回復が期待できる可能性が高い	**ケアのゴール** □患者が安全に、苦痛なく過ごせ、生活のリズムがとれる □自宅に退院できる
	せん妄の早期発見 ──→ **Step 1-1 症状の観察** □注意力の欠如 □急性発症もしくは症状の変動 □意識レベルの変容 □思考の解体	**せん妄の早期発見** **Step 2-1 症状の観察** □注意力の欠如 □急性発症もしくは症状の変動 □意識レベルの変容 □思考の解体	
	せん妄の予防 ──────→ □疼痛コントロール □脱水予防 □離床を促す □ベンゾジアゼピン系薬剤の使用を控える	**せん妄の原因のアセスメント** **Step 2-2 患者の苦痛、せん妄の要因となる原因をアセスメントし、除去** □術後侵襲　□感染　□出血　□循環血液量減少　□疼痛 □睡眠への影響 **Step 2-3 薬** □せん妄の原因となるベンゾジアゼピン系薬剤の使用を避ける □抗精神病薬の使用の検討	
	安心できる環境づくり → □患者・家族に紙を用いて説明 □手術や検査について紙を用いてオリエンテーション □患者から見えるところにカレンダーや時計の設置	**安心できる環境づくり** **Step 2-4 心** □患者・家族にせん妄の経験や思いを確認し、紙を用いて原因・対応の説明 □患者から見えるところにカレンダーや時計の設置 □患者がわかりやすいようにスケジュールなどを紙で説明 □家族の付き添い、定期的な面会	
	安心できる環境づくり → □安全な環境づくり □身体拘束を避ける □転倒・転落予防 □部屋移動を避ける	**安心できる環境づくり** **Step 2-5 環境** □ベッドやオーバーテーブル、柵の位置など、転倒・転落予防のための環境づくり □ルート類・尿道留置カテーテルの自己抜去予防、見えないように工夫・整理 □身体拘束を避ける □転倒・転落予防、部屋移動を避ける □いつも使用している杖を用いて歩行	

支援のポイント

1. 苦痛緩和に努め、予測される事態に落ち着いた対応を行う

- 手術や尿道留置カテーテルの挿入という侵襲に対して起こる怒りや不穏は当然のものである。まずは落ち着き、苦痛の緩和に努める。
- 手術当日のSさんの行動は認知症の悪化ではなく、せん妄の発症である。せん妄を重症化させないケアが重要となる。

2. 包括的なアセスメントを行い、チームで対応する

- 「身体抑制が嫌だった」という本人の苦痛を優先して考え、身体抑制以外に方法はないかをチームで考える。術直後は苦痛の緩和を最優先にすること、気になるチューブや計測器などの一時的な除去、クロルプロマジンの使用、本人・家族の同意を得た上での離床センサーの設置、という方法で身体抑制を回避する。
- 一つひとつの行動を禁止するのではなく、本人の意思を尊重し、選択を求める、という姿勢でかかわる。
- もともとのIADL、家族関係、社会的リソースを知り、元の療養先に戻れるよう準備する。

［關本翌子］

B/2

認知症にせん妄が合併した場合

周術期の術後せん妄：
過活動型

1 / 疼痛管理

　術後疼痛は、せん妄や不穏の誘発因子となる。不十分な疼痛管理は、交感神経の興奮を招き、カテコラミン分泌を亢進させる。これが、さらなる生体侵襲となる一方、発痛物質の生成から疼痛の増強につながる。

ケアのポイント

1. 痛みの程度の評価

- 痛みの評価の中で重要なことは、病院内で統一した方法を決めて、できるだけそれを用いること、それぞれの患者が理解できて使用しやすい方法を選択することである。

- 主観的な疼痛評価スケールの数値的尺度として、Numeric Rating Scale（NRS[1]）や Visual Analog Scale（VAS[2]）がある（図2-B-2-1-1）。NRS は VAS よりも理解が容易であり、道具も必要ないため、術後における疼痛評価スケールとして頻用されている。

- 人工呼吸器管理中などのため主観的評価の表現が十分でない場合は、Behavioral Pain Scale（BPS[3]：図2-B-2-1-1）または Critical-Care Pain Observation Tool（CPOT-J[4]）を使用する。

2. 最近の周術期管理の考え方と術後鎮痛

- 実際は、患者の状態や予測される痛みの強さなどを総合的に判断して、疼痛管理が実施される。近年は「術後回復力強化プログラム（Enhanced Recovery After Surgery：ERAS®[5]）」という包括的な周術期管理法の考え方が広がってきている。

★1：NRS
痛みを0から10の11段階に分け、痛みがまったくないを0、考えられる中で最悪の痛みを10として、痛みの点数を問う。

★2：VAS
100mmの線の左端を「痛みなし」、右端を「最悪の痛み」とし、患者の痛みの程度を表すところに印を付けてもらう。

★3：BPS
人工呼吸器装着中でコミュニケーションが困難なため痛みを自己申告できない際に使用される。「表情」「上肢」「人工呼吸器との同調性」の3項目をスコア化し、評価する。

★4：CPOT-J
「表情」「身体の動き」「人工呼吸器との同調性または挿管していない患者では発声」「筋緊張」の4項目をスコア化し、評価する。挿管・非挿管どちらの患者にも対応できる。

★5：ERAS®
エビデンスに基づいたプロトコールに様々な職種がかかわり周術期管理を行うことで、手術を受けた患者が術後早期に回復することを目的としたもの。

NRS（Numeric Rating Scale）

```
0  1  2  3  4  5  6  7  8  9  10
```

VAS（Visual Analog Scale）

```
|----------------------------------|
```

まったく
痛みがない

これ以上の強い痛み
は考えられない、
または最悪の痛み

BPS（Behavioral Pain Scale）

項目	説明	スコア
表情	穏やかな	1
	一部硬い（例：眉が下がっている）	2
	まったく硬い（例：まぶたを閉じている）	3
	しかめ面	4
上肢	まったく動かない	1
	一部曲げている	2
	腕を曲げて完全に曲げている	3
	ずっと引っ込めている	4
人工呼吸器との同調性	同調している	1
	時に咳嗽	2
	人工呼吸器とファイティング	3
	人工呼吸器との調節がきかない	4

図2-B-2-1-1｜痛みの強さの評価法

　Uさん、75歳、男性。膵頭部がんと診断され、膵頭十二指腸切除術を実施した。術前オリエンテーションとして、術後の創部を保護しながら咳や深呼吸を行う方法や、疼痛が生じにくい起き上がり方法について説明し、練習を行った。

経過▶ 術後翌日の創部痛の程度はNRS 5だった。離床を行い、起き上がる際に創部痛が増強し、NRS 8となった。Uさんから「もうやめてくれ」「こんなに痛い思いをするなら動きたくない」と言われてしまった。

　術後2日目、まだ創部痛の訴えが強く、離床に対して強い拒否があった。創部痛のため夜間に熟眠できず、日中うとうとしたり、歩行にふらつきがみられるようになった。

　術後5日目、易怒性が高くなった。夜間になると「朝でしょ？　起こしてくれ」「今9月でしょ？（実際は4月）」など、見当識障害が出現した。

支援のポイント

　支援にあたっては、術後疼痛の種類や機序を理解しておく必要がある。痛みの神経学的分類を**表2-B-2-1-1**に示す。

1. 疼痛の部位を特定し、観察する

　患者が「手術による痛み」と表現した場合でも、創部やドレーン留置部の痛みを指す場合もあるし、同一体位による背部のコリを指す場合もある。可能であれば、患者に痛みを感じる部位に手を当ててもらうなどの工夫をする。

B　認知症にせん妄が合併した場合　**091**

表2-B-2-1-1 │ 痛みの神経学的分類

分類	侵害受容性疼痛		神経障害性疼痛
	体性痛	内臓痛	
障害部位	●皮膚、骨、関節、筋肉、結合組織などの体性組織	●食道、胃、小腸、大腸などの管腔臓器 ●肝臓、腎臓などの被膜をもつ固形臓器	●末梢神経、脊髄神経、視床、大脳などの痛みの伝達路
痛みを起こす刺激	●切る、刺す、叩くなどの機械的刺激 [例] ・骨転移局所の痛み ・術後早期の創部痛 ・筋膜や筋骨格の炎症に伴う筋攣縮	●管腔臓器の内圧上昇 ●臓器被膜の急激な伸展 ●臓器局所および周囲組織の炎症 [例] ・消化管閉塞に伴う腹痛 ・肝臓腫瘍内出血に伴う上腹部・側腹部痛 ・膵臓がんに伴う上腹部・背部痛	●神経の圧迫、断裂 [例] ・がんの腕神経叢浸潤に伴う上肢のしびれ感を伴う痛み ・脊椎転移の硬膜外浸潤、脊髄圧迫症候群に伴う背部痛 ・化学療法後の手・足の痛み
痛みの特徴	●局在が明瞭な持続痛が体動に伴って増悪する	●深く絞られるような、押されるような痛み ●局在が不明瞭	●障害神経支配領域のしびれ感を伴う痛み ●電気が走るような痛み
治療における特徴	●突出痛に対するレスキューの使用が重要	●オピオイドが効きやすい	●難治性で鎮痛補助薬が必要になることが多い

（日本緩和医療学会緩和医療ガイドライン作成委員会 編：がん疼痛の薬物療法に関するガイドライン2014年版, p.18, 金原出版, 2014より改変）

2. 効果的な鎮痛薬の使用

　Uさんは術創部の痛みを訴えている。これは皮膚や骨、関節、筋肉、結合組織といった体性組織への、切る、刺すなどの機械的刺激が原因で発生する侵害受容性疼痛であり、かつ、リハビリの際や体動時に増悪するため体性痛であると考えられる。非オピオイドやオピオイドといった鎮痛薬が有効であるが、体動時の痛みの増強に対してはレスキューの使用が重要である。

▪疼痛のタイプやバイタルサインにより、使用する鎮痛薬の種類や量を検討する。がんの手術後は、手術による侵害受容性疼痛とがん疼痛が複合的に存在している場合がある。

▪疼痛の程度や出現状況に応じて、鎮痛薬の投与間隔を把握しながら効果的に使用する。

▪就寝前や離床前など、休息あるいは身体負荷がかかりやすい場面の前に予防的に鎮痛薬を使うことも考慮する。

3. 鎮痛薬の使用に加えて、非薬理学的介入の組み合わせも検討する

　NRSが4以上の中等度以上の疼痛では、まず鎮痛薬の使用を優先し、痛みが軽減した後に非薬理学的介入を組み合わせる。

1 姿勢保持・体位の援助
- 腹圧などにより創痛は増強するため、膝の屈曲や上半身の挙上、セミファウラー位（下肢も少し挙上する）や安楽枕の使用など、疼痛が和らぐ体位を工夫する。
- 咳嗽などで腹圧がかかる場合は、創部を押さえながらかがむように説明する。
- 起き上がりの際は、上半身を45度程度ベッドアップしたり、側臥位からの起き上がりをするように説明する。

2 罨法
- 熱感や表在性の痛みが局所にある場合は、冷罨法で痛みを和らげる効果が期待できることもある。
- 腹部を保温すると筋緊張が緩和し、腹部膨満感が和らぐ場合がある。

3 外部環境の安定性の維持
- 昼夜のリズムをつける。Uさんは、コントロール不良の疼痛・持続した疼痛、昼夜逆転から夜間の不眠を招き、せん妄を発症している。疼痛コントロールを行うとともに、日中はできるだけ離床を進め、声かけを多くする。また、散歩の時間を増やすなどして、刺激を与えるようにする。
- 見当識障害に対しては、安易に否定せず、「今は○日ですね？」「手術して○日経ちましたね」など、現状についての質問や声かけなどの会話を心がける。

4 精神的ケア
- 患者にとって疼痛による苦痛は大きいため、痛みに伴いつらい気持ちであることに対して受容的態度で接する。
- 疼痛コントロールは早期離床へつながり、創部の治癒が促進されて、さらに疼痛が緩和されるという好循環が起こり得ることを伝える。

［菅野喜久子］

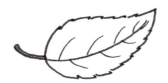

2 / 感染

　術後せん妄は、手術後に発症する一過性の意識障害である。発症は、準備因子である患者個人の背景、誘発因子である術後疼痛等、直接因子である手術の侵襲、術後感染等の複数の因子からなる。

　ここでは、術後せん妄を術後感染の視点から、リスク評価、予防ケア、せん妄初期対応について述べる。

術後感染とは

　術後感染とは、手術後に発生する感染で、通常は術後 30 日以内（インプラントのある場合は 1 年以内）に発症したものをいう。術後感染好発時期を図 2-B-2-1-2 に示す。術後感染の危険因子としては、手術創の汚染度、患者の全身状態、手術時間があげられる。

- 手術部位感染（Surgical Site Infection；SSI）：手術操作を加えた部位に発生した体腔内臓器の感染症、縫合不全、腹腔内膿瘍等
- 術野外感染（Remote Infection；RI）：手術部位から離れた部位に発症したもの。呼吸器・胆道系・尿管・カテーテル感染症等

術後感染に伴う術後せん妄のケア

　術後感染症が発症すると、発熱、脱水、疼痛等の身体的苦痛が出現し、術後せん妄の直接原因となる。術前・術中・術後の感染のリスク評価と予防的ケアが術後せん妄予防の一助となる。

1. 手術前より術後感染を予防する

- 患者と協働して行う術後感染の予防的ケア（禁煙や血糖コントロール等）が術後せん妄予防となることを共有し、支援する。手術前より感染のリスク評価と予防的ケア（表 2-B-2-1-2）を実施する。[★6]

2. 手術中・手術後の術後感染リスクを減少させる

- 手術中は術野全体の無菌操作を維持する（表 2-B-2-1-3）。
- 手術後は、創傷管理、カテーテル・ドレーン管理は標準予防策を実施し、感染経路を遮断する（表 2-B-2-1-4）。
- 肺合併症予防や腸蠕動運動促進のため、十分な術後疼痛管理のもと早期離床をはかる。
- 術後感染予防ケア（表 2-B-2-1-4）を行いながら、バイタルサイン、感染徴候の観察（表 2-B-2-1-5）を行う。

★6
DELTA プログラム「STEP 1 せん妄のリスク」に「術後感染リスク評価項目」を加えて考える。
DELTA プログラムについては、p.55 図 1-6-1 を参照。

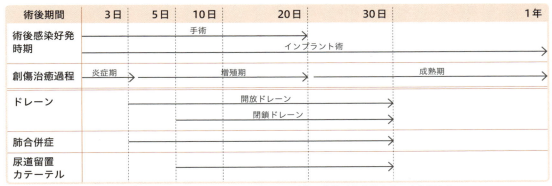

ポイント：術後3〜5日以降が術後感染症の好発時期であるため、同時期に術後せん妄発症リスクも高まる。

図 2-B-2-1-2 | 術後感染好発時期の経過

表 2-B-2-1-2 | 術前に行う感染のリスク評価と予防的ケア

項目	リスク評価	予防的ケア
年齢	●高齢者は慢性疾患を合併していることが多く、また慢性疾患の治療で多種類の薬物が投与されている	●病歴や内服薬の把握、画像データや検査結果等より術後感染リスクについて検討
栄養	●低栄養状態があると創傷治癒が障害される ・BMI：体重（kg）÷身長（m）^{2}　標準値22 ・血清アルブミン値（g/dL） 　栄養不良軽度：2.8〜3.5 　中程度：2.1〜2.7 　高度：2.1未満 ●術前6か月以内で健康時体重から10%以上の体重減少	●中程度の栄養障害から栄養管理の強化をはかる
血糖値	●HbA1cの異常や術後48時間以内の血糖値が200mg/dL以上で感染が発生しやすい	●手術前からの血糖コントロール ●血糖値目標200mg/dL以下
喫煙歴	●ニコチンは血管を収縮させて組織への酸素の供給を減少させるため、創傷治癒が障害される	●手術前30日間の禁煙教育
皮膚の状態	●術前の除毛は微細な切創ができ、そこに細菌が繁殖する	●手術前日に石鹸を使用してシャワー浴か入浴 ●除毛が必要な場合は、手術直前に手術用クリッパーを使用し、皮膚に微細な切創をつくらない

表 2-B-2-1-3 | 術中に行う感染のリスク評価と予防的ケア

項目	リスク評価	予防的ケア
手術室の環境管理	●空中落下菌や医療者の常在菌、不潔な器具	●手術室の環境整備 ●手術入室時の個人防護具（帽子、マスク） ●手指消毒、ガウンテクニック ●手術器具の消毒、滅菌
無菌操作	●無菌操作の破綻は手術部位感染の要因となる	●術野全体の無菌状態の維持 ●消化管操作等の常在菌が付着した不潔な器具の区別
低体温	●術野の露出、洗浄、麻酔による熱の生産性の低下による低体温 ●血管収縮、創への酸素供給の減少	●手術室の室温調整 ●手術体位に適した保温の促進 ●術中体温管理

表 2-B-2-1-4 | 術後に行う感染のリスク評価と予防的ケア

項目	リスク評価	予防的ケア
創傷治癒過程	●炎症期(手術直後〜4日):通常24〜48時間で上皮形成が起こる ●増殖期(術後4〜21日頃):創内に肉芽組織が新生され抜糸が可能な状態となる ●成熟期(術後21日目頃〜):瘢痕組織が形成される ●創部感染症:細菌毒素による組織の壊死、血管への血栓形成による血流障害、上皮細胞の遊走阻止	●創傷処置時に標準予防策の実施 ●滅菌されたドレッシング材による湿潤環境 ●創周囲の皮膚の清潔保持 ●抗菌薬の予防投与
術後ドレーン	●逆行性感染、ドレッシング材交換時の感染 ●留置期間:開放式3日、閉鎖式5日以降、細菌の定着率増加	●ドレーン処置時の標準予防策の実施 ●ドレーンからの排液の性状、量、臭気の観察 ●ドレーンの屈曲、逸脱予防 ●早期抜去
肺合併症	●術後72時間以降に発症 ●気管内挿管は気道粘膜の損傷、気道内分泌物の付着等 ●人工呼吸器の回路内の細菌増殖 ●無気肺を起こした部位での細菌の繁殖 ●誤嚥性肺炎:麻酔からの覚醒状態や反回神経麻痺 ●食事開始時期における消化管の蠕動運動状態	●人工呼吸器、気管内挿管からの早期離脱 ●挿管チューブの定期的な交換、カフ圧管理 ●気管内吸引時の標準予防策の実施 ●口腔ケア ●ファウラー位等、体位の工夫、肺理学療法 ●早期離床による消化管運動の蠕動運動の促進
血管内留置カテーテル関連血流感染	●血管内留置カテーテル関連血流感染の多くが中心静脈カテーテル	●中心静脈挿入時のマキシマルバリアプリコーション ●血管内留置カテーテル関連血流感染防止策の実施 ●早期抜去の検討
尿路感染症	●尿道留置カテーテル挿入後5日目以降に発症 ●尿道留置カテーテル挿入時の感染 ●尿道留置カテーテルのバイオフィルムの形成、接続部からの感染	●カテーテル関連尿路感染防止策の実施 ●早期抜去の検討

3. 定期的なモニタリング、早期発見

- 術後感染が発生しやすい術後3〜5日以降は、術後せん妄症リスクも高くなる(図2-B-2-1-2)。
- 術後感染の予防ケア、感染徴候の観察と並行して、DELTAプログラム「STEP 2 せん妄症状のチェック」を行う。
- 手術当日、術後3日、5日、その後1週間ごとに実施し、定期的にモニタリングを行う。感染徴候がみられた場合は、術後せん妄発症を予測したケアを提供する。

表 2-B-2-1-5 | 感染徴候の観察ポイント

●創部、カテーテル・ドレーン刺入部の発赤、疼痛、腫脹、熱感
●発熱、頻脈
●呼吸音、痰の性状、SpO2
●創部の滲出液の性状
●ドレーン排液の性状、量、色、臭気
●白血球、CRPの上昇
●胸部X線、CT等、画像データ

術後感染に伴うせん妄発症時の初期対応

DELTAプログラム「STEP 2」の該当項目がある場合は、せん妄発症と考え、「STEP 3 せん妄対応」を行う。

DELTAプログラム「STEP 3 せん妄対応」で、術後感染に関連した

表2-B-2-1-6｜DELTAプログラム「STEP 3 せん妄対応」で術後感染に関連した項目

	項目	検討事項	具体的な対応
身体	炎症	●感染徴候の検索と対応	●採血データ、胸部単純X線画像評価 ●細菌培養（血液、創部、痰、尿）を実施し、起因菌の特定を行い、適した抗生物質の投与 ●洗浄を行い、起因菌の数の減少 ●免疫機能の増進：栄養状態の改善、心理的サポート
	低酸素	●低酸素の評価と酸素投与の検討	
	電解質異常	●採血データの確認、補正	
	脱水	●脱水補正	

項目を**表2-B-2-1-6**に示す。

＊

　術後感染に伴う術後せん妄は、術前からの術後感染リスク評価と予防的ケアを実施することが重要である。手術を受ける患者には、外来、入院病棟、手術室、術後回復室、集中治療室と、それぞれ所属の違う看護師がケアを行うため、各部署の看護師が、継続的に連携することにより、術後感染に伴う術後せん妄を予防する。

［手渡和子］

参考文献

1）日本緩和医療学会緩和医療ガイドライン作成委員会 編：がん疼痛の薬物療法に関するガイドライン，金原出版，2014.
2）一瀬邦弘ほか：せん妄―すぐに見つけて！ すぐに対応！，ナーシング・フォーカス・シリーズ，照林社，2002.
3）雄西智恵美，秋元典子 編：周術期看護論（成人看護学），第3版，p.186-227，ヌーヴェルヒロカワ，2014.
4）鎌倉やよい，深田順子：周手術期の臨床判断を磨く―手術侵襲と生体反応から導く看護，p.70-130，医学書院，2008.
5）矢永勝彦，高橋則子 編：臨床外科看護総論（系統看護学講座 別巻），第11版，p.329-342，医学書院，2017.
6）日本集中治療医学会 J-PAD ガイドライン検討委員会 編：実践 鎮痛・鎮静・せん妄管理ガイドブック―日本版・集中治療室における成人重症患者に対する痛み，p.74-115，総合医学社，2016.
7）Centers for Disease Control and Prevention：手術部位感染予防のためのガイドライン，2017.
8）Centers for Disease Control and Prevention：血管内留置カテーテル関連血流感染予防のためのガイドライン，2011.
9）Centers for Disease Control and Prevention：カテーテル関連尿路感染予防のためのガイドライン，2009.
10）日本化学療法学会 / 日本外科感染症学会：術後感染予防抗菌薬適正使用のための実践ガイドライン，2016.

周術期の術後せん妄：
低活動型

ケアのポイント

1. せん妄には、興奮が強くなる過活動型せん妄以外に、覚醒レベルが低下する低活動型せん妄が存在することを知っておく[★1]

▪ 低活動型せん妄は、術後の急性期を脱して、全身状態がやや安定した時期に現れやすい。日中に傾眠傾向となりやすく、見当識障害がある、離床が進まない、昼夜のリズムがつかないなどの問題が存在する。看護師は、低活動型せん妄があることを理解した上で対応する。

★1：せん妄の種類
せん妄には、過活動型、低活動型、それらを併せ持つ混合型が存在する。看護師は、手のかかる過活動型せん妄は意識しやすいが、傾眠傾向になる低活動型せん妄はせん妄だと把握できず、見逃しやすい傾向がある。

2. 低活動型せん妄とうつ病を見極める

▪ 低活動型せん妄とうつ病には、活気がなくベッドにいることが多い、食事が進まない、抑うつ気分が存在する、などの共通の症状が存在するため、判断が難しい。しかし、低活動型せん妄の発症は急性であり、比較的ゆっくりと進行するうつ病とは異なる。また、覚醒レベルが低く反応が鈍い、幻覚や錯覚が存在するなど、低活動型せん妄特有の症状が存在する。

▪ 安易な診断で抗うつ薬の内服を開始すると、せん妄をさらに助長する危険性がある。まずは看護チームや多職種で、ていねいに症状をアセスメントすることが重要である。

3. 夜間睡眠レベルをアセスメントし、睡眠を確保する対応をする

▪ 夜間眠っているように見えても、睡眠が浅く、頻回に起き上がっていたり、ぼーっとベッド周囲のものを触っていたり、トイレに何度も行ったりするなどの行動がみられることがある。まずはその状況を看護記録に記載し、看護チームで共有することが重要である。

▪ 夜間の不眠に関しては、静かで落ち着ける環境を提供する。また、ベンゾジアゼピン系の薬剤は使用せず、抗精神病薬で調整し、睡眠

の質を高めるケアが必要である。

4. 日中の覚醒を促す対策を多職種で検討する

▪ 日中の覚醒を促すために、離床を積極的に進めていく。全身清拭やシャワー浴などの清潔ケアや、リハビリテーション・散歩などの運動を強化する。また、医療者や家族とのコミュニケーション、テレビ・音楽鑑賞、趣味の実施なども生活リズムを付けていく上で重要である。

> Nさん、82歳、女性。認知症の既往あり。肺腺がん Stage IB 期の診断を受け、家族と共に手術に関するインフォームド・コンセントを受けた。がんに対する手術が必要という内容以外は、はっきりと理解できていないようだった。その後、家族の勧めもあり、Nさんからも「よろしくお願いします」と同意を得たため、手術を行うことになった。

> **経過**▶術前はベッドで休んでいることが多かった。入院3日目の夕方に「ここはどこでしたっけ？ 何をして過ごせばいいのかわかりません」との発言があったが、入院して手術を受けることを説明すると、笑顔で「そうだったわね」と納得されていた。
>
> 肺腺がんの手術は無事に終了し、その後、順調に経過したが、夜間そわそわと落ち着かないこともあった。午前中は声かけをしないと眠ってしまうことが多かった。
>
> 術後5日目、日中に離床を進めても、うつらうつらされ、傾眠傾向があり、言葉数も少なかった。介助で車いす移乗するが眠ってしまうことが続き、食事開始となった後も摂取が進まなかった。刺激すると覚醒するが、「ご飯はいらない。そこの猫ちゃん連れてきて…」と言い、錯覚もみられた。日中の覚醒を促す目的でリハビリを導入するも、うまく進まない。

意識するポイント
① 高齢、認知症、手術は、せん妄のハイリスク要因である。本人や家族から、既往歴や、今までの生活の様子を確認し、看護記録として記載する。
② 入院時や術前の様子はどうだったかを情報収集する。特に夜間の睡眠状況は、術後の様子と比較する材料となるため、確認しておく。
③ 幻覚や錯覚の有無は、うつ病にはない特徴の1つである。

支援のポイント

1. 術前から入院環境に適応できるように介入する

▪ Nさんは認知症の既往や環境の変化もあって、手術前からすでに傾眠や見当識障害が出現するなど、低活動型せん妄の発症が疑われる症状が認められていた。

▪ 看護師は、術前の準備を行うだけではなく、日中の覚醒を促して患者が入院環境に適応できるように支援する。具体的には、カレンダ

ーや時計を活用することで見当識を維持し、入院している理由や予定を適時説明する。また、脱水を予防するために飲水や食事の摂取状況などを確認する。しっかりと顔を見て、わかりやすい説明を行うことが重要である。せん妄について、本人や家族にパンフレットを用いて説明しておくとさらによい。

- 内服している薬剤を把握し、せん妄の増悪因子になっていないかアセスメントをする。夜間の不眠に関しては、ベンゾジアゼピン系の薬剤は安易に使用せず、入院前の生活リズムに合わせることも1つの方法である。すでに長期にベンゾジアゼピン系の薬剤を内服している場合は、急に中止にすることで離脱症状が出現することもあるので、担当医と相談する。

2. 術後の全身管理を行い、せん妄の発症リスクを軽減する

- 手術は複数の疾患を併せ持つことが多い高齢者にとって身体的にも精神的にも負担になりやすく、せん妄を発症しやすい状況にある。
- 術後は、疼痛管理を行う。認知症の患者はうまく疼痛を訴えることが難しいケースもあるので、予防的に鎮痛薬を使うことで状況を悪化させないように介入する。
- 加えて、不必要なルートを外すように心がけるとともに、発熱など感染徴候がないかを観察することが重要である。

3. 日中は非薬物療法を基本とし、夜間は抗精神病薬の内服で睡眠の質を高める

- まずは非薬物療法★2が基本である。早期離床を進め、日中の歩行を促すなど活動性を高めるケアを行う。また清潔ケアも快の刺激となり、覚醒を高めるケアとなる。家族にも可能な範囲で面会に来ていただき、見当識を高めていくことが重要である。

★2
支持的療法、環境整備、清潔ケアや運動療法など。

- 低活動型せん妄に対しても、薬物療法を試みる必要性が指摘されている。眠っているように見えても、夜間落ち着かない場合は浅眠となっているケースがあり、抗精神病薬が第一選択薬となる。内服の場合はリスペリドンやクエチアピン、内服困難で点滴投与の場合はハロペリドールを検討する。クエチアピンは血糖値を上昇させる有害反応があるため、糖尿病やステロイド内服中の患者には原則使用しない。
- 精神症状が重なる部分があるうつ病と低活動型せん妄を見極めて、対応することが重要となる。しっかりと覚醒している状態で2週間以上、元気がない、喜びがない、眠れない、死にたいなどの精神

表 | 手術に沿ったケアの流れ

	術前	術後	合併症	退院
身体症状	症状の有無 コントロールの程度	疼痛、排痰困難、呼吸困難感、不眠	無気肺、肺炎、肺漏、ルート自己抜去、脱水	ADL低下の有無
せん妄リスク	（術後～3病日、術後4～10病日）			

	Step 1 せん妄 ハイリスク対応	Step 2　せん妄対応
ケアのポイント	**ケアのゴール** □術前の精神状態を観察し、せん妄リスクのアセスメントを行う □患者・家族にせん妄教育を行う □見当識を高め、昼夜の生活リズムを整えるケアを行う	**ケアのゴール** □術後の全身管理を行い、症状を緩和する □せん妄の原因をアセスメントし、除去する □低活動型せん妄とうつ病を見極める □夜間の睡眠の質を高め、日中の活動を促進する
	せん妄のアセスメント　→ ハイリスク要因 □高齢（70歳以上） □認知症 □脳器質性疾患の既往 □アルコール依存 □ベンゾジアゼピン系薬剤の使用	**低活動型せん妄の早期発見、うつ病との見極め** □注意力の欠如（術前にできていたことができない、同じ動作を繰り返す、つまずきやすい） □急性発症もしくは症状の変動（術後、急速に悪化） □意識レベルの変容（会話のつじつまが合わない、声をかけないとすぐに寝てしまう） □思考の解体（幻覚や錯覚が出現する）
	せん妄の予防　→ □カレンダーや時計、張り紙を用いて、見当識を高めるケア □脱水予防 □運動の促進 □術前呼吸リハをいっしょに実施 □昼夜のリズムを維持 □ベンゾジアゼピン系薬剤を控える	**術後の全身管理を行い、症状緩和** □疼痛コントロール　　□スクイージングによる排痰 □発熱に対するクーリング、解熱薬の使用 □IN/OUTバランスの管理 **せん妄の原因を特定し、除去** □電解質異常　　□環境の不備　　□感染、酸素化低下 **早期対応** □抗精神病薬使用の検討　　□日中の活動と良質な睡眠 □清潔ケアを実施　　　　　□見当識を高める積極的な声かけ □ドレーンやルートの自己抜去予防
	患者・家族へのせん妄教育　→ □せん妄とはどういう状態になるのかを説明 □せん妄予防ケアの協力依頼	**入院中、退院後の生活指導** □本人の訴えを否定せず傾聴し、積極的な声かけ □入院前の状況と変化がないか家族に確認 □退院後もせん妄が遅延する可能性があるため、家族にケアを依頼し、症状悪化時は早期に外来受診

症状が出現しているときは、うつ病の可能性もあるので、精神科の診察を担当医と相談する必要がある。多職種でていねいに精神症状を観察し、評価していくことが求められる。

参考文献
1）小川朝生：自信がもてる！ せん妄診療はじめの一歩―誰も教えてくれなかった対応と処方のコツ，p.170–171，羊土社，2014.
2）内富庸介，小川朝生 編：精神腫瘍学，p.120–132，医学書院，2011.
3）野末聖香 編著：リエゾン精神看護―患者ケアとナース支援のために，p.40–43，医歯薬出版，2004.

［宮木 良］

B/3 がん薬物療法に伴うせん妄：プラチナ製剤＋タキサン系

認知症にせん妄が合併した場合

1 ／ 薬物有害反応が早期に出現した場合

ケアのポイント

　もともと脆弱な患者にがん薬物療法を行う場合の治療に沿ったケアの流れを**表2-B-3-1-1**に示す。

表2-B-3-1-1 ｜ 治療に沿ったケアの流れ

化学療法	Day 1	Day 2	Day 3	Day 4	Day 5	Day 6	Day 7
せん妄のリスクとなる有害反応	急性の悪心				遅発性の悪心		
	アレルギー反応			食欲不振			
		倦怠感					
		便秘					
			関節痛、筋肉痛				

	Step 1 せん妄の予防	Step 2　せん妄の対応
ケアのポイント	**ケアのゴール** □せん妄のリスク要因を把握し、予防、早期発見・早期対応につなげる	**ケアのゴール** □有害反応に対する症状マネジメントを行い、せん妄症状を改善し、治療を継続できるよう支援する
	予測される有害反応への予防的介入 □認知症の程度、理解力、コミュニケーション力などを把握し、患者のセルフケア能力を査定 □適正な制吐薬の使用 □せん妄の原因となるベンゾジアゼピン系薬剤の使用を避ける	**せん妄の原因のアセスメント** 患者の苦痛、せん妄の要因となる原因を継続的にアセスメントし、除去する □脱水　　□疼痛　　□悪心　　□便秘　　□不眠 **薬剤調整** □せん妄の原因となるベンゾジアゼピン系薬剤の使用を避ける □抗精神病薬の使用を検討する
	患者・家族への説明 □治療のスケジュールや予測される有害反応とその対応についてパンフレットを用いて説明	**家族へのケア** □せん妄に対する家族の思いを確認し、家族のつらさを理解する □せん妄の病態や対応について説明する
		せん妄に対する非薬物的介入 □時間・場所・状況について現実的な見当識を与える □いつも使用しているメガネや義歯などの使用を促す □日中の活動を促すなど昼夜のリズムをつける □安心感を与えるかかわりに配慮する □安全な環境を調整する

1. 抗がん薬投与におけるせん妄のリスク要因のアセスメント

- 急性や遅発性の悪心、食欲不振などの消化器症状に伴う脱水、腫瘍崩壊症候群、電解質異常、関節痛・筋肉痛による苦痛の増強など
- カルボプラチン[★1]＋パクリタキセル[★2]投与による可逆性後部白質脳症による精神神経障害
- 支持療法に用いられるステロイドの使用量

2. 薬物有害反応の管理と合わせたセルフケア支援[★3]

- 食欲不振や脱水の予防など予測される薬物有害反応への予防的介入を行う。
- 患者の認知や理解力を把握し、家族や介護者と共に治療に関するオリエンテーションを行うことが望ましい。
- 予測される有害反応やその対処方法について繰り返し説明を行うことで、自分自身に関心を向け、セルフケア能力を維持向上させるよう支援する。

3. 夜間の睡眠レベルをアセスメントし、睡眠を確保する対応を行う

- 夜間眠っているように見えても、睡眠が浅く、頻回に起き上っていたり、ぼーっとベッド周囲のものを触っていたり、トイレに何度も行ったりするなどの行動がみられることがある。まずはその状況を看護記録に記載し、看護チームで共有することが重要である。
- 夜間の不眠に関しては、静かで落ち着ける環境を提供する。また、ベンゾジアゼピン系の薬剤は使用せず、抗精神病薬で調整し、睡眠の質を高めるケアが必要である。

4. 日中の覚醒を促す対策を多職種で検討する

- 日中の覚醒を促すために、離床を積極的に進めていく。全身清拭やシャワー浴などの清潔ケアや、リハビリテーション・散歩などの運動を強化する。また、医療者や家族とのコミュニケーション、テレビ・音楽鑑賞、趣味の実施なども生活リズムを付けていく上で重要である。

> 　Kさん、75歳、女性。卵巣がんの手術後、カルボプラチン＋パクリタキセルによる術後補助療法が開始となった。軽度の認知症があり、エピソード記憶は曖昧で、会話のつじつまが合わないこともあったが、日常生活は自立していた。夫と死別し、一人暮らしで、近

★1：カルボプラチン
プラチナ（白金）製剤の抗がん薬。主な有害反応として、悪心・嘔吐、食欲不振、倦怠感などがあげられる。

★2：パクリタキセル
タキサン系の微小管阻害薬。主な有害反応として、末梢神経障害、関節痛、筋肉痛などがあげられる。

★3
患者自身の能力を最大限に活用し、不足するセルフケアを家族や介護者が支援できるよう、身体的側面、心理社会的側面、認知的側面を継続して総合的にアセスメントすることが必要である。

がん薬物療法に伴うせん妄：プラチナ製剤＋タキサン系

くに娘家族が住んでいる。

意識するポイント
①Kさんの使用抗がん薬とせん妄との関連をアセスメントする。
②Kさん自身の能力を最大限に活用し、セルフケアを行っていくための支援について検討する。
③家族や介護者を含めた支援について検討する。

経過 ▶初回抗がん薬治療は入院で行うこととなり、入院翌日に抗がん薬投与が開始となった。その夜は入眠できず、翌朝より悪心 Grade 2、食欲不振 Grade 2 が出現した。Day 3 より筋肉痛・関節痛 Grade 1 〜 2 が出現。悪心や疼痛のため夜間不眠、つじつまの合わない言動や会話の不成立、落ち着きのなさを認めた。悪心のため食事を摂取できず、飲水もほとんどできなかった。

娘は毎日面会に来ていたが、落ち着きなくつじつまの合わない言動がみられる K さんを見て、治療を継続できるのか、退院後に一人暮らしができるのか、と看護師に不安を訴えた。

支援のポイント

1. せん妄を早期に発見し、適切なマネジメントを行う

- タキサン系抗がん薬による過敏症予防・悪心予防としてステロイドが投与されるが、ステロイドの使用はせん妄リスクにもなるため、使用量を把握しておく。
- 食欲不振による脱水、嘔吐による電解質異常は、せん妄のリスクとなるため、悪心に対する予防的介入を行う。
- 不眠はせん妄のリスクとなるため、疼痛コントロールを行い、夜間の睡眠を確保できるよう薬剤調整を行う。その際、ベンゾジアゼピン系薬剤はせん妄の原因薬剤となり得るため、使用を避ける。

2. 家族へのケアを行う

- せん妄の病態やその対応について具体的に家族に説明し、患者に対して家族ができるケアを家族といっしょに考える。
- 家族のつらさを理解し、家族の精神的サポートを行う。

3. 化学療法を継続できるように支援する

- 本人・家族へ、予測される有害反応とその対処方法について繰り返し説明し、理解や認識の程度を絶えず確認する。
- 外来化学療法へ移行する場合は、外来部門との連携を行う。

［服部美景］

2 / 便秘がみられる場合

ケアのポイント

治療に沿ったケアの流れを**表 2-B-3-1-2**に示す。

表 2-B-3-1-2 | 治療に沿ったケアの流れ

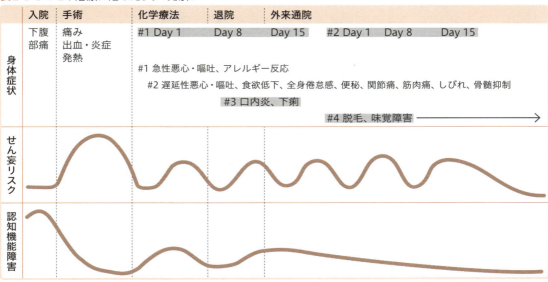

観察項目	ケア
□排便のリズム（経過表で確認） □食事量の減少をチェック □腹部の張りや圧痛などの症状を確認 □腸蠕動音を確認 □便秘になりやすい薬剤使用の確認 □がんによる腸の器質的な変化 □電解質の変化	□水分摂取を促す □腹部マッサージ □整腸薬・便秘薬の調整
〈入院前の生活状況を確認〉 □排便習慣の確認 □食事摂取状況の確認 □生活リズムと運動量	□便意の有無にかかわらず毎日同じ時間にトイレに座る □できるだけ3食摂取を促す □散歩やラジオ体操など適度な運動を促す

Step 2 もしかしてせん妄かも？便秘がきっかけになっていないか？
□入院前との違いはある？
□意識レベルの変容（もうろうとしている？）
□注意力の低下（今までできていたことができなくなる、視線が合わずにキョロキョロしている）

観察項目	ケア
□便秘 □低栄養・脱水 □痛み □昼夜のリズム □せん妄に関連する薬剤の確認	□便秘を予防する □食事・飲水を勧め、脱水を予防する □便秘に伴う腹部不快や痛みがないか確認し、ケアにつなげる □夜間眠れる環境を整える □せん妄を惹起させる可能性がある薬剤の調整

表2-B-3-1-2　つづき

Step 3 もしかして認知症？ IADL を確認してみよう！
□内服・持参薬の確認（飲み間違い・飲み忘れ、頓用は使えていたか）
□食事の準備や片づけ、買い物、金銭管理はできる？
□1人でバスや電車を利用できる？（きっぷを買う、乗り換える）
□電話をかける、洗濯・掃除ができる？

分野	Step 3 – ① 認知機能障害を確認してみよう 〜排泄を中心に	Step 3 – ② 認知機能障害を意識した排泄ケア
注意	集中して1つの物事に取り組むことができない □排便に集中できない	□静かで落ち着いた排便環境を整える
実行機能	計画を立てて物事を進めることが難しくなる □排泄時、一連の動作を順序立てて行えるか □下着の着脱はできるか	□行動を促すように声をかける □最初のきっかけとなる動作を手伝う □一度に複数のことをするような複雑な作業は避ける
記憶	物事を忘れる・同じ話を繰り返したり、尋ねたり、確認する □排便したことを忘れる □ご飯を食べたことを忘れる □薬を飲み忘れる、飲んだことを忘れる	□排便した日をカレンダーに記載する □忘れない工夫を本人・家族と相談（見えるところにメモを置くなど） □間違いや失敗を指摘しない、否定しない
社会的認知	自分の置かれている状況を正しく理解できない □周りの様子をつかんだり配慮したりできる？ □汚れても同じ服を着続ける	□会話は具体的に、わかりやすく □表情やしぐさを観察（非言語的な表現に注意） □間違いをすぐ指摘せず、徐々に修正
視空間認知	方向や距離感がつかめない □部屋を間違える、トイレの場所がわからなくなる □便座にうまく座れない	□照明を明るくする、床の反射を減らす □コントラストをつける □空間：目印をつける
言語	言葉が出てこない・複雑な言葉の意味がわからなくなる □代名詞が多い？（あれ、それ）	□要点は書いて説明する □メモに残す □図で示す

1. 便秘の要因となる抗がん薬や支持療法を押さえておく

- タキサン系抗がん薬などの微小管阻害薬は、自律神経と末梢神経が傷害され、腸蠕動が低下することにより便秘が生じやすくなる。
- 支持療法で使用するセロトニン受容体拮抗薬などの制吐薬は、腸蠕動運動に関与しているセロトニンの作用が抑制されるため、便秘が生じる。

2. 便秘の予防を意識したセルフケア支援を行う

- 高齢者は薬剤の有害反応が出現しやすく、抗がん薬治療に伴い、食事や水分摂取量の減少、倦怠感による運動量の低下などの生活の変化から便秘を引き起こしやすい。
- 認知機能障害のある患者は、便秘があってもうまく対処することが難しいため、不快感から行動・心理症状（BPSD）に至ることもある。また、便秘は食欲低下を引き起こし、脱水などからせん妄へと発展する場合があるため、排便コントロールは重要である。

3. 入院や治療で生じた混乱状態が認知症の発症につながる
可能性があることを念頭に置く

- 軽度認知障害の場合、入院時は「ADL（日常生活動作）自立」とみなされても、「IADL（手段的日常生活動作）」は低下していることがある。詳細を入院時から確認し、退院を見据えた支援を検討する必要がある。

- 手術や化学療法などの侵襲的治療は、その過程において生じた混乱やせん妄から認知症の症状を引き起こし、継続的な認知機能の低下に陥る場合があるため、せん妄の予防的ケアが必要である。

Eさん、70歳代、女性。高血圧と変形性股関節症の既往歴がある。夫は他界し、娘夫婦と同居している。通院や食事など生活全般を娘が支援している。

経過 ▶ 整形外科に通院中、下腹部の腫瘤を指摘され、婦人科を受診した。卵巣がん疑いのため、確定診断および腫瘤減量手術目的にて入院となった。入院後、検査から戻る際、自室がわからずに他病棟の看護師に連れられて戻ることがあった。

手術の結果、リンパ節転移・大量腹水を伴う Stage IV の進行卵巣がんと診断された。手術療法に加えて化学療法が提案されたところ、Eさんは「90歳まで生きたいのでがんばる」と治療に同意された。

術後、発熱や不眠が続き、点滴を自己抜去したり、興奮して安静が守れないこともあったが、術後7日目には解熱し、夜も眠れるようになった。術後12日目より weeckly TC 療法（パクリタキセル＋カルボプラチン併用療法；wTC療法）を開始し、Day 8 の薬剤を投与して自宅に退院した。以降は外来で化学療法継続となった。

化学療法2クール目の開始のため外来受診した際、付き添いの娘から「今日の化学療法直前に内服するために処方されていたデキサメタゾンを間違えて飲んでしまった」「食欲が低下している」との申し出があった。腹部診察をしたところ、腹部膨満感による圧痛があり、腹部 X 線検査の結果、大量の便貯留がみられた。便秘対策として処方されている浸透圧性下剤（酸化マグネシウム 330mg 6錠/分3 毎食後）の内服状況を確認すると、「大丈夫、飲んでいる」と話すが、自宅に残薬が多く、飲み忘れが多かったことが判明した。また、血液検査では白血球の上昇と電解質異常（高ナトリウム血症）もみられた。家での様子は、微熱が続き寝て過ごすことが多く、調子のよいときでもテレビをつけてぼーっと観ていることが多くなっていた。

意識するポイント

①化学療法に伴う身体的不調から、せん妄や行動・心理症状（BPSD）との関連をアセスメントする。

②入院中に IADL を評価し、必要な支援について検討する。

③入院や侵襲的な治療をきっかけに認知機能障害が進む恐れについて、患者・家族と共有し、支援策について検討する。

がん薬物療法に伴うせん妄：プラチナ製剤＋タキサン系

B 認知症にせん妄が合併した場合　107

支援のポイント

1. 認知機能障害のある患者は便秘からせん妄や行動・心理症状（BPSD）につながることがあるため、セルフケア支援を行う

- Eさんの場合、手術による腸の器質的な変化の可能性に加えて、使用したパクリタキセルの有害反応および支持療法で使用するセロトニン受容体拮抗薬などでも便秘が生じる可能性がある。便秘の有害反応をもつ薬剤の使用や便秘対策用薬剤の飲み忘れ、倦怠感から活動量の減少に伴う腸蠕動運動低下などにより便秘が生じ、食欲も低下して脱水が進んだと考えられる。

- カルボプラチンの有害反応に腎機能障害があるため、尿量維持するためにも脱水は回避したい。

- 認知機能障害のある患者は、化学療法に伴う便秘があってもうまく対処することが難しい。身体的不調から、せん妄や行動・心理症状（BPSD）につながることもある。

- Eさんは感染徴候や電解質異常があり、家でぼーっとして過ごすことが多くなっていることから、もともとあった認知機能障害がさらに進み、かつ低活動型せん妄やアパシーなどが重複している可能性がある。

- 本事例の場合、セルフケア不足となっているため、まずはセルフケアを保護的に支援する必要がある。よって患者本人に加え、主介護者である娘を中心に、排便習慣が改善されるよう、これまでの食生活、活動量を見直し、具体的な方法を提案する。具体的には、水分摂取を勧め、できるだけ3食摂取できるように試みる。浸透圧性下剤（酸化マグネシウム）の内服の調整を代行し、化学療法前の排便習慣をもとに、排便の有無にかかわらず毎日同じ時間にトイレへ誘導してみる。また、便秘が続く場合は大腸刺激性下剤などを臨時で使用することも検討する。

2. 入院や治療をきっかけに認知機能障害が表面化することがあるため、入院前の状況を確認し、退院後の支援を検討しておく

- 入院や治療を開始するときに、治療を安全に進め、退院後のトラブルを防ぐ上で、IADLやADLなどの総合的な機能評価を行い、支援を検討する。

- Eさんの場合、夫の他界後から家事をするのに段取りが悪くなり、時間がかかるなどの実行機能障害が目立ち、入院中も病室に戻れないなど視空間認知の障害が疑われた。術後はせん妄が生じ、化学療

法開始後からは薬の自己管理が曖昧で、飲み忘れなど記憶障害が目立ち、取り繕う様子がうかがわれた。

- 本事例の場合、入院前から認知機能障害が疑われ、入院という環境の変化や手術などの侵襲的治療の影響から、一過性にせん妄状態となっていたことがうかがえる。また繰り返す化学療法の影響から、体力が消耗し、アパシーや低活動型せん妄が続き、さらなる認知機能の低下が続く可能性がある。
- 同居する娘に入院前の様子を確認し、退院に向けて、あらかじめ薬の管理や便秘などの有害反応の気づきと具体的な対処方法を患者・家族と共有する必要があったといえる。

［木野美和子］

3 / 悪心・嘔吐で食べられず脱水を呈した場合

ケアのポイント

カルボプラチン＋パクリタキセル療法での悪心・嘔吐症状に焦点を当てた治療に沿ったケアの流れを**表2-B-3-1-3**に示す。

表2-B-3-1-3｜治療に沿ったケアの流れ

化学療法	投与前	Day 1 ～ 2	Day 3 ～	Day 7 ～ 14	退院
身体症状		●アレルギー症状 ●パクリタキセルによるアルコール過敏症状 ●ステロイドによる睡眠障害	●悪心・嘔吐 ●食欲不振 ●胸焼け ●消化不良	●骨髄抑制 ●経口摂取低下による脱水	
せん妄リスク					
ケアのポイント	□食事習慣、嗜好について情報収集 □飲水習慣の観察 □認知機能、運動機能の査定 □家族に、患者の体調悪化時のサインについて確認する	□安全な投与管理 □支持療法（制吐薬） □経口摂取状況の観察 □認知機能、運動機能の査定	□症状観察 □支持療法（制吐薬） □経口摂取状況の観察 □症状コントロール □脱水予防（水分管理） □認知機能、運動機能の査定	□感染予防 □脱水予防（水分管理） □認知機能、運動機能の査定	□脱水予防について患者・家族教育 □認知機能、運動機能の査定

1. "食べられない" サインをみつける

▪ 認知症がある患者は、不快な感覚や症状をうまく伝えられない場合が多い。とりわけ悪心は主観的な症状であり、「食べられない」「食べたくない」「食べない」といった行動に悪心症状が隠れている場合がある。

▪ 治療前から患者の食習慣、嗜好を把握した上で、食事や飲水の場面を観察する。実際の摂取量に加えて、化学療法投与前の食事場面と比べたときの "いつもと違う" 変化をみつけ出す。

▪ 高齢者は義歯を装着していることが多い。体重の変動により歯茎が痩せて、義歯が合わないために食べられない原因となっていることもある。

▪ 患者が体調の優れないときに見せるサインはないかを家族に確認し、不調をとらえる観察の視点を準備する。

2. 認知症の人の特徴をとらえて、環境を整える

▪ 患者が看護師に物事を頼むとき、遠慮が働いて声をかけるにも勇気がいるものである。とりわけ、認知症の患者は、何をどのようにお願いしようかと考えているうちに忘れてしまうといったことも少なくない。

▪ 日常生活上の支援を実践する際には、患者の運動機能や認知機能をタイムリーにアセスメントして、ケアの具体的内容とその方法を導き出す。例えば、脱水予防のために、患者の視界に入り、手の届く場所に水分を置く、常に水分がとれるように満たしておく、必要な量を摂取できるために声をかける、といった細やかな配慮が、症状の予防や重症化の回避につながる。

▪ 悪心や食欲不振に備えて、治療前の食習慣や嗜好の情報を得ておき、食べられないときの食事の工夫や好みに合わせた食品の提案などを治療後のケアに反映する。

▪ 情報はできるだけ具体的に、詳細に確認する。例えば、水分摂取の習慣について、何を(水、お茶、コーヒー、牛乳など)、どんなタイミングで(食事のとき、薬を内服するとき、間食のとき、起床時など)、どれだけの量(いつも使う湯呑・コップで何杯など)を摂取しているのか、といったように確認する。脱水予防のケアを計画する際には、どんな水分であれば飲もうという気持ちになれるかを考え、ふだんの飲むタイミングで、愛用の湯呑に水分を準備するなど、患者の習慣をケアに取り入れていく。

3. 薬剤の特徴を踏まえて予測を立てる

- 近年では催吐性リスクに合わせた支持療法[4]が進歩しており、悪心・嘔吐の制御効果が高まっている。それゆえに、悪心・嘔吐までの症状でなくても、食欲不振、胸焼け、消化不良を感じている場合がある。認知症をもつ人のみならず、このような消化器症状を有害反応と認識せずに悪心・嘔吐とは関係ないものととらえてしまうこともある。症状の発見が遅れて症状が遷延することがないように、有害反応の好発時期を踏まえて症状を確認していく問いかけの工夫が必要である。例えば、悪心や食欲不振を予測して「胃もたれ、胸焼けはないか」、味覚障害を予測して「味がいつもと変わっていないか」などのように具体的に問いかける。

- 抗がん薬の投与により電解質異常[5]をきたすことがある。水分喪失だけでなく、電解質（特にナトリウム）の喪失により脱水に至る場合もあるため、血液データにも注意して観察する。ナトリウム欠乏性である低張性脱水[6]は、口乾や乏尿症状が顕著ではないため、身体所見だけでは脱水と気づきにくいことがある。

- 高齢者は、脱水の特徴的な症状（口乾、皮膚・粘膜乾燥、尿量減少など）がみられずに、活動性の低下や認知機能の低下といった変化が先行する場合がある。脱水はせん妄を引き起こす原因そのものであり、脱水が重症化するとせん妄も悪化するといった悪循環に陥りやすい。せん妄の裏にある脱水を早くにみつけ出す観察が重要である。

> Zさん、77歳、男性。妻と二人暮らし。肺腺がん Stage III B 期との診断を受け、カルボプラチン＋パクリタキセル療法による化学療法が選択された。Zさんは10年前頃よりもの忘れが多くなり、72歳のときに軽度のアルツハイマー型認知症と診断された。自宅近隣の範囲で買い物や散歩などは1人で可能であるが、通院や食事の準備などは妻の支援を受けて生活している。

> **経過** ▶ 入院にてカルボプラチン＋パクリタキセル療法が開始となった。Day 1 は無事に投与が終わり、Zさんは「安心した」と喜んでいた。看護師が「体調は変わりありませんか？」と問うと、「ないよ」と答えてくれていた。しかし、いつの頃からか、Zさんはご飯に味噌汁をかけて食べるようになっていた。だんだんと好きなテレビ番組を観ることがなくなり、「テレビもおもしろくない」と、トイレに移動する以外は日中から眠っていることが多くなった。たびたび鍵や箸などを失くし、物を探しては「まいったな……しんどい。母さ

★4
抗がん薬は催吐性リスク別に、高度、中等度、軽度、最小度の4つに分類される。プラチナ（白金）製剤の代表的な薬剤であるシスプラチンは高度、カルボプラチンは中等度、タキサン系薬剤であるパクリタキセル、ドセタキセルは軽度催吐性リスクに分類される。制吐薬適正使用ガイドライン[1]にて、催吐性リスク分類ごとに推奨される制吐薬治療が示されている。

★5
プラチナ（白金）製剤は腎排泄性の薬剤であり、有害反応として腎機能障害を起こしやすい。腎機能障害により、低ナトリウム血症、低マグネシウム血症などの電解質異常をきたす場合がある。腎機能障害を予防する視点でも水分管理は重要である。

★6
脱水は、水分と電解質（主にナトリウム）の喪失の比率により、「高張性脱水（水欠乏性）」「低張性脱水（ナトリウム欠乏性）」「混合性脱水（等張性）」の3つの種類に大別される。

意識するポイント
① 使用する抗がん薬から催吐性リスクをアセスメントし、有害反応の好発時期を踏まえて患者の変化を観察する。
② できること・できていないことを整理して、患者の活動レベルに合わせたケアを考える。

B 認知症にせん妄が合併した場合　111

んはどこに行った？」などと混乱している姿がみられるようになった。

　Day 8、看護チームは、Zさんがぼんやりとして表情が乏しい様子から、認知症の悪化または抑うつを考えて、精神科リエゾンチームの介入を依頼した。精神科リエゾンチームは、Zさんの活動性や認知機能が、抗がん薬投与から短期間で低下していることを確認した。また、ふだん使用している湯呑が乾いていたことから、十分に水分摂取ができていないのではないかと考えた。血液データを確認すると、低ナトリウム血症や腎機能値の悪化を認めたことから、脱水によるせん妄と判断し、輸液療法を開始した。水分管理をしながら必要量を経口から摂取できるように、Zさんの動きに合わせて手が届くところに氷水を設置した。また、水分摂取量を観察して、適宜看護師が見守りのもとで水分摂取を促していった。

　輸液療法から3日後のDay 11、Zさんの表情に笑顔が戻った。看護師が治療の体験について確認すると、「胸がずっとスッキリしなくて我慢していた」と話し、悪心が持続していたことが明らかとなった。そこで、2サイクル目は制吐療法を強化して治療を実施することとした。

／支援のポイント

1. 不快な感覚をうまく表現できることを助ける

- Zさん自身の不快さに意識を向けて、体感している症状を探索する。「副作用はないか」「体調に変わりはないか」というように抽象度が高い言葉だと、患者は微妙に感じている異変を認識できず、表現することが難しい場合が多い。そのため、実際の食事の摂取量や表情などを観察しながら、「おいしく食べられていますか」「胃がもたれるような感じはありませんか」というように具体的に問いかけて、症状を表面化できるように拾い上げていく。
- 本事例の場合、Zさんが味噌汁をかけてご飯を食べていたという変化がある。これが不快さのサインでもあったと考えられる。有害反応の好発時期と照らし合わせると、悪心や食欲不振の症状が出現していたことが予測される。このときに具体的に問いかけられることで、早くに症状があることがわかり、対処することができた可能性がある。

2. できること・できていないことを整理して患者の力を査定し、水分摂取につながる環境を整える

- Zさんは、何かしらの不快な感覚（症状）から、いつもの食事の習慣を変えて、味噌汁をかけてご飯を食べていた。この状況から、Zさんの、不快な感覚があっても少しでも食べようとする力、食べられるように工夫できる力、工夫を実践して食べる力がうかがえる。一方で、次第にベッドからの離床が少なくなってきた中で、食事は配膳で目の前に届けられても、水分の調達は自分でできなくなっていたかもしれない。Zさんの手の届くところに水分があれば、飲める力を維持することができた可能性もある。

- 水分摂取が難しくなっている原因を、Zさんの活動性にも注目してアセスメントする。本事例の場合、自由に動けるときには湯呑が目に入っていても、倦怠感のため横になっていると湯呑が視界に入らなかったり、湯呑ではうまく飲めないといったことが考えられる。もう一歩踏み込んで、看護師が患者は自分で水分摂取が可能かどうかを考えることができると、水分摂取につながるケアを見出して、脱水を回避することができた可能性もある。

3. 薬剤の特徴から症状を観察する

- Zさんに選択された治療レジメンは、中等度催吐性リスクに分類されるので、催吐性リスクに合わせた制吐薬が処方されているかを確認する。適切な制吐療法★7により、抗がん薬投与開始から24時間以内に発現する急性悪心・嘔吐の制御効果は高くなる。しかし、制吐薬の有効性が次第に弱まると、抗がん薬投与24時間以後に認める遅延性悪心・嘔吐が出現する可能性がある。Day 3頃より「食べづらい」「食欲がない」「胸焼けがする」といった体調の変化が始まり、悪心・嘔吐、食欲不振の症状を呈す場合がある。

- Zさんの場合、悪心と食欲不振から始まり、食事・水分摂取量の低下により脱水をきたして低活動型せん妄を引き起こしていたと考えられる。また、活動性が低下し、好きなテレビを楽しめないといった興味・関心の低下が確認されていたことから、認知症の悪化、抑うつ、せん妄、または有害反応（倦怠感などの遷延）との区別をつけることが難しい事例であったといえる。プロセスから得られる情報を含めてアセスメントし、原因を特定していく。

[伊藤聖美]

★7
制吐薬適正使用ガイドライン[1]においては、中等度催吐性リスクでは、5-HT₃受容体拮抗薬（パノロセトロン、グラニセトロンなど）、デキサメタゾン、必要に応じてアプレピタントの制吐薬投与が推奨されている。

4 / 感染症を発症した場合

せん妄は、多彩な症状から脳の複数の領域の機能不全であることが示唆されており、準備因子、誘発因子、直接因子が複雑に影響し合って発症する。せん妄の準備因子である高齢、脳の器質的障害（認知症など）に、入院という環境の変化（誘発因子）や直接因子である感染症などが加わることによって、せん妄を発症する危険性が高まる。

感染症のせん妄への影響は、炎症性サイトカイン、血管内皮の活性化、血流障害、神経性アポトーシスなどを介して脳内の神経炎症カスケードを活性化させ、神経炎症はミクログリアの過活動を引き起こし、さらなる神経損傷を生じることにある。よって、感染症の重篤化や遷延は、せん妄の発症や重症化に影響する。せん妄は、重症化すると回復が遅れ、介入の効果も減少し、その結果、安全ながん薬物療法の継続までも困難となることがある。がん薬物療法を継続するためには、感染予防、せん妄予防が大変重要な介入であるといえる。

認知症を患うがん薬物療法を受けるがん患者が、自宅でせん妄予防の1つである感染症予防を行っていくためには、家族の協力が不可欠である。がん薬物療法の導入時に、有害反応やその予防・対処法などについて、事前に本人のみならず家族を含めて指導していくことも大変重要である。

認知症を患う高齢がん患者ががん薬物療法を受ける際には、せん妄発症のリスクが高いことを十分に理解した上で、家族を含めた予防的介入を行うことが、せん妄ケアの第一歩となる。万が一、感染症を発症し、入院した場合には、適切なアセスメントがなされ、いち早く感染症に対する治療が開始されることが必要である。そして、感染症の治療と併行して、入院という環境の変化等によるせん妄への予防介入を早期に開始することが重要であり、患者が入院前の生活に戻れることを目標にした介入が求められる。

／ケアのポイント

1. がん薬物療法に伴う感染症予防への介入

■1 患者および家族への指導（表2-B-3-1-4）

［導入時］

▪ がん薬物療法導入時に、事前にがん薬物療法の有害反応の症状、予防行動、日常生活上の留意点などについて、患者・家族に説明する。

［治療中］

▪ 感染症が疑われる症状が現れた際には、早期に受診することを指導

表2-B-3-1-4｜抗がん薬の有害反応と患者・家族への指導内容

抗がん薬	有害反応	指導内容
シスプラチン（CDDP） 商品名： シスプラチン® ブリプラチン®	①骨髄抑制 重篤な白血球（特に好中球）減少に起因した治療関連死が報告されているため、頻回に検査を行うなど、十分な観察を行い、必要時には抗生物質を迅速に投与できる体制を整えておく	●感染予防（うがい、手洗い、マスク着用、人混みへの外出は控える）の励行を伝える ●発熱時には、即受診するように説明する ●高齢者や認知症患者の場合、症状の自覚が低下することがあるため、毎日体温測定をするなど留意してもらうよう家族の協力を得る
	②悪心・嘔吐 90％に急性、30％に遅延性嘔吐の発現あり。必要に応じて制吐薬の追加を行う	●適宜、制吐薬の使用や食べやすいもの等を工夫して摂取するように説明する ●強い症状の場合、脱水による腎機能障害が懸念されるため、受診するよう説明する
	③腎機能障害 腎機能や尿量の確認を行い、必要時に利尿薬の投与を行う	●目安として1.5〜2 L程度の水分摂取を促す ●尿量・体重測定の必要性を説明する
	④聴力障害 4,000〜8,000Hzの高音域聴覚障害が問題となっている。軽度の場合は投与中止により軽減することもあるが、不可逆的な場合も少なくない	●特に、高齢者の場合は加齢による難聴と考えて放置するのではなく、聞こえづらさを自覚した場合はすぐに知らせるように説明する
ドセタキセル（DTX） 商品名： タキソテール®	①骨髄抑制 シスプラチンと同様	●シスプラチンと同様
	②脱毛 投与開始2〜3週目に発現	●投与開始2〜3週目に発現し、治療中止後半年〜1年で回復することを説明する
	③相互作用 抗真菌薬、シクロスポリン等との併用により、ドセタキセルの血中濃度が上昇	●治療中に抗生物質等の薬剤を服用する場合は、主治医や薬剤師に相談の上、服用するように説明する

する。

2. 感染症の原因の除去と身体管理

1 アセスメント

［感染症］

　発熱の有無、バイタルサイン、血液データ（白血球数［WBC］・CRPの上昇等）、細菌検査（血液、尿、喀痰）、単純X線などの画像検査、その他の症状（ショック症状の有無、倦怠感、意識状態、咳嗽など）を確認する。

［脱水］

　バイタルサイン（頻脈、血圧低下の有無）、血液データ（ヘマトクリット［Ht］、尿素窒素［BUN］、クレアチニン・クリアランス［Ccr］）、IN/OUTバランス、その他の症状（皮膚乾燥、口渇、倦怠感、意識状態、悪心・嘔吐）を確認する。

2 身体管理

▪ 1の観察とアセスメント行い、緊急的対応の是非を判断する。

▪ 迅速かつ適切に感染治療が開始されるようにする。

▪ 治療開始後も綿密な身体症状のモニタリングを行い、異常の早期発見、早期対処を行う。

- 苦痛症状に対応し、せん妄の誘発を予防する。

3. 入院による環境の変化への配慮

- 検査・治療に関して、わかりやすい言葉で、ゆっくりとていねいな説明を心がける。
- ベッドサイドには、患者が自宅で使用していた慣れ親しんだものやカレンダー、時計などの時間感覚がわかるものなどを持参していただくように家族に依頼する。
- 自宅での生活リズムを確認し、最大限自宅と同じような生活を送ることができるように配慮する。
- 可能な限り、同じ看護師が対応する。
- 転落・転倒やルート類の自己抜去などの危険行動に注意し、安全の確保に努める。
- 最も身近な存在である家族に、可能な範囲で面会等の協力を依頼する。

　Oさん、75歳、男性。非小細胞肺がん Stage IV、認知症あり。長女家族と同居している。

　外来通院にてシスプラチン[★8]＋ドセタキセル[★9]（DC）療法を受けている。家族は日頃から感染予防に気をつけていたが、3クール終了後10日目に、湿性咳嗽、38.6℃の発熱、倦怠感を訴えたため、即日受診した。飲食の摂取がほとんどできておらず、脱水傾向がみられた。胸部単純X線検査の結果、肺炎と診断され、抗生物質の投与と補液が開始となった。

　入院時、Oさんはもうろうとしながら、「家族が迎えに来ているから帰る」と言い、ルート類を抜去しようとしたり、ベッドから降りようとしていた。

　入院時検査結果：白血球数（WBC）1,200、赤血球数（RBC）280、ヘモグロビン（Hb）7.2、ヘマトクリット（Ht）24.0、血小板数（Plt）11、CRP 6.5、酸素飽和度95%、尿素窒素（BUN）45、クレアチニン・クリアランス（Ccr）0.9

経過 ▶ 身体的アセスメントを行い、適切な治療に迅速につなげ、また苦痛症状の緩和に努めた。感染症の治療と併行して、入院時より家族の協力を得ながら、家族の写真や慣れ親しんだものを持ってきてもらうように依頼したり、今までの生活リズムを確認し、最大限自宅での生活に近づけるよう環境調整を行った。また、入院とい

★8：シスプラチン
プラチナ（白金）製剤の抗がん薬。主要な代謝経路は腎排泄であり、腎毒性への対処として、輸液と必要に応じて利尿薬などが併用される。近年、同等の効果が期待でき、腎毒性が軽度のカルボプラチンが用いられることもある。

★9：ドセタキセル
タキサン系の微小管阻害薬。主要な代謝経路は肝代謝・胆汁排泄である。特に好中球減少による易感染状態となりやすく、感染予防行動や日常生活上の注意が必要となる。

う環境変化への配慮の1つとして、可能な範囲で同じ看護師がかかわる等、せん妄予防に努めた。

　肺炎は数日で改善し、せん妄も遷延することなく、入院前と同程度の認知機能の改善がはかれ、退院することとなった。その後、外来でがん薬物療法を継続することができた。

意識するポイント
①出現している症状のアセスメントに加えて、抗がん治療の内容に応じた起こりやすい有害反応に着目し、予測性をもって迅速に観察、対応を行う。
②身体的側面と同様に、年齢、認知症の既往、家族背景等の心理社会面にも着目し、せん妄発症のリスク、協力体制等についてアセスメントし、早期からケアの検討を行う。

4. 家族へのケア
- 家族のつらい心情に寄り添い、ケアの保証を行う。

支援のポイント

1. がん薬物療法開始時に、予測できる有害反応・予防方法等を家族に説明し、感染症の予防・早期発見・早期対処につなげる

- 外来でがん薬物療法を受ける患者の日常生活のセルフコントロール能力は、有害反応の早期発見・早期対処につながり、その後のがん薬物療法の継続に大きく影響する。セルフコントロール能力が低下しやすい認知症患者の場合、有害反応の早期発見・早期対処を行うためには、家族の協力が大きな鍵となる。

- DC療法の場合、発熱、脱水、腎機能低下などにより治療開始が遅れることで重篤化しやすい。本事例では、がん薬物療法を導入する際に、事前に家族に有害反応と対処方法の説明を行っていたことで、早期受診による迅速な感染症の治療につなげることができ、重篤化や遷延することなく、回復することができた。

2. 入院後、感染症治療と併行して早期からせん妄ケアを行い、せん妄の重症化・遷延化を予防する

1 全身状態の観察、管理

- 感染症が重篤化しないよう、綿密な観察を行い、異常に対して速やかに適切な対応を行う。同時に、発熱、脱水等に伴う苦痛症状への対応も行い、安全・安楽に治療を受けることができるように援助する。

- せん妄症状と軽視せず、他病変（脳転移など）による意識変容の可能性も念頭に置き、鑑別していくことが重要である。

2 適切な治療、生活環境への配慮

- 本事例では、治療や看護を提供する際に、パンフレット等を用いながら、わかりやすい言葉で、ゆっくりとした口調で説明を行うことで、患者の理解を促し、患者が安心して治療を受けることにつなが

B 認知症にせん妄が合併した場合　117

った。

- また、家族の協力を得て、時計やカレンダーなど時間感覚がわかるものや慣れ親しんだものを持ってきてもらったり、自宅での生活リズム等を確認し、最大限それに近づけることで、安心した生活環境を整えることができた。
- 加えて、かかわる看護師は可能な範囲で同じメンバーにしたことで、患者にとって安心できる生活環境の提供を強化できた。
- このように治療の開始と併行して、患者の生活環境を慣れ親しんだ環境に近づけるというせん妄ケアを早期から実施したことで、せん妄の重症化・遷延化を回避でき、患者が入院前と同じ生活に戻り、がん薬物療法を継続できることにつながったと考える。

[御園和美]

引用文献
1）日本癌治療学会 編：制吐薬適正使用ガイドライン，第 2 版，金原出版，2015.

参考文献
1）特集 せん妄をめぐる最近の動向，精神医学，60（3）：223-262，2018.
2）西村裕美子：化学療法，がん看護，20（5）：519-522，2015.
3）森本悦子：高齢者へのセルフケア支援，がん看護，19（2）：221-224，2014.
4）濱口恵子，本山清美 編：がん化学療法ケアガイド―治療開始前からはじめるアセスメントとセルフケア支援，改訂版，中山書店，2012.
5）山田律子ほか 編：生活機能からみた老年看護過程＋病態・生活機能関連図，第 3 版，医学書院，2016.
6）日本医薬品集フォーラム 監修：日本医薬品集 2019 年版医療薬，じほう，2018.
7）藤澤大介，横尾実乃里：高齢者のせん妄の機序，日本老年医学会雑誌，51（5）：417-421，2014.
8）町田真弓：がん患者の急性増悪―おやっと感じた数分で起こること 化学療法後の感染に伴う高熱に関連した循環動態の変調とせん妄，がん看護，23（1）：47-50，2018.

認知症にせん妄が合併した場合

がん薬物療法に伴うせん妄：FOLFOX療法（5-FU）

ケアのポイント

1. せん妄の要因となる口腔粘膜障害により引き起こされる脱水を抑える

- FOLFOX療法★1で使用するフルオロウラシル（5-FU）は、重篤な口腔粘膜障害を起こす可能性が非常に高い。
- 口腔粘膜障害が及ぼす経口摂取量の減少に伴う脱水や電解質異常などを起こさないようにする。
- 複数の因子による脱水の症状が出現していないか、観察する（皮膚や口腔内の乾燥、頻脈、バイタルサイン）。

2. 口腔粘膜障害の予防を意識したセルフケアを支援する

- 治療開始前より、患者・家族（またはキーパーソン）から使用薬物や在宅環境に関する情報収集を行う。
- 治療開始前から、患者・家族に口腔ケアを開始することの必要性を指導する。
- 治療開始前から口腔状態を観察する。また、可能な限り治療前に歯科受診を推奨し、歯垢などのクリーニングや義歯の調整、その他必要な治療を行っておく（医科・歯科連携開始）。
- フルオロウラシル（5-FU）の有害反応である口腔粘膜障害について、Eilers OAG★2（口腔アセスメントガイド）などの判定基準を用いて評価する。また、患者・家族や訪問看護師とOAG評価およびケアプロトコールを共有する。
- 経口摂取量を観察する。
- せん妄の発症リスクについて評価する。

3. 社会資源を活用する

- 高齢者世帯や独居の患者には、社会保険制度などの社会資源を活用

★1：FOLFOX療法
大腸がん化学療法の標準治療レジメンの1つ。フルオロウラシル（5-FU）、レボホリナート、オキサリプラチンの3剤を併用して用いる。FOLFOXに分子標的薬を追加したレジメンもある。

★2：Eilers OAG
Eilers Oral Assessment Guide. がん治療患者の口腔内の状態を評価するためのアセスメントツール。1980年代に米国で開発された。8項目を各1〜3点で評価し、合計点によって口腔ケアプロトコール1（8点＝正常）、2（9〜12点＝軽度の機能障害）、3（13点以上＝中度〜重度の機能障害）に分類する。

B 認知症にせん妄が合併した場合　119

して、安全に治療が継続できるようにする。また、訪問看護を導入
し、有害反応への対応を行う。
- 社会資源の活用が難しい場合は、外来からの電話訪問などを活用し
て、上記の支援を行う。

> Gさん、75歳、女性。横行結腸がんで手術を行ったところ、肝
臓への多発転移が認められたため、術後より FOLFOX 療法が開始
となった。夫は2年前より施設に入所しており、Gさんは独居であ
る。一人暮らしを始めた頃より認知症を発症していたが、ヘルパー
や近くに住む娘の支援を受けて、自力でなんとか生活していた。
>
> ・・
>
> **経過** ▶ FOLFOX 療法ではクリニカルパスが適応されているため、
> Gさんは Day 6 で自宅退院となった。退院時、食欲低下 Grade 2、
> 吐き気 Grade 1 程度がみられていた。入院中、口腔のセルフケアを
> たびたび忘れていることがあったため、看護師がそのつど促すと、
> 「そうだったね」と話し、自分で歯磨きと含嗽をきちんと行えていた。
> 口腔内の状況は、乾燥が軽度みられていたが、OAG 評価で9点と
> 比較的よい状況で自宅退院となった。
>
> 　退院後、Day 8 に訪問看護師が訪問し、Gさんの口腔状態を観察
> すると、食物残渣が多くみられ、口腔ケアができていないことがう
> かがえた。また、口腔ケア後に観察すると、軽度の発赤がみられた。
> 口腔ケアの際に「しみるね」と苦痛様の表情をしていたが、ゆっくり
> 促すと、なんとか自身でケアを終えることができた。

支援のポイント

前述の「ケアのポイント」を活用して、支援を実施する。

1. 退院後、口腔粘膜障害の予防ケアの継続を促すとともに、出現した際の対処方法をキーパーソンに指導しておく

- 抗がん薬により様々な有害反応が起こるため、口腔ケアは患者やキ
ーパーソンによっては、その重要性を低く受け止めていることがあ
る。しかし、口腔粘膜障害により経口摂取量が低下し、それに伴い
脱水や電解質異常、また場合によっては Performance Status（PS）の
低下を引き起こす。これらが抗がん薬の治療継続の困難につながる
ことを説明する。
- 5-FU による口腔粘膜障害は Day 7 前後より出現し、同時期より骨
髄抑制に伴う白血球・好中球の減少がみられる。口腔内も易感染状

表｜治療に沿ったケアの流れ

化学療法	治療前	Day 1	Day 7	Day 14	退院
身体症状	可能な限り、医科・歯科連携を活用	吐き気	好中球減少 貧血 粘膜障害		
せん妄 リスク					

	Step 2.5 せん妄ハイリスク対応	Step 3　せん妄対応
ケアの ポイント	**ケアのゴール** □せん妄の予防、早期発見・早期対応に 　つなげる □患者・家族が安心して過ごせる	**せん妄の見通し** □回復が期待できる可能性が高い **ケアのゴール** □患者が安全に、苦痛なく過ごせ、昼夜のリズムがとれる □セルフケアができる □コミュニケーションがとれる
	せん妄の早期発見 ――――――→ Step 2 症状の観察 □注意力の欠如 □急性発症もしくは症状の変動 □意識レベルの変容 □思考の解体 見当識障害、危険行動、療養上の指示が通じない、幻覚・錯覚、精神・身体活動の鈍さがないかチェック	**せん妄の早期発見** Step 2 症状の観察 □注意力の欠如 □急性発症もしくは症状の変動 □意識レベルの変容 □思考の解体 訪問看護や家族と連携をとりながら、見当識障害、危険行動、療養上の指示が通じない、幻覚・錯覚、精神・身体活動の鈍さがないか確認
	せん妄の予防 ――――――→ □疼痛コントロール □脱水予防 □離床を促す □ベンゾジアゼピン系薬剤の使用を控 　える	**せん妄の原因のアセスメント** Step 3 患者の苦痛、せん妄の要因となる原因をアセスメント 　し、除去 □脱水（口腔内の乾燥、頻脈の有無、尿量） □電解質の異常（経口摂取量の状況を確認） □疼痛 Step 3 薬 □せん妄の原因となるベンゾジアゼピン系薬剤の使用を避け 　る □抗精神病薬の使用の検討
	安心できる環境づくり ――――――→ □患者・家族にパンフレット「せん妄を 　予防するために」を用いて説明 □患者から見えるところにカレンダー 　や時計を設置	**安心できる環境づくり** Step 3 心 □患者・家族にせん妄の認識や思いを確認し、パンフレット 　「せん妄とは」を使用し、現在の状態の原因と対応について 　説明 □患者から見えるところにカレンダーや時計を設置 □患者がわかりやすいようにスケジュールなどを紙で説明 □家族や友人などとの定期的な面会
	安心できる環境づくり ――――――→ □安全な環境づくり □危険物の確認（状況を見ながら預かり 　を検討）	**安心できる環境づくり** Step 3 環境 □すべりにくい履物にするなど転倒・転落予防のための環境 　をつくる □危険物の預かり □日中の活動を促す。必要時は1日や週のプランを立てて、リ 　ハビリやセルフケアを行えるように支援 □いつも使用しているメガネや補聴器の使用を促す

B　認知症にせん妄が合併した場合　121

態へと移行していくため、急速に口腔内の状況が悪化する恐れがあることを説明し、対応方法を指導しておく必要がある。

2. 訪問看護師と連携してセルフケア支援を行う

- Gさんは口腔ケアのセルフケアができておらず、また口腔粘膜症状が出現しても、自身での対処ができていなかった。
- 本事例の場合、上記の状況は予測された事態である。そのため、訪問看護師やヘルパーに、Gさんに起こり得る口腔粘膜障害、またそれに伴う経口摂取量の減少や脱水症状の出現をあらかじめ説明し、訪問日や時間の調整を行う必要がある。加えて、24時間の定期的な有害反応のモニタリングを計画し、キーパーソンの支援を強化する。これにより、脱水によるせん妄症状の初期対応をスムーズに行うことができる。
- 退院後は、一時的に特別訪問看護指示書[★3]などを活用して、できる限り毎日訪問看護を入れられるように計画する。

★3：特別訪問看護指示書
訪問看護の回数は原則週に3回であるが、急性増悪や終末期などの事由により頻繁な回数の訪問看護が必要と主治医が判断した場合は、「特別訪問看護指示書」が発行され、週4日以上（回数制限なし）訪問することができる。

3. せん妄症状発症時のスムーズな対応と受診行動につなげる

- 脱水を直接因子とするせん妄の予防は、看護ケアの強化により重症化を防ぐことができる。本事例では、日々の食事摂取量、バイタルサインの変化、尿の性状・量、口腔・皮膚の乾燥状況などをきめ細やかに観察する。特に、Day 7前後からDay 21までの期間の看護ケアを強化することが重要である。
- 上記の対応によっても脱水症状の軽減が困難な場合は、早期に受診してもらい、脱水の評価と輸液の実施を計画する。

4. キーパーソンと訪問看護師の連携を強化する

- Gさんの食事摂取状況やバイタルサイン、口腔内の状況などについて、キーパーソンと訪問看護師間で連携ノートなどを作成し、細かく情報共有を行う。

参考文献
1）小川朝生：自信がもてる！ せん妄診療はじめの一歩—誰も教えてくれなかった対応と処方のコツ, p.170-171, 羊土社, 2014.
2）特集 がん患者のせん妄—予防・早期発見・ケア, がん看護, 20(5), 2015.
3）特集 がん患者のセルフケア支援—術後生活の質向上のために, がん看護, 20(3), 2015.
4）上村恵一ほか 編：がん患者の精神症状はこう診る 向精神薬はこう使う, じほう, 2015.
5）三嶋秀行 監修：そのまま使える がん化学療法患者説明ガイド, メディカ出版, 2015.

［モーエン智子］

がん薬物療法に伴うせん妄：
頭頸部がんにおける化学放射線療法

ケアのポイント

1. 化学放射線療法（CRT）開始前に、心身の状態を良好に保持するような支援体制を整える

- 頭頸部がん患者は、治療前から経口摂取量減少による低栄養状態と脱水を生じていることがある[1]。
- 感染の要因となるう歯や口腔内不衛生などは、治療前に歯科処置をしておく[★1]。
- 介護支援は得られるかなどを患者・家族とよく話し合い、個々に合わせた支援を多職種協働で検討しておく[3]。

2. 化学放射線療法（CRT）による有害反応およびせん妄のリスクを抑える[★2]

- 喉頭や下咽頭の局所進行がんに対する標準的な CRT は、放射線照射 66 〜 70 Gy（5 週間）＋シスプラチン（CDDP）（3 週間ごと）である。腎機能障害を有する場合は、分子標的薬セツキシマブ（Cmab）を併用した放射線療法（Bioradiation Therapy；BRT）で治療が可能である[4, 5]（図 2-B-3-3-1）。
- CRT では Grade 2 〜 3 の有害反応が必発する。認知症患者においては症状の表現や服薬ケアの遂行が困難な場合があり、有害反応が重症化する可能性がある。
- CDDP 投与に伴う悪心・嘔吐、骨髄抑制による発熱などに伴う脱水や電解質異常が出現していないか、確認する。
- Cmab や放射線照射による口腔粘膜障害に伴う経口摂取困難や誤嚥、二次感染、疼痛の有無を確認する。
- 治療そのものや、皮膚炎・粘膜炎・倦怠感などの症状、症状を予防緩和するためのケアの実施など、対応すべき事象の多さから患者に混乱が生じていないか、確認する。

★1
がん治療中のう歯や歯周病などは、潜在的な感染リスクである[2]。骨髄抑制時期や粘膜炎悪化時に急性化し、全身感染症に進行すると、循環動態の変調をきたして、せん妄を起こすことがある。

★2
有害反応の発生を避けることはできないが、せん妄を起こさず治療完遂するためには、有害反応を予測し、重症化させないケアが必要である。

- 疼痛コントロールのための症状マネジメントを行う。★3

表 2-B-3-3-1 | 治療に沿ったケアの流れ

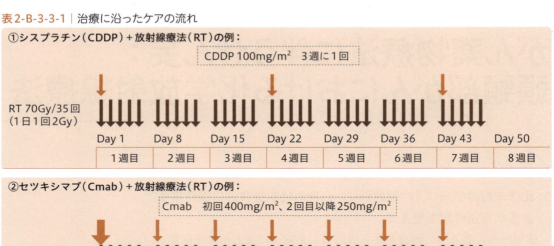

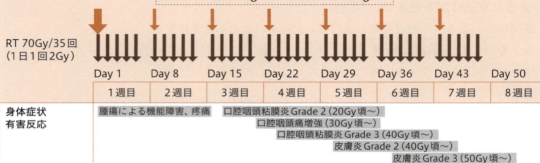

身体症状 有害反応	腫瘍による機能障害、疼痛 口腔咽頭粘膜炎 Grade 2（20Gy頃〜） 口腔咽頭痛増強（30Gy頃〜） 口腔咽頭粘膜炎 Grade 3（40Gy頃〜） 皮膚炎 Grade 2（40Gy頃〜） 皮膚炎 Grade 3（50Gy頃〜） 骨髄抑制（CDDP） 骨髄抑制（CDDP） ざ瘡様皮疹（Cmab） 手足指の乾燥・亀裂・爪囲炎（Cmab）
せん妄リスク	

Step 1　せん妄ハイリスク対応	Step 2　有害反応への対応 ・放射線や使用される薬剤による有害反応を予測する	Step 3　疼痛・栄養不良・易感染状態への対応 ・有害反応が増強し、疼痛・栄養不要・感染などが起こるとせん妄のリスクが高くなる
ケアのゴール □治療が継続できるよう身体状態を整えておく □安心して治療を受けられる せん妄の予防 6) □歯科処理 7) □予防的胃瘻造設 □CRTについてオリエンテーション □孤独・不安・拘束を避ける ・家族の協力を得る □多職種での支援検討	ケアのゴール □皮膚炎（Cmabの場合はざ瘡を含む）、口腔咽頭粘膜炎が最小限となるケアを実施し、治療完遂を目指す 8), 9) ・皮膚の清潔、観察、保護 ・口腔清潔、乾燥対策 ・栄養状態を評価（体重減少など）し、食事形態の変更や微量元素を含む補助食品を検討する せん妄の予防 6) □点滴や胃瘻チューブの適切な管理を行う □活動と休息のバランスを保つ □嚥下リハビリテーション □療養環境を整える	ケアのゴール □皮膚炎・粘膜炎の悪化に伴う疼痛、嚥下障害、二次感染を起こさない せん妄の予防 6) □バイタルデータ、血液データ、症状などの観察を行い、可能な補正に努める ・適切な鎮痛薬の選択、リドカイン入り含嗽水の使用、オピオイドの使用および有害反応の観察 ・排便コントロール ・感染徴候（体温、CRP高値）の観察と出現時の抗菌薬の投与 □在宅へ向けた指導、連携

3. せん妄の早期発見・予防を含めた有害反応のケア

▪ 栄養の維持：BMI・体重などの評価、予防的胃瘻造設、悪心・嘔吐対策、食事の工夫を行う。

▪ 口腔粘膜障害および口腔内感染の予防：患者にケアの必要性の説明（ブラッシング、清掃）とケアの一部代償を行う。嘔気や倦怠感のためケアができていないことが多いので、医療者の介入が必要である（保湿、ケア、歯科衛生士の介入、含嗽・飲水励行、口腔チェック）。

▪ 誤嚥予防のため、言語聴覚士（ST）による嚥下訓練や理学療法士（PT）による排痰訓練・運動を取り入れる。

▪ 口腔粘膜障害が増強する 20 Gy 以降は、鎮痛薬や栄養経路変更を考慮する。

▪ 治療開始後に重度の有害反応を認めた場合は、早期に治療方法を見直すことを医師や患者・家族と相談する。

★3
治療前から腫瘍痛を有する場合が多い。鎮痛薬開始時は薬剤性のせん妄に注意が必要である。

W さん、70 歳代、男性。中咽頭がん（T3N1M0）の Stage Ⅲ、Performance Status（PS）1。CDDP 併用放射線療法を受けている。入院中は妻が面会に来ている。食事や排泄は自立しており、自分の意思を伝えることは可能である。

経過 ▶ W さんの治療は、本人の意思表示と家族の強い希望に加えて、内科的疾患がなく PS が保たれていることと治療体位の保持が可能なことから、CDDP 併用放射線療法が選択された。看護師や医師による有害反応の観察、セルフケアの一部代償、ST による嚥下訓練が計画された。

W さんと妻に、軟膏塗布や含嗽などのケアのオリエンテーションを実施した。W さん 1 人ではケアを行うことはできなかったが、傍らで看護師や妻が具体的に説明すると、実施できていた。

放射線照射 30Gy を過ぎた頃より嚥下時痛が出現したため、アセトアミノフェン投与による疼痛コントロールを開始したがうまくいかず、経口摂取や口腔ケアを拒否し、水分・食事摂取量低下による脱水と腎機能低下を認めたため、胃瘻による経管栄養を開始した。

40Gy を照射した夜、同室者から「W さんがトイレで動けなくなっている」とナースコールがあった。W さんは尿失禁した状態で、看護師の声かけに対して「お母さんはどこに行った？ お風呂に入れますか？」などと言い、失見当識を認めた。医師の診察では目立った外傷はなかったが、38 度の発熱もあり、せん妄と判断され、クーリングと輸液、抗菌薬の投与が開始された。

意識するポイント
① 治療について倫理的な意思決定ができているか。
② 薬剤や照射部位から有害反応を予測する。
③ 患者自身のセルフケア能力を評価し、必要な支援を検討する。

CDDP は 2 クールで終了し、放射線照射は発熱が治まるまでの 3 日間休止後に再開した。その後はせん妄の出現はなく、放射線療法単独で治療を終了した。

支援のポイント

1. 使用される薬剤や照射される治療部位から有害反応を予測し、多職種での支援を検討する

- 頭頸部がん患者は、喫煙や飲酒歴とそれに関連した慢性疾患や腫瘍による嚥下障害、疼痛などを有していることが多い。さらに CRT では Grade 2 ～ 3 の有害反応が必発するが、認知症患者においては症状の表現や服薬ケアの遂行が困難な場合があり、有害反応が重症化して経口摂取量減少による低栄養状態と脱水、易感染などからせん妄を起こしやすい状態にある[1]。そのため、治療ができる身体状況か、治療後も含めてどのように過ごしたいと考えているか、介護支援は得られるかなど、患者・家族（代理意思決定の場合も含めて）とよく話し合い、個々に合わせた支援を多職種協働で検討しておく必要がある[3]。
- 口腔や咽頭が照射野に含まれる場合、口腔粘膜障害は必発である。W さんは疼痛コントロール不足や感染による発熱と脱水が重なり、血圧低下とせん妄が出現したと考えられる。
- 有害反応は予測可能なため、早期からの栄養サポートチーム（NST）の介入や、緩和ケアチームによる疼痛コントロール評価を行う必要があったといえる。

2. 有害反応を最小限にし、疼痛・栄養不良・易感染状態への対応をはかる

- W さんは骨髄抑制による易感染状態に加えて、口腔粘膜障害による疼痛から口腔ケア不足が生じており、感染しやすい状態になったと考えられる。
- 疼痛コントロール不足やストレスは認知機能を低下させ、せん妄への移行リスクが上昇する。また、感染はせん妄の直接原因となる。
- 治療開始後に重度の有害反応やせん妄を認めた場合は、早期に治療の中断を含めて治療方法を見直すことを、医師や患者・家族と相談する必要がある。

引用文献

1）VanderWalde, N.A. et al. : Treatment of older patients with head and neck cancer : a review, Oncologist, 18（5）: 568-578, 2013.
2）上野尚雄：口腔管理（口腔ケア）の実際, 日本臨牀, 75（増2）: 1507-1511, 2017.
3）藤井博文：頭頸部癌の薬物療法：概論, 日本臨牀, 75（増2）: 167-173, 2017.
4）平野 滋：頭頸部癌の治療の変遷と最新のトピック, 京都府立医科大学雑誌, 126（9）: 591-600, 2017.
5）上田百合, 田原 信：根治切除不能局所進行頭頸部扁平上皮癌に対する治療, 日本臨牀, 75（増2）: 1421-1426, 2017.
6）松井正典：高齢者の放射線療法. 大西 洋ほか 編著：がん・放射線療法2017, p.92-99, 学研メディカル秀潤社, 2017.
7）野中雅人：頭頸部がん患者の放射線療法に伴う急性期有害事象に関するプロトコルの検討, 日本がん看護学会誌, 29（2）: 71-78, 2015.
8）岩崎房子：認知症高齢者等せん妄ハイリスク者に対するケア—在宅療養における看護師および介護職による早期介入に関する一考察, 鹿児島国際大学福祉社会学部論集, 36（1）: 1-15, 2017.
9）日本がん看護学会教育・研究活動委員会コアカリキュラムワーキンググループ 編：がん看護コアカリキュラム日本版—手術療法・薬物療法・放射線療法・緩和ケア, p.275-291, 医学書院, 2017.

参考文献

1）飯野京子, 綿貫成明 編：老いを理解し, 実践に活かす 高齢がん患者のトータルケア—2025年問題を見据えて, p.140-163, 南江堂, 2016.
2）高野 学ほか：高齢者頭頸部癌におけるセツキシマブ併用IMRT療法の有効性と安全性に関する検討, 頭頸部外科, 25（3）: 395-401, 2015.
3）西野 宏：高齢者の癌治療, 頭頸部外科, 26（2）: 169-174, 2016.
4）丹生健一ほか 編：頭頸部がんの化学放射線療法, p.241-253, 日本看護協会出版会, 2015.
5）高松俊輔ほか：頭頸部がん患者の現状と治療—75歳以上の症例について, 日本耳鼻咽喉科学会会報, 121（8）: 1079-1087, 2018.
6）VanderWalde, N. et al. : NCCN Guidelines Insights : Older Adult Oncology, Version 2. 2016, J Natl Compr Canc Netw, 14（11）: 1357-1370, 2016.

［戎谷明日香］

認知症にせん妄が合併した場合

B/3

がん薬物療法に伴うせん妄：
ティーエスワン®（テガフール・ギメラシル・
オテラシルカリウム配合）

ケアのポイント

1. せん妄発症リスクの評価

- ティーエスワン®（テガフール・ギメラシル・オテラシルカリウム配合）の有害反応（骨髄抑制、下痢、食欲不振、悪心、倦怠感、味覚障害、白質脳症による精神神経障害[1]など）や随伴症状[2]について、とらえておく。
- せん妄の準備因子である年齢、認知症の程度やその前駆状態をDELTAプログラム（p.53参照）などを用いて評価する。
- ADLおよびIADL（手段的日常生活動作）、治療に伴う環境や日常生活パターンの変化を患者・家族から情報収集する。
- せん妄の準備因子および治療に伴う誘発因子、直接因子となり得る発症リスクをアセスメントする。

2. 予防的対応

- 医療チームで療養環境や治療内容に関する情報共有および連携を行い、多方面からせん妄の早期発見に努める。
- 消化器症状や倦怠感などが持続する場合は、医師と相談の上、支持療法を用いて生活リズムを調整する。せん妄の発症リスクが高い場合は、有害反応に対する身体症状のコントロールができるよう、患者・家族にあらかじめ支持療法薬の使用方法や症状緩和の方策、感染予防対策、ティーエスワン®休薬や受診のタイミングについて、具体的に説明しておく。

3. 重症化予防

- せん妄を見逃すことによる遷延化や重篤化を防ぐため、有害反応と精神症状出現の好発時期や程度、期間について、患者・家族がモニタリングできるように指導する。
- せん妄に対しては、直接原因の除去と意識障害への治療（抗精神病薬）

[1]
骨髄抑制と消化管粘膜障害が重なった場合にみられる重篤な下痢は、せん妄の引き金となりやすい。

[2]
意識障害、見当識障害、傾眠、記憶力低下、錐体外路症状、言語障害、四肢麻痺、歩行障害、尿失禁、知覚障害等。

を併行させる。

4. 社会資源の活用

- 高齢者世帯や独居の患者などに対しては、必要に応じて介護保険制度などの社会資源を活用し、安全に治療ができるように調整する。

　Xさん、75歳、女性。膵臓がん術後（膵頭十二指腸切除術）、ティーエスワン®単剤による術後補助化学療法が開始となる。夫とは死別し、息子夫婦と同居している。息子夫婦は共に仕事をもっており、日中は留守になるため、週2回デイサービスを導入している。日常生活は自立しているが、軽度認知機能低下あり。服薬管理は嫁が日々、配薬カレンダーにセットするなどのサポートをしている。

経過 ▶ ティーエスワン®服用1クール目、Day 12頃より下痢が現れ、嫁から頓用のロペラミドを飲むよう促されていた。しかし、もともと便秘症で苦労していたXさんは、服用を最小限に抑えていた。

　Xさんは社交的な性格で、デイサービスへ行くことを楽しみにしていたが、下痢の持続により外出は極力避けるようになった。Day 15には下痢はGrade 3となり、食後の下痢を回避するため食事や水分摂取も控えていた。しかし、下痢は改善するどころか悪化する一方で、睡眠も不十分となり、徐々に活気が低下していった。息子夫婦は心配し、Xさんの自室を確認すると、これまできちんと整えられていた洗濯物や食器などが散乱していた。

　Day 16の夜、Xさんは「今から仕事に行く」と言い、そわそわしてつじつまの合わない言動が現れたため、息子はあわてて救急受診させた。診察の結果、ティーエスワン®の有害反応である下痢に伴う脱水、電解質異常と診断され、入院となった。

　入院後、MRI検査では白質脳症の存在はなく、精神科受診の結果、せん妄と診断されたため、ティーエスワン®を休薬するとともに、せん妄に対する治療が開始となった。

意識するポイント
① 抗がん薬治療（ティーエスワン®）とせん妄の関係を考える。
② 患者・家族のセルフケア状況をアセスメントし、支援につなげる。
③ 患者の服薬アドヒアランスを評価し、支援する。

✏ 支援のポイント

1. 患者・家族に有害反応に対する症状マネジメントや対処方法を指導し、セルフケア能力を強化する

- 下痢は、ティーエスワン®の有害反応として18.7%程度の患者にみられる。一般に高齢者は細胞内水分量の低下や代謝水の減少、渇中枢の感受性低下などから脱水に陥りやすい。また、経口摂取により

B 認知症にせん妄が合併した場合　129

表｜治療に沿ったケアの流れ

	投与開始	8日目	15日目	22日目
有害反応	悪心・嘔吐			
		下痢		
		骨髄抑制		
合併症	脱水・電解質異常			
		感染		
せん妄リスク				

Step 1　せん妄ハイリスク対応	Step 2　せん妄対応

Step 1　せん妄ハイリスク対応

ケアのゴール
- □せん妄の予防、早期発見・早期対応につなげる
- □患者・家族が自宅で治療を継続しながら安心して過ごせる

せん妄の早期発見
Step 1-1 症状の観察
- □注意力の欠如
- □急性発症もしくは症状の変動
- □意識レベルの変容
- □思考の解体

せん妄の予防
- □患者・家族にティーエスワン®服用の有害反応、コントロール方法、せん妄のリスクを説明
- □有害反応のコントロール
- □脱水予防
- □感染予防
- □日中の活動を促す
- □ベンゾジアゼピン系薬剤の使用を控える

安心できる環境づくり
- □患者・家族にせん妄のリスクや症状について紙を用いて説明
- □患者から見えるところにカレンダーや時計を設置
- □受診ごとに患者・家族のセルフケアの評価・指導
- □外出など気分転換活動の工夫

安心できる環境づくり
- □自宅での安全な環境づくり
- □危険物の確認（必要であれば、家族に、患者の手の届かない場所に危険物を除去してもらう）

Step 2　せん妄対応

せん妄の見直し
- □回復が期待できる可能性が高い

ケアのゴール
- □患者が安全に、苦痛なく過ごせ、生活のリズムがとれる
- □セルフケアができる
- □コミュニケーションがとれる

せん妄の早期発見
Step 2-1 症状の観察
- □注意力の欠如
- □急性発症もしくは症状の変動
- □意識レベルの変容
- □思考の解体

せん妄の原因のアセスメント
Step 2-2 患者の苦痛、せん妄の要因となる原因をアセスメントし、除去
- □ティーエスワン®の有害反応　　□脱水　　□電解質異常
- □感染　　□睡眠への影響

Step 2-3 薬
- □適切に支持療法や休薬が行えているか
- □せん妄の原因となるベンゾジアゼピン系薬剤の使用を避ける
- □抗精神病薬の使用の検討

安心できる環境づくり
Step 2-4 心
- □患者・家族にせん妄の経験や思いを確認し、紙を用いて原因、対応の説明
- □患者から見えるところにカレンダーや時計を設置
- □患者がわかりやすいように、入院や治療スケジュールを紙で説明
- □家族や友人の定期的な訪問

安心できる環境づくり
Step 2-5 環境
- □ベッドやオーバーテーブル、柵の位置など、転落・転倒予防のための環境づくり
- □ルート類の自己抜去予防、点滴刺入部を包帯で保護するなどの工夫
- □危険物の預かり
- □日中の活動を促す。必要時は1日や週のプランを立て、リハビリテーションやセルフケアを行えるように支援
- □いつも使用しているメガネや補聴器の使用を促す

下痢を誘発する場合には水分摂取を控える傾向にあり、さらなる脱水を引き起こす。

- 本事例でも、Xさんは高齢であり、ティーエスワン®の有害反応である下痢の出現に対して、便秘に傾くことを恐れ、ロペラミドを正しく服薬しなかったことで症状が遷延化してしまった。さらに、自己判断で食事や水分摂取を控えたことで、脱水が重症化し、せん妄発症の引き金になった。また、外出機会の減少や睡眠障害で生活リズムが崩れたことも、せん妄悪化を助長したと考えられる。今回、感染徴候はなかったが、併発していればさらに重症化していたと推測される。

- これらのことから、Xさんの認知機能に合わせて病気や治療についての正しい情報を提供し、キーパーソンである息子夫婦にも、下痢の出現する時期と対処方法（支持療法薬の使用や休薬、緊急時の受診方法など）について、説明用紙やパンフレット、治療日誌などを用いて理解を深められるよう指導する必要があった。

- また、症状をコントロールしながら、いつもの生活が維持できるように、具体的な知識や技術（ロペラミド服用後の便意が落ち着いているときの外出、外出先のトイレの確認とパッド類の使用など）を提案することも必要であった。

2. 社会支援を検討し、医療連携により治療をサポートする

- 高齢者が在宅で内服治療を継続する場合、有害反応の出現時に報告ができず、異常時の対応が遅れる可能性が高い。

- 本事例においても、Xさんは家族のサポートは得られているものの、日中は1人になることが多く、異常に気づきにくい状況であった。そのため、Xさんや家族が困っていることに対して具体的な選択肢を提案していくこと、例えば、訪問看護やヘルパー導入など在宅サービスの見直しや連携により、治療をサポートすることも検討できる。

参考文献
1）特集 がん患者のせん妄―予防・早期発見・ケア, がん看護, 20（5）, 2015.
2）大鵬薬品工業：ティーエスワン総合医情報サイト. https://www.taiho.co.jp
3）田中登美, 小川朝生 編：特集1 認知症をもつがん患者のケア, がん看護, 24（1）：1-34, 2019.
4）矢野和美：せん妄のハイリスクと発症の予防法, 緩和ケア, 26（2）：98-103, 2016.
5）萩野悦子：脱水. 北川公子ほか：老年看護学（系統看護学講座 専門分野2）, 第7版, p.110-112, 医学書院, 2012.
6）勝俣範之：Part 2 がん治療薬 知っておきたいポイント. 勝俣範之ほか 編著：がん治療薬まるわかりBOOK, p.46-47, 照林社, 2015.

［藤田かおり］

B 認知症にせん妄が合併した場合　131

B/3 認知症にせん妄が合併した場合

がん薬物療法に伴うせん妄：
分子標的薬（ゲフィチニブ）

ケアのポイント

1. がん治療期にある患者のせん妄の発症因子を押さえておく

▪ せん妄の発症因子には、直接因子・誘発因子・準備因子がある。がん化学療法を受ける患者には、腫瘍そのものの増殖による栄養障害から起こる低アルブミン血症、腫瘍が骨へ浸潤や転移することにより起こる高カルシウム血症など、様々なせん妄の要因が存在する。抗がん薬だけではなく、患者の背景因子や支持療法薬の使用などもせん妄の原因となる[1]。

▪ がんの治療期にある患者に対しては、治療開始時期にせん妄のリスク評価を行うことで、発症を予防するケアにつながる[2]。

2. せん妄の要因となる抗がん薬の有害反応を押さえておく

▪ せん妄の要因となる抗がん薬の有害反応には、骨髄抑制時の発熱、嘔吐・下痢などの消化器症状に伴う脱水、腫瘍崩壊症候群、電解質異常などがある。

▪ ゲフィチニブ（イレッサ®）[*1]の有害反応に伴うせん妄の要因として、下痢、肝機能障害、間質性肺炎（ILD：投与開始後4週間以内に好発）があげられる[3]。

▪ 高齢者においては、抗がん薬は可能な限り食後に服用する。飲み忘れた場合は、一度に2回分をまとめて服用しないように指導する[3]。

3. せん妄の早期発見・予防を意識したセルフケア支援を行う

▪ 事前に患者・家族（またはキーパーソン）から使用薬物や療養環境などに関する情報収集を行い、各薬剤に特徴的な有害反応と出現時期に基づく身体症状のアセスメントを行う。

▪ 同時に、せん妄の発症リスクについても評価する。有害反応と精神症状の出現のタイミングについて家族やキーパーソンから聴取して

★1：ゲフィチニブ（イレッサ®）
上皮成長因子受容体のチロシンキナーゼを選択的に阻害する内服抗がん薬、分子標的治療薬である。

おくと、せん妄の早期発見につながる。

- 消化器症状や倦怠感が持続する場合は、医師と相談の上、支持療法薬を用いながら生活のリズムを整える。
- せん妄発症のリスクが高い場合は、有害反応の出現を予測し、患者・家族が身体症状をコントロールできるように、支持療法薬の使用方法や症状を緩和する方法を具体的に説明しておく。

4. 社会資源を活用する

- 高齢者世帯や独居の患者には、介護保険制度などの社会資源を活用し、安全に治療が継続できるように訪問看護による見守りや身体症状の確認を行う。

> Jさん、72歳、男性、独居。非小細胞肺がん、腰椎に骨転移あり。手術適応はなく、ゲフィチニブ内服治療となる。肺がんに伴う咳嗽等の症状に加えて、骨転移に関連した疼痛があり、オピオイドによる症状緩和がはかられた。また、本人の要望で、便秘に対して下剤を服用していた。
>
> Jさんは独居であることから、内服薬は自己管理していた。食事摂取量は少ないが、食事等の日常生活は本人が営んでいる。通院時の支援は隣の市に住む長女が行っている。

意識するポイント
① Jさんは高齢で独居であるため、セルフケア習得が必須となる。

> **経過** ▶ Jさんはオピオイド内服に伴う便秘の予防のため、下剤の内服を習慣としており、ゲフィチニブ内服開始後も下剤の内服を続けていた。ゲフィチニブ内服開始後1週目頃より下痢が出現したものの、下剤の服用は中止せずにいた。
>
> 2週目の外来通院のため長女がJさん宅に出向いたところ、布団周囲にものが散乱しており、食事の後片づけや入浴、着替え等の整容もできていない状況であった。長女の声かけに対しても反応が乏しく、「ここ2～3日のことは覚えていない」と話し、動こうとしなかった。内服薬は残薬数があっておらず、正確に内服できていないことがうかがえた。

／支援のポイント

1. 在宅療養にあたって、有害反応が出現した際や異常時の対応方法をキーパーソンに指導しておく

- がん薬物療法を受ける患者には、腫瘍そのものの増殖による栄養障害から起こる低アルブミン血症、腫瘍が骨へ浸潤や転移することに

B 認知症にせん妄が合併した場合　133

表｜治療に沿ったケアの流れ

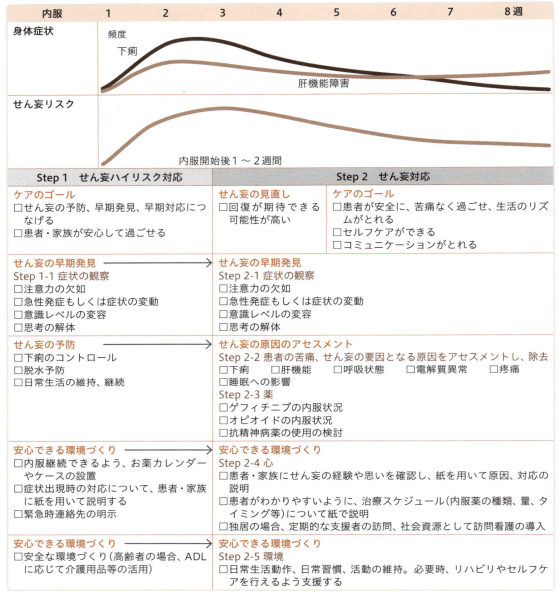

よる高カルシウム血症など、様々なせん妄の要因が多岐にわたって存在する。しかし、せん妄が発症しても、薬剤や感染症、代謝/電解質異常など要因が明らかになれば、治療が可能なことも多い[1]。

- 独居の高齢者が在宅で内服治療を継続する場合は、有害反応が出現した際に医療者に報告すべきかどうかの判断ができなかったり、報告自体ができなかったりして、異常時の対応が遅れてしまう可能性がある。また、好中球数減少や排便の変調がみられる時期には、予

定されていた外来受診行動さえもできなくなる状況が予測される。
- ゲフィチニブの有害反応として下痢は約11％の患者にみられる。本事例では、下痢の出現にもかかわらず、オピオイド内服に伴う下剤の服用を中止していなかったことで、下痢の増悪と脱水を引き起こした。オピオイド内服がせん妄の引き金になったと考えられる。

2. 服薬アドヒアランスの向上と異常時の受診行動の強化をはかる

- 本事例においては、キーパーソンである長女と本人に、内服治療開始後に下痢が出現する可能性があること、オピオイド内服に伴い便通に影響が出てくるため、下剤の服用は調整が必要なことを伝えておくべきだった。
- 長女に、Jさんに起こり得る有害反応と出現時期、対応方法をあらかじめ説明し、社会資源の導入等の検討をしておく必要があった。特に、ゲフィチニブ治療開始後は可能な限り患者の様子を確認できるようにサポートを強化することで、患者の服薬アドヒアランスを向上させるだけではなく、有害反応のモニタリングが可能となり、異常時には病院に連絡することや、受診するという行動の強化をはかことができる。

参考文献
1）西村裕美子：せん妄のケアの展開：化学療法, がん看護, 20（5）：521, 2015.
2）田中登美：治療期のせん妄ケアのゴール設定, がん看護, 20（5）：507, 2015.
3）遠藤一司 監修：経口抗がん薬ハンドブック, p.108-110, じほう, 2016.
4）赤瀬麻希：投与管理パパッと早わかり！がん化学療法 定番40薬剤"らくみえ"ケアノート, Yori-souがんナーシング, 8（1）：51, 2018.

［上杉英生］

支持療法薬に伴うせん妄： オピオイド

認知症にせん妄が合併した場合

B/4

ケアのポイント

オピオイド開始後の治療に沿ったケアの流れを**表 2-B-4-1-1**に示す。

1. オピオイドの効果や有害反応を十分理解し、ケアを行う

- オピオイドは鎮痛作用がある一方で、便秘、悪心・嘔吐、眠気、せん妄などの有害反応を引き起こす（**表 2-B-4-1-2**）。医療者の中で最も近くにいる看護師がこれらの知識を深め、有害反応の出現を予測的に観察する。
- オピオイドによるせん妄は、開始直後や増量のタイミングで出現することが多い。

表 2-B-4-1-1 | 治療に沿ったケアの流れ

<table>
<tr><th colspan="2"></th><th>入院時</th><th>入院3日目</th><th>入院5日目</th><th>入院12日目退院</th></tr>
<tr><td rowspan="2">疼痛</td><td>持続痛</td><td>（＋）</td><td>（－）</td><td>（－）</td><td>（－）</td></tr>
<tr><td>突出痛</td><td>（＋）</td><td>（＋）</td><td>（＋）</td><td>（±）</td></tr>
<tr><td colspan="2">せん妄</td><td>（－）</td><td>（＋）</td><td>（＋＋＋）</td><td>（－）</td></tr>
<tr><td rowspan="4">鎮痛薬</td><td>オキシコドン徐放錠
（オキシコンチン®）</td><td>10mg/日</td><td>30mg/日</td><td>10mg/日</td><td>10mg/日</td></tr>
<tr><td>エトドラグ（ハイペン®）</td><td>400mg/日</td><td colspan="3">→</td></tr>
<tr><td>プレガバリン（リリカ®）</td><td>50mg/日</td><td colspan="2">→ 75mg/日</td><td>→</td></tr>
<tr><td>オキシコドン速放製剤（散）
（オキノーム®）
（2.5mg/回）</td><td>3回/日</td><td>5～6回/日</td><td>6～7回/日</td><td>1～2回/日</td></tr>
<tr><td colspan="2">ケア</td><td colspan="2">●疼痛の初期アセスメント
●オピオイド開始、増量の効果をていねいに評価する
●オピオイド開始時、増量時のせん妄発症を予測的に観察し、早期に発見する
●オピオイド開始後、眠気増強、せん妄症状出現の場合は過量投与の可能性があるため、速やかに医師へ報告する</td><td colspan="2">●疼痛の継続アセスメント
●せん妄が発症した場合、せん妄の原因をアセスメントする
●オピオイドによるせん妄の場合、オピオイドの減量、種類の変更等を行う
●疼痛の特徴に応じた薬物療法、また、非薬物療法を再検討し、有害反応によるQOL低下を防ぐ</td></tr>
</table>

表2-B-4-1-2｜強オピオイドの比較

		モルヒネ	オキシコドン	フェンタニル
剤形	速放性製剤	末、錠、液	散	口腔粘膜吸収剤
	徐放性製剤	錠、散、カプセル	錠	貼付
	非経口剤	坐、注射	注射	注射
腎障害の影響		＋＋＋	±	－
有害反応	悪心	＋＋	＋	±
	便秘	＋＋	＋＋	±
	眠気・せん妄	＋＋	＋	±
	掻痒感	＋＋	＋	－

基礎実験での結果をもとに作成。オピオイドスイッチングなどの臨床研究からも同様の結果が想定される。
（余宮きのみ：ここが知りたかった緩和ケア（増補版）, p.13, 南江堂, 2016より許諾を得て改変し転載）

▪ オピオイド開始後に、数日間持続する眠気やせん妄が発症した場合は、過量投与の可能性がある。速やかに医師と情報共有を行い、投与量の減量、オピオイドの種類の変更を検討する。

2. せん妄が生じた場合は、何が原因を考える

▪ オピオイド使用中の患者が眠気やせん妄を発症した場合、オピオイドが原因とされやすいが、電解質異常（高カルシウム血症など）等の原因が隠れていることも多い。まずは「何が原因か」を考える。

▪ オピオイドによるせん妄は治療可能（可逆性）な場合も多いため、見逃がさないことが大切である。

3. ていねいな疼痛のアセスメントに基づいた薬物療法・非薬物療法を工夫し、せん妄の発症を予防する

▪ やみくもにオピオイドが増量された結果、せん妄発症にて疼痛の評価が困難な状態となり、疼痛マネジメントに難渋する場合がある。オピオイドによるせん妄発症を予防するためには、オピオイドの開始前、増量前後の疼痛を比較して、ていねいに疼痛をアセスメント[1]することが重要である。

▪ 持続痛（安静時痛）は緩和したが、突出痛（体動時痛など）や神経障害性疼痛が残存する場合は、オピオイドの増量だけでは疼痛緩和は難しく、せん妄などの有害反応が出現し、QOLを低下させることがある。疼痛の特徴を評価し、オピオイド以外の鎮痛補助薬の検討や、リハビリテーションなどの非薬物療法を工夫する。

[1] 痛みの部位・性状・パターン（持続痛や突出痛）、日常生活への影響の変化、疼痛緩和により日常生活が改善したか、眠気やせん妄などの有害反応により新たな苦痛が生じていないか、等。

　Rさん、77歳、男性。肺がん、骨転移（右大腿骨、骨盤）。化学療法および放射線療法にて経過観察中。

経過 ▶ 右大腿部骨転移による右下肢痛に対して、1年前に放射線の緩和的照射を行った。薬物療法としてエトドラグ（ハイペン®）400mg/日、プレガバリン（リリカ®）50mg/日が用いられ、痛みは緩和されていた。

　3〜4日前より疼痛が増強し、歩行困難となり入院となった。入院初日、オキシコドン徐放錠（オキシコンチン®）10mg/日が開始となるが、疼痛は緩和せず、レスキューとしてオキシコドン速放製剤（散）（オキノーム®）2.5mg 5〜6回/日を使用した。入院3日目にオキシコンチン®錠30mg/日に増量した。増量後、日中はうとうとしていることが多かったが、看護師が痛みの程度を確認しても、「痛みは同じだ！」と言うのみだった。一方、夜間に疼痛が増強し、「痛い、痛い！」と言って、立ったり座ったりを繰り返すため、オキノーム®散2.5mg 4〜5回およびゾルピデム（マイスリー®）錠10mgを使用し、朝方より眠り始める状態が続いていた。

　疼痛マネジメントに関して緩和ケアチームが介入を開始した。Rさんは傾眠であり、疼痛の特徴（部位、性質等）を確認するのは困難な状態であった。入院時の血液データに異常はなかった。せん妄の出現時期とオキシコンチン®錠の増量時期が一致していたことから、オピオイド過量によるせん妄の可能性があった。そこでオキシコンチン®錠を10mg/日に減量し、夜間にクエチアピン（セロクエル®）25mgを開始した。

　オピオイド減量後、Rさんは覚醒し、言語的に疼痛の特徴を確認できる状態となった。そして、持続痛は緩和しているが、突出痛（体動時、歩行時）に神経障害性疼痛が残存しているため、「痛みは同じだ」と表現していることがわかった。そこで、薬物療法としてプレガバリンを増量した。また、非薬物療法としてリハビリテーションを導入し、動作の工夫を行うことで、疼痛の増強なく歩行可能となり、退院することができた。

意識するポイント
①せん妄とオピオイドの関係を考える。
②有害反応によるQOL低下はないか、確認する。
③Rさんの疼痛に対して、オピオイドが有効か否かを考える。

支援のポイント

1. オピオイド開始・増量前後の疼痛の変化を継続的にアセスメントする

▪痛みが残っていると、痛みの程度を尋ねても、患者は「痛みは変わらない（同じだ）」と表現することはめずらしくない。本事例では、以下の特徴がみられる。①体動時・歩行時の「痛みは同じだ」との訴え。②持続痛は緩和している。③強い眠気がある。これらのアセス

メントを行うことで、オピオイド増量によるせん妄発症を予防できた可能性があったといえる。
- オピオイドにより疼痛は緩和したが、せん妄などの有害反応によりQOLが低下することは避けなければならない。
- 疼痛の治療中は、痛みの程度は患者の主観的情報のみに頼らず、客観的情報と併せてアセスメントすることが重要である。特に、せん妄を発症した場合は、患者の訴えと現状が一致しない場合も多い。入院中は患者の生活を24時間看ている看護師の観察が、在宅療養中の場合は家族からの情報収集が重要となる。

2. アセスメントに基づいた薬物療法・非薬物療法を工夫する

- がんの痛みは持続痛と突出痛が混在していることがある。特に骨転移による痛みの場合、持続痛（安静時痛）はオピオイドなどの鎮痛薬で緩和されることが多いが、突出痛（体動時痛）に対してオピオイドを増量すると眠気やせん妄を発症し、QOLを低下させることがある。このような場合は、骨転移の評価を慎重に行いつつ、リハビリなどの非薬物療法も検討する
- 疼痛緩和治療におけるリハビリは、体動時痛が伴う場合に有効である。本事例においても、患者が動き方の工夫をすることで、痛みなく動く方法を提供することができたといえる。

3. せん妄の早期発見・予防を意識した疼痛のセルフケア支援を行う

- 患者が痛みを医療者に伝えることの意義、つまり、せん妄などを予防できれば効果的な治療につながることを患者に伝え、患者が疼痛治療に積極的に参加できるよう支援する。
- 痛みの増強要因（時間帯、体動・体位など）を患者と確認し、レスキューの予防的な使用、リハビリの開始、補助用具の工夫、また気分転換活動など、痛みを和らげる方法を取り入れる。

参考文献
1）日本緩和医療学会緩和医療ガイドライン作成委員会 編：がん疼痛の薬物療法に関するガイドライン 2014年版, 金原出版, 2014.
2）Twycross, R.（武田文和, 鈴木 勉 監訳）：トワイクロス先生の緩和ケア処方薬—薬効・薬理と薬の使い方, 第2版, 医学書院, 2017.
3）余宮きのみ：よい質問から広がる緩和ケア, 南江堂, 2017.
4）日本リハビリテーション医学会がんのリハビリテーションガイドライン策定委員会 編：がんのリハビリテーションガイドライン, 金原出版, 2013.

［早坂利恵］

支持療法薬に伴うせん妄：ステロイド

ステロイドとは

- ステロイドとは、化学構造上にステロイド骨格を有する生命維持に必須のホルモンである。グルココルチコイド（糖質コルチコイド）、ミネラルコルチコイド（鉱質コルチコイド）、性ホルモン等に分類される。現在、治療薬として用いられているのは、グルココルチコイドの一種である。

- 一般的なステロイドとは、グルココルチコイド（糖質コルチコイド）のことをいう。副腎皮質で分泌されることから、副腎皮質ステロイドともいう。

- 主なステロイドの血中半減期と力価の比較および特徴を**表2-B-4-2-1**に示す。原則的に各ステロイド（内服薬）1錠に含まれるステロイド量は、健康成人の副腎皮質で分泌されるコルチゾール[★1]の1日量の約10mgと同等となっており、これが臨床上の投与量の目安とされている。

- ステロイドの作用は多岐にわたるが、主に抗炎症作用や免疫抑制作用を期待して使用される。抗浮腫作用なども知られているが、ほかにも多くの機序がある（**表2-B-4-2-2**）。しかし、エビデンスレベルは高くないものも多く、使用量とその効果が関係している場合も多い。

- ステロイドは経口投与後、ほぼ100％が消化管から吸収され、脂溶性なので広範囲の組織に分布する。ステロイドの種類によって結合する蛋白や結合力は異なる。

- ステロイドは主に肝臓で代謝され、腎臓から排出されるが、種類によっては代謝経路が異なる場合もあり、還元や酸化、抱合など様々な代謝を受ける。ステロイドの代謝速度や作用の強さは、血中半減期だけでは判断できない。

★1：コルチゾール
コルチゾールは副腎皮質から分泌される糖質コルチコイドで、医薬品としてヒドロコルチゾンとも呼ばれる。コルチゾールは様々な作用をもち、糖の代謝、タンパク質代謝、脂質代謝、骨の代謝など多くの生体内反応に関与している。主な作用として、抗炎症作用、免疫抑制作用、細胞増殖抑制作用、血管収縮作用などがあり、生体にとって必須のホルモンである。

表 2-B-4-2-1 | 主なステロイドの血中半減期と力価の比較および特徴

	糖質コルチコイド作用	鉱質コルチコイド作用	経口投与時の生体内利用率	血中半減期	効果持続時間	作用時間	等用量
ヒドロコルチゾン コルチゾール （ソル・コーテフ®）	1	1	96%	1.5時間	8～12時間	短時間型	20mg
プレドニゾロン （プレドニン®）	4	0.25	75～85%	3.5時間	12～36時間	中時間型	5mg
デキサメタゾン （デカドロン®）	25～30	< 0.01	78%	4.5時間	36～54時間	長時間型	0.5～1mg
ベタメタゾン （リンデロン®）	25～30	< 0.01	98%	6.5時間	24～48時間	長時間型	0.5～1mg

表 2-B-4-2-2 | ステロイドの生理・薬理作用と有害反応

	生理・薬理作用	有害反応
蛋白質・アミノ酸代謝～異化	● 筋蛋白分解・減少 ● 骨基質減少 ● 皮膚萎縮	筋萎縮、筋力低下 骨粗鬆症 皮膚線条
糖代謝～糖新生促進	● 血糖上昇	耐糖能異常、糖尿病
脂肪代謝～脂肪分解 コレステロール合成促進	● 遊離脂肪酸上昇 ● コレステロール上昇 ● 体脂肪増加	脂質異常症 動脈硬化 中心性肥満
視床下部・下垂体系のフィードバック作用	● 下垂体・副腎の抑制	
骨・カルシウム代謝	● 腸管カルシウム吸収低下 ● 尿中カルシウム排泄増加 ● 骨芽細胞増殖、分化抑制、アポトーシス促進	骨粗鬆症
水・電解質代謝	● ナトリウム貯留 ● 降圧ホルモン活性低下	高血圧
炎症・免疫	● アラキドン酸カスケード抑制（プロスタグランジン、ロイコトリエン） ● 炎症性サイトカイン産生抑制 ● 接着分子発現抑制 ● 好中球・マクロファージ機能抑制 ● 抗体産生抑制	易感染性 免疫抑制

（田中廣壽, 吉川賢忠：ステロイドの作用機構. 山本一彦 編：改訂第3版ステロイドの選び方・使い方ハンドブック, p.20, 羊土社, 2018より改変）

薬物治療としてのステロイド使用

▪ がんによる病状およびがん治療に伴う有害反応に対して、ステロイドが用いられることは多い。特に疼痛、食欲不振、倦怠感、悪心・嘔吐などでの使用が主流である。疼痛に対しては、神経障害性疼痛、有痛性骨転移、頭蓋内圧亢進による頭痛、関節痛、管腔臓器（消化管、尿管）の閉塞による痛み、臓器の被膜の伸展による痛みなど、幅広い鎮痛効果をもつ。

B 認知症にせん妄が合併した場合　141

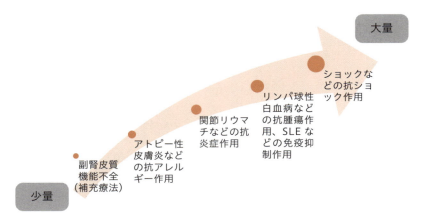

図 2-B-4-2-1 | ステロイドの作用と投与量の関係

- 近年は薬物治療として免疫治療が盛んになり、それらの有害反応に対してもステロイドが多く用いられるようになっている。[★2]
- ステロイドは、生命予後を予測しながら、メリットとデメリットを十分に考慮して使用することが原則である。総投与量と有害反応が相関する（図 2-B-4-2-1）ため、できるだけ長期投与とならないような使用が推奨されている。

[★2] 免疫治療の有害反応はこれまでの抗がん薬とは異なる有害反応対策が必要になる可能性がある。免疫関連の有害反応には、ステロイドパルス療法などステロイドを漸減する治療が用いられる。

ケアのポイント

1. せん妄の原因がステロイドの場合は積極的に使用を中止する

- せん妄の直接原因として、支持療法に用いるステロイドが考えられるときは、ステロイドの中止による治療反応はよい。
- 薬剤性せん妄と評価されたがん患者のうち、原因がステロイドのものは1/5程度を占めるという報告もある。ステロイドで期待する症状コントロールが他のもので代替可能な場合は、積極的に中止するべきである。

2. ステロイドの有害反応への対応

- ステロイドの有害反応として、せん妄、不眠、うつ病、消化性潰瘍、感染症、高血糖、筋力低下、満月様顔貌、口腔カンジダ、ニューモシスチス肺炎、皮膚障害、骨粗鬆症などに注意する。予後3か月以上が見込まれる場合は、減量・中止を検討する。
- 有害反応として、種々の精神症状（表 2-B-4-2-3）を呈することがある。ステロイドの種類や投与量、原疾患や病態のほか、併用薬剤等の複雑な要因が関連していることが多い。ステロイドによる精神症

表2-B-4-2-3 | ステロイドによる精神症状

躁うつ病様症状	多幸、爽快気分、躁的興奮、抑うつ、不快など
神経症様症状	不眠、落ち着きのなさ、不安、恐怖、集中困難など
統合失調症様症状	幻覚、妄想、せん妄、緊張病症候群、情動不安定、困惑、アパシー（感情鈍麻、無感情）、記銘力障害など

(恒藤 暁：系統緩和医療学講座 身体症状のマネジメント, p.88, 最新医学社, 2013 より改変)

状としては、多幸、壮快気分、焦躁感、落ち着きのなさ、不安、抑うつ、気分易変、ステロイド精神病といわれる幻覚・妄想のみられる精神疾患状態がある。

- ステロイドの有害反応としての精神症状は、せん妄と症状が類似している。その判別は、日内変動の有無や覚醒の程度などを指標として評価することもできるが、臨床的な診断は困難な場合も多い。ステロイドの使用中止や切り替えにより、症状の改善が期待できる。

ステロイド使用の際の留意点

1. ステロイドが適切な処方であるか、確認する

- ステロイドの使用にあたっては、適切な治療目標の設定と効果、有害反応のモニタリングが重要である。
- 治療対象とする原疾患の活動性を評価する（何を観察して治療効果を評価するか）。
- 予測される有害反応を想定し、ベースラインを把握して評価を行う。
- せん妄を助長するリスクがある不眠を予防するため、使用開始時は1日1回朝または1日2回朝・昼とし、夕方以降は投与しない。

2. 不適切な使用となっていないか、確認する

- ステロイドは用量・用法に幅があり、厳密なエビデンスがない場合も多いが、不適切な使用となっていないか、最小限の使用となっているか、常に確認が必要である。

症状別ステロイド使用時の対応

1. 倦怠感に対して使用する場合

- 倦怠感に対してステロイドは有効である場合が多い。デキサメタゾンの投与は、プラセボに比較して、がん患者の倦怠感とQOLを改善すると報告されている。
- しかしながら、ステロイド使用が不眠や筋力低下、高血糖を引き起こし、さらなる倦怠感の原因になる場合もある。その際は、ステロ

意識するポイント

①ステロイドの投与が、せん妄様症状の出現を感じた少し前や開始直後および増量のタイミングと一致していないかを確認する。

②ステロイドが、現在の全身状態に本当に必要かどうかを見極める。

③ステロイドが中断できない場合は、投与を継続しつつ、せん妄への治療・ケアを実施する。

B 認知症にせん妄が合併した場合 143

イドを減量・中止することで、それらの有害反応が改善し、むしろ
倦怠感が軽減する場合もある。

- 症状緩和に用いるステロイドが、さらなる症状の増悪やその他の不
快な症状の出現のリスクになっている場合もあることを念頭に置
く。ステロイド使用中の症状の変化には、十分なモニタリングが必
要である。
- ステロイドを急に中止すると、副腎皮質機能不全が生じることがあ
る。プレドニゾロン換算 20mg/ 日を 1 週間以上内服していた場合
は、漸減して中止することが望ましい。

2. 呼吸困難に対して使用する場合

- 呼吸困難の症状のうち、特に気道閉塞、上大静脈症候群、がん性リ
ンパ管症に対してステロイドの緩和効果があるとされている。
- しかしながら、ステロイド筋症により呼吸筋の筋力低下をもたらす
恐れがあるので、注意が必要である。

3. 頭蓋内圧亢進症状に対して使用する場合

- ステロイドにより頭蓋内圧亢進症状の改善が期待できる。ステロイ
ドの使用により、腫瘍周囲の浮腫が時間単位で改善し、数日内に最
大の効果が得られるとされている。
- 頭蓋内圧亢進症状自体がせん妄症状を呈することがあり、その他の
症状の確認が必要となる。鉱質コルチコイド作用による浮腫の増悪
を避けるため、デキサメタゾンを選択する。

4. その他

- ステロイドは不眠の原因となるため、夕方以降や 24 時間投与は避
けることが基本である。
- 漸増法に比較して、漸減法は効果判定が早いメリットがあるが、不
眠やせん妄などの有害反応に十分な注意が必要である。漸増法は有
害反応発現リスクが低いメリットがあるが、効果発現までに時間が
かかるため、個々の状態に応じて選択する。

参考文献
1）恒藤 暁：系統緩和医療学講座 身体症状のマネジメント, p.36-38, 最新医学社, 2013.
2）山本一彦 編：ステロイドの選び方・使い方ハンドブック, 改訂第 3 版, 羊土社, 2018.

[松森恵理]

認知症にせん妄が合併した場合

支持療法薬に伴うせん妄：ベンゾジアゼピン系薬剤

ケアのポイント

1. 入院前に患者がベンゾジアゼピン系薬剤を使用していたら、減薬もしくは別の薬剤に置換する

- 入院時に患者の持参薬を確認する。せん妄のリスク薬であるベンゾジアゼピン系薬剤があれば、減薬するか、別の薬剤に置換する。
- 国内で用いられるベンゾジアゼピン系・非ベンゾジアゼピン系薬剤を表 2-B-4-3-1 に示す。

表 2-B-4-3-1 ｜ 国内で用いられるベンゾジアゼピン系・非ベンゾジアゼピン系薬剤

分類	一般名	商品名	作用時間	半減期（時間）	用量（mg）
非ベンゾジアゼピン系	ゾルピデム酒石酸塩	マイスリー®	超短時間作用型	2	5〜10
	ゾピクロン	アモバン®		4	7.5〜10
	エスゾピクロン	ルネスタ®		5〜6	1〜3
ベンゾジアゼピン系	トリアゾラム	ハルシオン®		2〜4	0.125〜0.5
	エチゾラム	デパス®	短時間作用型	6	1〜3
	ブロチゾラム	レンドルミン®		7	0.25〜0.5
	リルマザホン塩酸塩水和物	リスミー®		10	1〜2
	ロルメタゼパム	ロラメット®エバミール®		10	1〜2
	フルニトラゼパム	ロヒプノール®サイレース®	中間作用型	24	1〜2
	エスタゾラム	ユーロジン®		24	1〜4
	ニトラゼパム	ネルボン®ベンザリン®		28	5〜10
	クアゼパム	ドラール®		36	15〜30
	フルラゼパム塩酸塩	ダルメート®	長時間作用型	65	10〜30
	ハロキサゾラム	ソメリン®		85	5〜10

（三島和夫 編：睡眠薬の適正使用・休薬ガイドライン, p.40, じほう, 2014 より改変）

2. せん妄発症時は抗精神病薬を使用し、ベンゾジアゼピン系薬剤は使用しない

▪ 患者がせん妄を発症したときは、抗精神病薬の使用を優先し、ベンゾジアゼピン系薬剤の使用は最小限にする。

3. 薬剤治療の開始前にせん妄の要因を特定し、対処する

▪ せん妄リスクがある患者には、薬剤治療を開始する前に、せん妄のリスク要因を特定し、その要因を取り除く。せん妄が発症した場合は、その原因治療を直ちに開始し、苦痛となる症状を緩和できるように調整する。

　Tさん、80歳代、女性。夫と死別し、一人暮らし。要介護1で、週2回ヘルパーの支援（食事や掃除などの家事支援）を受けている。

　昨年、夫が他界した後より、受診日を間違える、何度も同じことを電話で確かめるなどのもの忘れが目立ち始めた。半年前に近医内科で軽度認知症（MMSE 19/30；遅延再生 -3、逆唱の失敗 -4、場所の失見当 -3、3段階命令 -1）と診断され、ドネペジル（アリセプト®）5mgを内服している。また5年前より、眠れないときにエチゾラム0.5mg（デパス®）を内服している。

....

`経過` ▶ Tさんは咳嗽が1か月以上続き、倦怠感と食欲不振が続いていた。訪問ヘルパーが訪室すると、発熱と意識障害があったため、救急外来を受診し、肺がんの精密検査目的で入院となった。精査の結果、肺小細胞がん Stage IV、肝転移、骨転移（腰椎）L1圧迫骨折と診断された。

　入院後、発熱や持続する咳に伴い、呼吸困難感や倦怠感が強くなり、1日中臥床して過ごすことが増えた。しかし夕方になると看護師を呼び止めることが増え、「しんどくて怖い。そばにいて、お願い。さみしい……」とぼんやりとした表情で訴えた。何がつらいのかを聞いても、「さみしい、さみしい、眠れないからここにいて」と同じ内容を繰り返し訴えることが続いた。3日間このような状態が続いているため、持参薬のエチゾラム（デパス®）を与薬するが、1時間経過しても状況は変わらず、入眠困難な状況であった。そこで、不眠時にトリアゾラム（ハルシオン®）を与薬し、しばらく傍らで話を聞いていると落ち着き、入眠された。

　3時間後、大きな声がしたので訪室したところ、Tさんはベッド上に四つん這いになり、絡まったルート類を払いのけながら、「あ

んたらグルなんか。こんなことして！」と険しい表情で看護師にどなっていた。

支援のポイント

1. ベンゾジアゼピン系薬剤は、せん妄の主要な要因であることを認識しておく

▪ 持参薬や入院後の不眠時・不安時の頓用薬としてベンゾジアゼピン薬剤が使用されることが一般的であるが、この薬剤はせん妄の三大原因[★1]の1つである。

▪ 在宅で療養しているときは、身体疾患が安定している状態であればせん妄を引き起こすことは少ないが、Tさんは高齢で、認知症といった脳の脆弱性（器質因子）があり、多数の身体要因も重なっているため、すでにせん妄ハイリスクである。その状態でベンゾジアゼピン系薬剤を使用することは、さらにせん妄の要因を重ねることになり、せん妄の発症リスクがより高くなると言わざるを得ない。

▪ 本事例の場合は、Tさんの持参薬であるベンゾジアゼピン系のエチゾラムの継続使用は避け、不穏時・不眠時には鎮静作用や催眠作用のある抗精神病薬を選択することが推奨される。

2. せん妄発症時は抗精神病薬を使用し、ベンゾジアゼピン系薬剤は使用しない

▪ Tさんは、視線がぼんやりとして何度も同じことを言ったり、質問と違う答えが返ってくるなど、意識レベルの変化や注意障害が生じている様子が観察される。これは、もともとの認知症により認知機能が低下していることに加えて、せん妄が重なっている状態と判断できる。

▪ このような場合は、まず下記3の対応を行う。薬物療法としては、意識障害の改善目的に、クエチアピン25mgやリスペリドン0.5mgといった抗精神病薬を使用する。

3.「眠れない、さみしい」という言葉だけにとらわれず、せん妄の原因を特定し、睡眠に影響している要因を取り除く

▪ 認知症高齢者においては、記憶障害に加えて、遂行機能障害を伴うことが多く、体調の異変や苦痛を適切に訴えることにつながらずに、症状の早期発見や対処の遅れを生じることがある。

▪ 特に、せん妄時に意識障害を呈している状況では、身体の苦痛より

★1：せん妄の三大原因
脱水、感染（呼吸器、尿路）、薬剤（ベンゾジアゼピン系、オピオイドなど）。

B 認知症にせん妄が合併した場合　147

も"気持ちのつらさ"や"眠れない"ことを訴えるため、ベンゾジア
ゼピン系睡眠薬や抗不安薬投与の対象とされやすい。

▪意識障害が生じているときはせん妄を疑い、ていねいに身体のアセ
スメントを行って、不快や苦痛の原因を同定し、整えることが重要
である。Tさんのケースでは、腫瘍や骨転移による内臓痛や体性痛
の存在が予測されることや、感染症による発熱、持続する食欲不振
による脱水など身体的苦痛への対応が急がれる。

[柴田明日香]

認知症にせん妄が合併した場合

支持療法薬に伴うせん妄：H₂受容体拮抗薬

H₂受容体拮抗薬とは

- ヒスタミンは、中枢神経系において睡眠や覚醒に関与している神経伝達物質である。H₂受容体拮抗薬（H₂ブロッカー）[★1]は、胃の壁細胞にあるヒスタミンH₂受容体を遮断することによって胃酸の分泌を抑制し、食道や胃・十二指腸の炎症や潰瘍などの治療薬として広く使われている。
- H₂受容体拮抗薬は血液脳関門を通過することがあり、中枢神経系のH₂受容体を遮断することにより覚醒レベルを低下させるため、高齢者の認知機能の低下やせん妄のリスクにつながる。
- H₂受容体拮抗薬の多くが腎排泄型の薬剤である。腎機能障害がある患者や高齢者に対して投与する場合は薬剤代謝の遅延が生じる可能性があるため、注意が必要である。
- せん妄・認知機能障害の原因となり得るH₂受容体拮抗薬を表2-B-4-4-1に示す。せん妄状態がこれらの薬物過剰反応の1つとして出現した場合、投与中の薬物の中止・減量、および他剤へ速やかに変更する必要がある。

薬剤性せん妄を疑うときのポイント

① せん妄発生直後～3日以内に開始・増量した薬がないか？
② 身体への負担がかかっているときに[★2]、せん妄の原因となり得る薬剤[★3]

[★1] H₂受容体拮抗薬のHはヒスタミンの略である。

[★2] 発熱、炎症、肺炎、敗血症、下痢、脱水、電解質異常、ビタミン不足、呼吸不全、腎不全、肝不全などは身体への負担が大きく、せん妄の直接因子となりやすい。

[★3] オピオイド、ベンゾジアゼピン受容体作動薬、ステロイド、H₂受容体拮抗薬、抗けいれん薬、抗ヒスタミン薬、抗コリン薬など

表2-B-4-4-1 | せん妄を引き起こしやすいH₂受容体拮抗薬

一般名	商品名	備考
ラニチジン塩酸塩	ザンタック®	腎排泄型
ファモチジン	ガスター®	腎排泄型
ニザチジン	アシノン®	腎排泄型
ラフチジン	プロテカジン®	肝代謝型
シメチジン	タガメット®	中枢への移行が高い

を使用していないか？

L さん、85 歳、男性。胃がん、慢性腎不全、軽度認知障害。妻と二人暮らし。ペットの猫をかわいがり、相撲や野球のテレビを観て過ごしていた。介護度は要介護 1 で、メガネと補聴器を使用していた。

経過 ▶ 1 か月前より吐き気と胃部不快感が出現し、食欲不振と黒色便がみられるようになったため、全身の精密検査目的にて入院となった。入院時の採血データでは、炎症反応の上昇、貧血、ナトリウムの低下が認められ、禁食および 24 時間の末梢点滴（H_2 受容体拮抗薬含む）が開始された。

入院当日はぐったりと臥床していることが多かったが、夜間は頻尿により 1 ～ 2 時間ごとにトイレに行く姿がみられていた。会話の疎通性はよく、処置やケアにも協力的であった。

翌日の夕方頃から、視線が定まらず、いらいらした表情で落ち着かない様子があった。その日の深夜 2 時頃、L さんが突然裸足で廊下に出てきているところを看護師が発見した。「どうされましたか？」と尋ねると、「おしっこ、急がなきゃ！ 家に帰る」と会話のつじつまが合わず、あわてたようにエレベーター方向に歩いて行ってしまった。看護師が制止すると、表情は険しく、急に興奮して怒り出してしまった。メガネや補聴器は装着しておらず、点滴は自己抜針され、寝衣には血液が付着し、便・尿失禁していた。

注意すべき情報とアセスメント

- 本事例において注意すべき情報を以下に示す。
  - ・高齢、慢性腎疾患、軽度認知障害であること。
  - ・炎症反応の上昇、ナトリウム低下、貧血、低栄養、脱水など。
  - ・見当識障害、注意力の低下、感情の変化が 1 日の中で変動あり。
  - ・H_2 受容体拮抗薬が点滴内に混注されている。
  - ・点滴による行動制限や頻尿がある。
  - ・入院環境の変化
- せん妄発症のリスク因子（表 2-B-4-4-2）を評価する。
- L さんは高齢で、軽度認知障害、難聴、視力障害があり、炎症や貧血、電解質異常、慢性腎不全などの身体機能により予備・適応能力が減少している。そのため、環境の変化や薬物の影響を受けやすい状況にあったと考える。腎機能障害がある人に対して、腎排泄型

150　Part 2　認知症ケアの展開（入院〜治療期〜退院〜外来通院）

の H_2 受容体拮抗薬が投与されていたことで、せん妄が誘発された可能性がある。また、頻尿による断眠で睡眠覚醒リズムが乱れていた。夜中にトイレに行こうとしたが、場所がわからず間に合わなくて失禁してしまった。点滴していることも理解できず、邪魔なものとして自己抜針してしまったと考える。

表2-B-4-4-2 | せん妄発症のリスク因子

準備因子	●軽度認知障害 ●高齢
直接因子	**身体要因** ●慢性腎不全 ●貧血 ●ナトリウムの低下 ●脱水、低栄養 ●炎症反応の上昇 **薬剤要因** ●H_2受容体拮抗薬の投与
誘発（促進）因子	●環境変化：入院 ●感覚遮断：視力・聴力障害 ●不動化：点滴、安静 ●心理的ストレス：不安、緊張、さびしさ ●身体的ストレス：禁食、頻尿、下血 ●睡眠妨害要因：頻尿による不眠

支援のポイント

1. せん妄発症の直接因子への働きかけ

- 身体疾患の治療と薬物調整：ハイリスク薬剤である H_2 受容体拮抗薬を中止する。
- 全身状態の観察と身体面の苦痛症状（吐き気や下血、頻尿など）の改善をはかる。

2. せん妄の誘発（促進）因子への働きかけ

1 場所や時間の感覚を取り戻す環境調整

- 時計やカレンダーを見えるところに設置する。
- カレンダーや手帳などに、入院した日や予定を書き込んでおく。
- 1日の予定が理解しやすいように、大きな文字でわかりやすく用紙に記載する。
- 日常会話の中に、人、場所、日時、状況、季節を取り入れ、見当識を高める。
- メガネや補聴器を使用し、感覚遮断の要素を取り除くようにする。

2 生活リズムを整える環境調整

- 就寝・起床時刻を一定に保つように生活リズムを整える。
- 日中はカーテンを開けて太陽光を取り入れ、夕方は早めに点灯する。
- 消灯後は室内を真っ暗にせず、薄明りにし、遮音、温度調整を行う。
- 状態に応じた休息と活動のバランスが維持できるよう支援する（気分転換活動：相撲や野球中継をテレビで視聴、会話、散歩、清潔ケアなどを行い、日中起きている時間をつくる、など）。
- 頻尿による断眠予防として就寝前のトイレ誘導を行い、夜間の持続点滴の中止か、流量速度変更を検討する。

3 本人を尊重したコミュニケーション

- 間違いやつじつまの合わない会話であっても、大きな支障がなければ否定せずに聞き流す。

B 認知症にせん妄が合併した場合　151

- せかさず、ゆっくりと見守り、安心できるような態度・声の調子で接する。
- 尿・便失禁に対して、とがめたり羞恥心が増さないような配慮を行い、喜びや成功体験を増やしていけるような対応を心がける。
- 家族が持参したアルバムを見て、写真の思い出を語ってもらったり、ペットや趣味などの楽しい話題になるように心がける。

4 安全への配慮

- 刃物（ナイフ、ハサミ）、ライターなどは持参しないように家族へ依頼する。
- 観察しやすい病室への移床、ベッドの高さや柵の位置を工夫し、転倒・転落予防に努める。
- ベッドからトイレ、洗面所までの歩行ルートの環境整備に努める。

3. 家族への協力依頼

- ふだんの生活・活動状況や日課、趣味、興味があることなどを情報収集し、なるべく日常の生活に近づけられるような環境調整をいっしょに検討し、ケアプランに反映させる。
- 自宅で愛用している物や馴染みの物、ミニアルバムなどを持参してもらい、家族やペットの写真などを見えるところに置く。
- さびしさが増さないように、家族や面会者の面会を促す。

参考文献
1）山内典子：環境調整, 現実認知の促進, 看護技術, 57（5）：53-58, 2011.
2）稲田 健：病態生理と病因, 看護技術, 57（5）：9-16, 2011.
3）水上勝義：薬剤による認知機能障害, 精神神経学雑誌, 111（8）：947-953, 2009.
4）寺田整司：高齢者せん妄の薬物治療, 日本老年医学会雑誌, 51（5）：428-435, 2014.

［小川弘美］

認知症にせん妄が合併した場合

支持療法薬に伴うせん妄：
鎮痛補助薬（プレガバリン）

鎮痛補助薬とは

- 鎮痛補助薬は、緩和医療において神経障害性疼痛をはじめとするオピオイド抵抗性の痛みに対して使用される。主たる薬理作用には鎮痛作用を有しないが、鎮痛薬と併用することにより鎮痛効果を高め、特定の状況下で鎮痛効果を示す薬物である[1]。
- 現在、多くの鎮痛補助薬が使用されているが、抗けいれん薬であるプレガバリンは他の補助薬に比べて抗コリン性の有害反応が少なく、用量調節がしやすいことなどから、第一選択の1つとして推奨されている[2]。
- プレガバリンは有害反応に眠気やふらつき、浮動性のめまいなどがあり、腎機能低下により排泄が遅延されるため、高齢者や腎機能障害がある状況では投与量を調整する必要がある。また、疼痛による身体的苦痛などせん妄の誘発因子が存在する中で、直接因子となり得る薬剤でもあるため、使用の前後でせん妄対策は必須である。

ケアのポイント

1. せん妄の準備因子や直接因子となる鎮痛補助薬の有害反応について確認し、誘発因子となる不適切な感覚刺激を軽減する

- せん妄の準備因子には高齢や認知症、脳血管障害などがあるが、過去に鎮痛補助薬の使用によってせん妄を起こしたことがないか、確認しておく。
- プレガバリンの有害反応に眠気、めまい、ふらつきがあり、内服後1時間程度でT_{max}（最高血漿中濃度到達時間）となるため、あらかじめベッドを低くしたり、就寝前の1回投与から開始するなど、転倒・転落に対して予防を行う。
- プレガバリンの有害反応による口渇が不適切な感覚刺激となることがあるので、保湿などの口腔ケアをこまめに行う。

2. 疼痛アセスメントを適切に行い、薬剤の効果を評価する

- せん妄が起こっている間は物事を認識したり判断したりする力が低下しているので、疼痛コントロールを行いにくくなる。日中の比較的意識が清明なタイミングで、簡単でわかりやすい言葉を用いて確認し、表情や行動なども含めて疼痛アセスメントを行う。
- プレガバリンは低用量から開始し、徐々に増量するため、十分な効果発現には数日から1週間を要することを理解し、疼痛評価を行う。

3. 医師や薬剤師、緩和ケアチームと連携し、内服量やせん妄予防、せん妄が起こったときの対応について検討する

- プレガバリンは未変化体が尿中に排泄されるため、腎機能が低下している患者では血漿中濃度が高くなり、有害反応が発現しやすくなる恐れがある。そのため、血液データからクレアチニン・クリアランス（Ccr）値や推算糸球体濾過量（eGFR）値を確認し、薬剤を低用量から開始することを、医師や薬剤師、緩和ケアチームと連携して検討する。
- プレガバリンの初期用量は、添付文書上では150mg/日、朝・夕2回投与から開始となっている。しかし、患者の状態を多職種で多角的にアセスメントし、腎機能が低下している患者や高齢者には、有害反応の軽減を考慮して、25〜75mg/日に減量して開始するなど、用法用量について慎重に検討する。
- せん妄が起こった場合の対応について、疼痛アセスメントをもとに、プレガバリンを減量するか、または中止するか、抗精神病薬の投与を開始するかなど、医療スタッフで検討する。

4. 環境を整え、家族に説明する

- 昼間は日光を取り入れて室内を明るくし、適度な運動や刺激（テレビ鑑賞、会話など）を取り入れる。夜は適切な明るさを保ち、静かで安心できる環境づくりを行う。
- 鎮痛補助薬の使用目的や有害反応、せん妄のリスクについて、家族に説明する。
- 患者の混乱した会話であっても家族ならばわかることがあることを家族に伝え、どのようなことを話しているのかを医師や看護師に情報提供するなど、家族ができることを説明する。

Pさん、74歳、男性。直腸がん、肝転移、尿管浸潤、右水腎症。妻と二人暮らし。65歳まで会社で経理を担当していた。几帳面な性格。入院時血液データ：Ccr 102、eGFR 45

経過 ▶肝転移部の鈍痛のため、アセトアミノフェン 1,000mg/日、オキシコドン 10mg/日を内服していたが、腹部から腰部にかけて帯状にピリピリする痛みを伴うようになった。

Pさんは眠気を認めており、検査の結果、後腹膜浸潤による神経障害性疼痛と考えられたため、オキシコドンを増量せず、プレガバリンが夕方から開始となった。18時にプレガバリン 25mg × 2cap、計 50mg を内服した。22時頃に看護師が訪室した際は、「ここどこ？」「家かな？」などの発言が聞かれていた。

1時にトイレで大きな物音がしたため看護師が確認すると、Pさんが倒れているところを発見した。Pさんは水腎症のため下肢に浮腫があり、歩きにくい状態であった。トイレ移動の際はナースコールを押すようにと説明していたが、「迷惑をかけたくない」と1人で移動することが多く、そのため夜間のみ離床センサーマットを設置していた。しかしこの日は離床センサーは鳴らなかった。

支援のポイント

1. 内服後の患者の言動を注意深く観察し、早期に見当識障害などせん妄の初期症状に気づく

- Pさんの血液データ eGFR値より、腎機能の中程度低下と判断できる。高齢であることや水腎症をきたしていることから、薬剤の有害反応が強く出る可能性や薬剤排泄が遅延する可能性が考えられる。このことから、せん妄のハイリスク状況と考えられる。
- プレガバリン内服4時間後のPさんの言動から、見当識障害を起こしていることが考えられ、せん妄の初期症状と推測できる。
- プレガバリンの T_{max} に合わせて訪室するなど時間を工夫し、せん妄を起こしやすい状況であることを理解した上で観察を行う。

2. 患者の不安に焦点を当て、自尊心を守るケアと安心できる環境づくりを行う

- ベッド柵や離床センサーマットの導入については、Pさんの几帳面な性格や他人に頼りたくないという思いを尊重し、尊厳を傷つけな

表｜治療に沿ったケアの流れ

内服	内服開始	1時間後	血中濃度安定	増量
身体症状		眠気の増強 めまい 見当識障害		
せん妄リスク				

血中濃度上昇時期

Step 1　せん妄 ハイリスク対応	Step 2　せん妄対応
ケアのゴール □せん妄の予防、早期発見 　に努める	**ケアのゴール** □転倒・転落がなく、安全に過ごすことができる □疼痛が緩和し、内服を中断することなく継続できる
せん妄の早期発見 □注意力の欠如 □見当識障害 □眠気の増強 □行動の変化	**せん妄の早期発見** □注意力の欠如 □見当識障害 □眠気の増強 □行動の変化
せん妄の予防 □疼痛コントロール □不快な症状の緩和 □低用量からの内服開始	**せん妄の対応** □適切な疼痛アセスメント □腎機能の確認 □チームでの薬剤の減量・中止、抗精神病薬の使用の検討
安心できる環境づくり □患者・家族に鎮痛補助薬 　の使用目的について説明 □転倒・転落の予防 □不安への対応	**安心できる環境づくり** □患者・家族にせん妄の対応方法について説明 □日中の活動を促し、リハビリやセルフケアを取り入れる □ベッドの高さや柵の位置など、転倒・転落予防 □不快な感覚の原因除去

いような配慮が必要である。特に離床センサーマットは、飛び越え
たり避けるなどの行動が転倒リスクを高めることもあるため、設置
の方法は十分に検討すべきである。

- Pさんにとっては、神経障害性疼痛があることや、新しい薬剤が
開始となることなどが不安やストレスになると考えられる。せん妄
予防として、Pさんが何に不安を感じているかを見極め、ケアを計
画していく。

- 入院生活で家族と離れていることが不安となることも考えられるた
め、Pさんの妻に面会時間を有効に使って過ごしてもらうなど、家
族と連携をとってPさんの安心につなげる。

- プレガバリンの有害反応の1つに末梢浮腫がある。浮腫に増強が
ないか、日頃から歩行状態を含めて下肢の観察を行う。

引用文献
1）日本緩和医療学会 緩和医療ガイドライン委員会 編：がん疼痛の薬物治療に関するガイドラ
　イン 2014年版, p.78-80, 金原出版, 2014.
2）日本ペインクリニック学会 編：神経障害性疼痛薬物ガイドライン 改訂第2版, p.48-50, 真
　興交易医書出版部, 2016.

［山内洋子］

C 家族ケア

1

認知機能障害が疑われたが、せん妄を発症せずに経過したケース

せん妄発症予防のケアのポイント

1. せん妄発症のリスクアセスメントを行い、せん妄の予防に努める

- せん妄は、準備因子、誘発（促進）因子、直接因子の要因が影響し発症するといわれている。準備因子に加えて全身状態の悪化や治療の影響が複数存在する場合は、せん妄のハイリスクとなり得るため、情報収集を行い、リスク要因を明らかにする。
- せん妄を助長させるハイリスク要因の低減に努める。特に直接因子はせん妄の発症に結び付くため[1]、脱水の有無や薬剤（ベンゾジアゼピン系睡眠薬、抗不安薬、ステロイド、オピオイドなど）の使用がないかを確認し、中止や変更が可能か検討する。

2. せん妄の早期発見を行い、重症化を回避する

- せん妄が顕在化する2〜3日前から軽度の意識障害が先行するため、微小な変化に気づく。
  例）表情が硬い、見当識障害の有無、睡眠リズムの変調など。

3. ハイリスクの際の予防的介入

- せん妄のハイリスクと判断される場合は、睡眠覚醒リズムを崩さないことが大切である。疼痛管理を行ったり、睡眠を妨げる薬剤の投与を中止したり、夜間や寝る前に処置を行うことは避ける[2]。

家族へのケアのポイント

1. 家族のアセスメント

- せん妄の予防やケアにあたり、主介護者に介護負担が偏る傾向があることから、家族構成を把握し、協力体制の有無についてアセスメントする。同居家族だけでなく、別居家族の情報も可能な限り把握

C 家族ケア　157

しておく。
- 患者の不安を軽減するには、患者が安心できる家族の存在が大きい。患者と情緒的なつながりが強い家族は誰かを把握し、協力を得ていく。
- 家族間の情緒的・手段的サポート体制は充実しているか、確認する。
- 家族の健康問題の有無を把握し、患者の治療にどのくらい参加可能かを検討する。また、家族の職業や役割を確認するとともに、介護や看病がそれぞれの役割遂行にどの程度影響があるのかを把握する。

2. せん妄予防への教育的介入
- 家族に対し、現在の患者の状態（せん妄のハイリスク状態等を含めて）や、今後予測される症状について説明する。ただし、単に不安をあおる説明ではなく、正しく必要な情報提供を心がけ、不安を増強させないことが重要である。
- 家族に事前に情報提供を行うことで、家族の心構えができ、せん妄を発症した際の家族の心理的動揺を最小限に留める。
- せん妄は一般的には一過性・可逆的であることが多いことを伝え、認知症とは異なることを説明する。
- 家族から、患者のふだんの様子を聞いておく。また、いつもと異なる様子や、急な変化が起きた場合は、すぐに医療チームに伝えるよう依頼する。

3. 家族が対応可能なケアへの参加を依頼する
1 付き添い
- 不安はせん妄を悪化させる要因になる。家族がそばにいることで安心感を抱き、せん妄予防に効果を示す場合もあるため、家族の可能な範囲で付き添いを依頼する。
- 一方で、付き添いは家族にとって心身ともに疲弊する要因になり得る。適宜休息をとってもらったり、他の家族と協力・交代することを提案し、疲労が蓄積しないよう配慮する。
2 見当識を高めたり、患者にとって心地よいケア行う
- せん妄発症時には見当識障害を認めることが多い。早期から見当識を整える援助が必要となるため、ふだん使用しているメガネや補聴器など感覚を補強するものや、カレンダー、時計（腕時計）、テレビやラジオ、写真などを持参してもらうよう依頼する。
- 家族が実践可能な心地よいケア（簡便なマッサージ、タッチングなど）

を行い、患者の緊張の緩和をはかる。

❸ 家族間で問題解決のための意欲を高め合えるよう支援する

▪ 介護・療育といったケアの継続には、家族成員間の労いや励まし合いなどの情緒的サポート、役割の分担・協力といった手段的サポートが極めて重要である[3]。家族間のコミュニケーションを促進できるよう、家族間の思いを代弁したり、手段的サポートの有無を確認し、強化をはかる。

Cさん、78歳、男性。無職（定年まで営業職）。膀胱がん、右大腿骨転移、尿路感染。妻（77歳、専業主婦）との二人暮らし。妻は慢性関節リウマチの既往症がある。息子夫婦（50歳代）が車で30分ほどのところに在住しており、休日はCさんと妻の様子を見にきていた。趣味は妻との旅行である。

・・・・・・・・・・・・・・・・・・・・・・・・・・・・・・・・・・・

入院前 ▶ Cさんは2年前に膀胱全摘術にて尿路ストーマを造設したが、これまで排泄管理は自身で行ってきた。1か月前より歩行時に右大腿部に突出痛が出現し、歩行が困難となり、ほとんど臥床して過ごしていた。オキシコドン徐放カプセル10mg/日と疼痛時にオキシコドン速放性製剤（散）（オキノーム®）2.5mgを内服していたが痛みは緩和せず、夜間も入眠できずにいた。また、食思が低下し、経口摂取量が顕著に減少していた。入院数日前からは尿の混濁や38度台の発熱があり、尿路感染治療および症状緩和目的で入院となった。

入院後 ▶ 脱水を背景とした尿路感染に対して抗生物質投与と補液、および右大腿骨転移部に放射線療法（39Gy/13Fr）が開始となった。オピオイドは、速やかにタイトレーションを行うため、オキシコドン注射液（オキファスト®）10mg/日にスイッチングされたが、歩行時の突出痛はNRS（Numeric Rating Scale）8/10で経過していた。

Cさんは、入院3日後あたりから表情が硬くなり、尿路ストーマの装具を常に触ったり、尿の破棄方法がわからなくなることがあった。また、夜間にトイレ移動後に自室がわからなくなったり、落ち着かない様子もみられた。妻は、「最近、様子がおかしいです。話しかけても返事が緩慢ですし、ぼーっとしている感じです。麻薬の影響ですか？ このまま悪くなっていくのですか？」と語り、夫の病状の変化や悪化していくことへの不安を感じていた。

意識するポイント
① 家族の心身の負担に配慮し、せん妄発症の早期発見や予防、および重症化させない取り組みを行う。

1　認知機能障害が疑われたが、せん妄を発症せずに経過したケース

支援のポイント

せん妄は、臨床場面においてしばしば遭遇する症状の1つである。せん妄を発症すると、点滴ルート類の自己抜去や転倒・転落などの原因となり、患者の安全が脅かされたり、治療完遂を困難にさせる要因となる。また、入院期間の延長や、家族とのコミュニケーションが難しくなるなど、様々な身体的・心理社会的苦痛をもたらす[4]。そのため、せん妄のリスクアセスメントを行い、予防的に介入したり、可能な限り早期発見をして、重症化させない取り組みが求められる。

特に、せん妄を発症した患者の家族は、いつもの様子と異なる患者の変化にとまどい、何が起こっているのかわからず、「認知症になったのではないか」と不安を抱くこともある。また、今後どうなっていくのか先行きが見えないことに加えて、安全を確保するためのやむを得ない身体拘束の場面に直面することもあり、家族にとって非常につらい体験となり、苦悩する。

一方で、せん妄発症の数日前には軽度の認知機能障害が出現するため、ふだん生活を共にしている家族は、患者の微少な変化や言動の違和感などに早期に気づくことができる存在となり得る。したがって、せん妄の発症を予防するには家族の役割が大きく、家族からの情報提供や情報共有をはかることが重要なポイントとなる。

また、高齢のがん患者の場合、主介護者（主に配偶者）や家族もがんサバイバーであったり、慢性疾患を抱えているケースも少なくない。そのため、家族が現在置かれている状況を理解し、心身に配慮しながら、家族と共に実現可能で、かつ継続できるケアを実践することが重要である。医療者は、せん妄の予防・発症時への対応を家族に任せきりにせず、せん妄に対する正しい情報や今後の見通しを伝えながら不安の緩和に努め、常に寄り添うといった支持的な態度が求められる。

家族に対しては、患者のみならず家族もケアの対象であることをていねいに伝えながら、信頼関係を構築していくことが重要である。

1. 入院時からせん妄のリスクアセスメントや症状マネジメントを行い、家族に協力を得ながら予防的な介入を開始する

Cさんは78歳という高齢に加えて、右大腿骨部等の疼痛や入院前からの睡眠パターンの変調、脱水、尿路感染等、せん妄発症の直接因子が複数あることから、せん妄のハイリスク状態と考えられた。Cさんは妻を最も信頼しており、情緒的な関係性もよいことから、妻から情報を得ながらケアの協力を依頼した。また、妻に対して、Cさんに

起こっている心身の状態や、せん妄とは何かについて説明し、今後せん妄が起こり得る可能性もあるため、いつもと異なる症状や変化があれば医療者に伝えてほしいことを依頼し、早期発見に備えた。さらに、Cさんの不安を緩和するために妻の付き添いを検討したが、妻の既往症を考慮すると心身の負担が大きくなると判断し、付き添いは日中のみ依頼し、妻の了解を得て付き添いが開始となった。

　付き添い開始後は、尿路ストーマの装具を触ったり、排泄方法がわからないCさんに対して、妻が「大丈夫よ。ここから尿を捨てるといいよ」など、Cさんが安心できるよう優しい声かけをしながら見守ることで、混乱したり、ストーマ装具を剥がすなどの行動はなく過ごすことができた。

2. 家族の不安を傾聴し、患者の状態の変化や見通しについて説明する

　妻は、夫が今後どうなっていくのかという不安を抱えていたため、不安は当然であることを伝え、現在の症状緩和に関する治療の方向性やスケジュールなどを具体的に説明することで、見通しが立たないことへの不安の軽減に努めた。また、せん妄は可逆的であることを説明し、回復の可能性や疼痛などの症状が落ち着いたらせん妄を発症せず経過できることも補足した。妻は、「ずっと続くのか不安だったので、安心しました」と言い、先行きの不確かな状態が継続することへの不安を軽減することができた。

　また妻は、「私は病院に来ても見ているだけで何もできない」と語っていた。そこで、妻が傍らにいることがCさんの安心に最もつながること、それがせん妄の予防には重要であることを伝え、見舞いに来る意味を実感してもらえるよう支持的にかかわった。

3. 家族の疲労に配慮し、家族間で協力できるよう支援する

　妻は毎日の通院により、疲労が蓄積していることが推察された。妻の負担を軽減する必要があると考え、息子夫婦が来院した際にCさんへの付き添いへの思いや、付き添いのための通院が可能かを確認した。息子夫婦も協力したいと思っていたことがわかったため、家族間での調整を依頼したところ、週末は息子が付き添うこととなり、妻の負担を軽減することができた。同時に、息子にも妻へ行った予防的ケアに関する説明を行うことで、異変に早期に気づくことができるよう対策を行った。

　その結果、Cさんの脱水は補正され、尿路感染は治癒し、痛みも緩

和され、夜間入眠も得られるようになった。さらに、家族の付き添いにより安心した療養環境が可能となり、異変の早期発見への対応をはかったことで、せん妄を発症することなく退院することができた。

退院後のせん妄予防における指導

　Cさんは妻との二人暮らしであることから、妻が自宅でせん妄の早期発見や予防への対応をすることが求められる。そのため、下記について指導していく。

1. 身体的な苦痛(疼痛、脱水、便秘など)を悪化させない

▪ 痛みや痛みに伴う不眠、脱水がCさんの認知機能障害に影響していたため、鎮痛薬の内服を正しく行うことやレスキューの使用方法、脱水の予防について家族に指導を行い、症状の悪化を予防する。

▪ 便秘もせん妄の要因となるため、排便への指導(飲水を促す、下剤の管理、食事の工夫など)を行う。

2. 夜間睡眠の確保への支援

▪ 日内リズムが整えられるよう、日中の覚醒や食事時間を意識できるような生活を心がける。

3. 在宅療養が継続できるよう、在宅医療を整えることへの理解を得る

▪ 訪問看護師による介入を開始し、心身の異常があれば速やかに報告するよう指導する。また、介護保険制度によるサービスを活用し、Cさんと妻の日常生活の負担を軽減する。

4. 家族の「強み」を知り、エンパワメントしていく

▪ 在宅療養中の患者を支える家族を支援するにあたっては、家族が問題に対処していく力が必要となる。その際、家族のもつ「強み」を理解し、エンパワメントしていくことが重要である。

▪ 家族の「強み」とは、「家族が内包している家族のつながりや力や能力を基盤にして、家族の病気体験を通して培ってきた力(状況をとらえる力、状況への構えをする力、問題に対応する力、問題に向かう気持ちを培う力、経験をパワーにする力、信念をつくる力、再生する力)を発展させ、家族としての誇りを育み、それらを内的なエネルギーとして、さらに家族として統合しようとする力」[5]と定義されていることから、Cさん夫婦のみならず、息子夫婦と共に健康問題を乗り越え、

成長できるよう支援していく。

*

　せん妄予防において患者の日常生活や思いを知る家族の役割は大きい。そのため、家族の負担を最小限に留めながら予防的に介入し、せん妄発症や重症化を防ぐことで、患者・家族の QOL 向上に寄与していくことが重要である。

引用文献
1）小川朝生：自信がもてる！ せん妄診療はじめの一歩─誰も教えてくれなかった対応と処方のコツ, p.83-86, 羊土社, 2014.
2）前掲書1), p.94-95.
3）鈴木和子, 渡辺裕子：家族看護学─理論と実践, 第3版追補版, p.26, 日本看護協会出版会, 2006.
4）Breitbart, W. et al.：The delirium experience：Delirium recall and delirium-related distress in hospitalized patients with cancer, their spouses/caregiver, and their nurses, Psychosomatic, 43（3）：183-194, 2002.
5）森下幸子：家族の強み（Family Strengths）を支援する看護, 家族看護, 5（1）：38-39, 2007.

［小木曽照子］

家族ケア

C/2

認知機能障害が疑われ、せん妄を発症したため家族への対応が必要だったケース

ケアのポイント

1. 認知機能障害は、せん妄発症のリスク因子であることを押さえておく

- 入院時にせん妄リスクを評価する際には、準備因子、誘発因子、直接因子の3因子から整理する。[★1]
- 高齢や認知機能障害といった準備因子は取り除くことはできないが、せん妄発症の予防的支援について検討するためには、そのアセスメントは重要である。[★2]
- せん妄についての事前説明を家族へ行う。

[★1]
高齢者はせん妄のリスク因子を複数もっていることが多い。

[★2]
認知機能障害は、せん妄リスクのほか、病院での死亡、在院日数の延長、転倒、脱水、低栄養などのリスクを高めることが報告されている[1, 2]。

2. せん妄の発症予防には、家族の協力を得ながら行う非薬物療法が重要であることを押さえておく

- せん妄の発症予防には、非薬物療法による複合的な支援が重要な役割を果たす。
- せん妄の発症予防においては、Hospital Elder Life Program（HELP）[★3][3]という多職種による支援プログラムの有効性が報告されている。せん妄発症の予防的支援における看護師が果たす役割について考えるときには、HELPで行われている支援が参考になる。
- 家族の協力を得ながら支援を提供していく。

[★3]：Hospital Elder Life Program（HELP）
入院中の高齢患者を対象にして、老年科医師、看護師、リハビリスタッフ、ボランティアなどからなる多職種チームが、①見当識や認知機能への刺激、②早期からの運動（離床）、③視聴覚の補正、④水分・食事摂取の支援（脱水の補正）、⑤睡眠への支援、を行うもので、せん妄の発症と発症期間が有意に減少したという報告がある。

3. ハイリスクの際の予防的介入

- 適度な運動、バランスのとれた食事、使用している補助具（メガネ、補聴器、義歯など）の調整・補強、活動と休息のリズムが重要である。
- 社会とのつながりを意識できるような活動に、可能な範囲で参加する。

Nさん、80歳、男性。上行結腸がん、肺転移、多発骨転移がある。これ以上の積極的な抗がん治療を受けないことを選択し、1か月に一度、C病院の緩和ケア外来に通院している。妻と二人暮らしで、歩いて10分ほどの場所に長男家族宅がある。

1年前頃から、物を置いた場所がわからなくなったり、友人の名前がすぐに出てこない場面が増えていることを自覚していた。妻からは「認知症なのでは」と言われていたが、日常生活に大きな影響はなかったため、病院受診はしていなかった。平日は地域の友人とゲートボールをすることを楽しみにしていたが、ここ2週間くらいは腰部痛があり、参加できないでいた。

入院時 ▶ Nさんは朝、腰部痛の増悪のため起き上がれなくなり、C病院を緊急受診し、そのまま疼痛コントロール目的で入院となった。腰部痛に対して、オキシコドンの持続皮下投与が開始された。

入院直後 ▶ 自宅での生活を確認する会話の中で、返答に時間のかかる場面が何度かあった。家族から、認知機能低下を疑うような自宅でのエピソードについて情報提供を受けた。MMSE（Mini-Mental State Examination）は24点[★4]だった。家族にせん妄について事前説明を行い、Nさんが必要とする支援を受けられるよう、家族といっしょに具体的な支援方法について考えた。

入院3日目以降 ▶ 家族の協力を得ながらせん妄の発症を予防するための支援を提供していたが、入院3日目の深夜1時過ぎ、Nさんが寝衣から私服に着替えて、バッグに荷物を詰めているところを巡視中の看護師が発見した。「どうしたのですか」と声をかけると、「今から妻が迎えに来るので」とのことだった。持続皮下投与されていたオキシコドンのルートは抜去されており、ベッドサイドの床に置かれていた。夜間担当看護師のせん妄発症時の対応によって症状は次第に落ち着き、その後は穏やかに朝まで過ごされた。今回のエピソードから、夕食後に抗精神病薬が追加となった。

翌日の日中、妻と長男家族が面会に来られたので、夜間のせん妄発症のエピソードについて伝えた。せん妄の発症を予防するための支援について、再度、家族と話し合った。

その後、Nさんは満足のいく除痛が得られ、また、せん妄症状もみられることなく過ごされているため、入院14日目で自宅退院となった。

意識するポイント
①認知機能低下をアセスメントし、せん妄リスクとの関係について考える。
②家族が必要とする支援について考える。
③退院後にNさんが必要とする支援について考える。

★4：MMSE
ミニメンタルステート検査。認知機能障害のスクリーニングとして、臨床および研究において国際的に広く用いられている。30点満点で、見当識、記銘力、注意・計算、言語機能、口頭命令動作、図形模写など複数の認知機能を簡便に評価できる。一般に、23点以下を認知症の疑いとする判定が用いられる[4]。

支援のポイント (表2-C-2-1)

1. 入院後、せん妄発症リスクが高いことを事前に説明する

- Nさんのせん妄を発症する因子についてアセスメントする必要がある。アセスメントの際は、①準備因子（せん妄が発症しやすい要素）、②誘発因子（せん妄の発症を誘発する要素）、③直接因子（せん妄発症の引き金になり得る要素）の3因子[5]から整理することで、より効果的な支援の実施が期待できる。Nさんの場合は、①準備因子は高齢、認知機能低下、②誘発因子は腰部痛、入院による環境の変化、③直接因子は腰部痛に対するオピオイドの使用開始、があげられる。

- せん妄を発症してからでは家族の動揺が強く、説明を聞く気持ちの準備を整えることが困難になる場合がある。また、「入院して認知症が発症した」「認知症が進行した」と思う家族もいる。そのため、家族には、せん妄発症のリスクが高いことと、せん妄発症リスクが高い理由について、せん妄に対する家族の認識を確認しつつ、事前に説明していくことが重要である。可能であれば、せん妄を説明するためのパンフレットを提供できると、情報の漏れがなく、正確に伝わることが期待できる[6]。

2. せん妄の発症を予防するための支援を、家族の協力を得ながら実施する

- せん妄の発症予防には、直接因子と誘発因子を取り除く必要がある。Nさんの場合、腰部痛の増悪に対してオピオイドの使用が開始されているため、直接因子を取り除くことは難しい。そのため、誘発因子に対するアプローチについて考えていく必要がある。

- 70歳以上の入院患者に対して、認知機能低下、睡眠障害、運動能低下、視覚障害、聴覚障害、脱水への複合的な支援を行った群では、通常ケアを行った群と比較して、せん妄の発症期間と回数が有意に低かった、という報告がある[7]。また、せん妄に対する非薬物療法の実施によるメタアナリシスでは、せん妄の発症を抑え、転倒予防も期待できることが報告されている[8]。これらの結果を参考に、支援について考えていくことが重要である（表2-C-2-2）。

- 具体的な支援として、まず、Nさんが安心して入院生活を送れるよう、環境を整備（調整）する必要がある。持参物を確認しつつ、ベッド周りの手の届く位置に危険物を置かないようにすること、不要なものは家族に持ち帰っていただくこと、夜間でも薄明かりをつけることを説明する。家族には、自宅から使い慣れた寝具（枕や掛布団）、

表2-C-2-1 | 支援の流れ

入院時からの支援	せん妄発症時の支援	退院前の支援
せん妄リスクのアセスメント □準備因子 □誘発因子 □直接因子	**せん妄の原因のアセスメントと対応** □準備因子 □誘発因子 □直接因子	**せん妄リスクのアセスメント** □準備因子 □誘発因子 □直接因子
家族への支援 □せん妄について事前説明 □疲労の程度を確認 □休息の確保	**家族への支援** □せん妄の原因について説明 □疲労の程度を確認 □休息の確認	**家族への支援** □退院後のせん妄発症のリスクについて説明
医療者が行うせん妄の予防 □疼痛コントロール □ケア提供者名やスケジュールをボードに記載する □運動(歩行、可動域訓練) □見当識の補強(カレンダー、時計) □視力の補助(メガネ、大きな文字で記載されたものを使用) □聴力の補助(補聴器、耳掃除) □睡眠の補助(薬物療法、ホットミルク、ハーブティ) □食事介助(義歯、食事内容の説明) □脱水予防 □マッサージ	**医療者が行うせん妄への対応** □薬物療法 □疼痛コントロール □ケア提供者名やスケジュールをボードに記載する □見当識の補強 □視力の補助 □聴力の補助 □睡眠の補助 □食事介助 □脱水予防 □マッサージ	**せん妄の予防** □薬物療法 □疼痛コントロール □ケア提供者名やスケジュールをボードに記載する □見当識の補強 □視力の補助 □聴力の補助 □睡眠の補助 □食事介助 □脱水予防 □マッサージ
家族の協力を得て行うせん妄の予防 □家族写真を持参 □使い慣れた枕や掛布団を持参 □お気に入りのものを持参 □穏やかな声かけ □患者といっしょに過ごす □せん妄様症状がみられたら医療者に報告するよう伝える	**家族の協力を得て行うせん妄への対応** □付き添いについて検討してもらう □患者といっしょに過ごす □穏やかな声かけ □せん妄様症状がみられたら医療者に報告するよう伝える	**家族が行うせん妄の予防** □疼痛のアセスメント □運動習慣の確立 □夜間睡眠の確保 □過度な飲酒を控える □脱水予防 □社会活動への参加 □補助具の確認(メガネ、補聴器、義歯) □せん妄様症状がみられたら在宅スタッフ/病院に連絡するよう伝える
環境整備 □持参物の確認 □危険物の預かり □転倒予防(ベッド柵の数と位置、オーバーテーブルのストッパー、ベッドの高さ) □朝はブラインドやカーテンを開ける □夜間は薄明かりにする	**環境整備** □危険物の預かり □転倒予防 □朝はブラインドやカーテンを開ける □夜間は薄明かりにする	**環境整備** □危険物の預かり □転倒予防 □朝はブラインドやカーテンを開ける □夜間は薄明かりにする

家族写真、カレンダーや置時計(臥床した姿勢から確認可能な場所に配置する)、メガネ、義歯など、用意可能なものは持参していただくよう説明する(**表2-C-2-3**)。また、自宅療養中の家族の労をねぎらい、家族が休養できるような環境を整えながら、せん妄発症時の付き添いを含めた対応についてあらかじめ相談しておく。

- 腰部痛やその増悪は、せん妄を促進(誘発)させる因子である。腰部痛の緩和が得られるよう、適切な疼痛マネジメントを受けられるよ

C 家族ケア　167

表2-C-2-2 | せん妄に対する非薬物療法による複合的支援の例

認知機能低下	●ケア提供者の名前やその日のスケジュールをボードに書く
睡眠障害	●ホットミルクや温かいハーブティなどを勧める ●背部のマッサージをする
運動機能低下	●定期的な歩行や可動域訓練を行う ●尿道留置カテーテルの使用を最小限にする
視覚障害	●メガネを使用する ●大きめの文字で記載されたものを使用する
聴覚障害	●補聴器を使用する ●耳掃除をする
脱水	●水分摂取を促す

（Lipowski, Z.J. : Delirium (acute confusional states), JAMA, 258 (13) : 1789–1792, 1987 /
Otani, H. et al. : Effect of leaflet-based intervention on family members of terminally ill
patients with cancer having delirium: historical control study, Am J Hosp Palliat Care,
31 (3) : 322–326, 2014 を参考に作成）

表2-C-2-3 | せん妄の発症を予防するために家族が実施可能な支援の例

①メガネ、補聴器、義歯を持参する
②家族写真、使い慣れた枕やブランケット、お気に入りのものを持参する
③穏やかな口調で話しかけ、ここはどこで、なぜ入院しているのかを伝える
④質問をする際には、単純な内容を1つずつ尋ね、過度な刺激を与えないようにする
⑤マッサージをする
⑥可能な範囲で患者といっしょに過ごす。せん妄症状発症時には、家族の誰かが付き添うことを検討する
⑦せん妄様症状がみられたときには、すぐに医療者に伝える

（Hshieh, T.T. et al. : Effectiveness of multicomponent nonpharmacological delirium interventions:
a meta-analysis, JAMA Intern Med, 175 (4) : 512–520, 2015 を参考に作成）

うな支援が必要である。

3. せん妄発症後の家族への対応と非薬物療法の継続した実施

▪ 家族の面会時に、夜間のエピソードとせん妄発症の考えられる原因について説明する。また、その後の対応で落ち着きを取り戻したこと、せん妄発症予防のために、新たに抗精神病薬を夕食後に内服していただくことを説明する。医療者は、認知機能低下に対する抗精神病薬の使用時のリスクについて再確認し、有害反応症状の出現に注意して観察していく。

▪ せん妄の発症予防として行っていた非薬物療法については、せん妄発症後も有効な支援であることが多いため、継続して提供できることが重要である。また、家族にも支援の継続について説明し、Nさんの気持ちの安寧を目的に、付き添いが可能か検討していただくよう伝える。Nさんと過ごす中で、「いつもと違う」「何か変だ」という印象があれば、すぐに医療者に伝えるよう指導する。

4. 退院後の生活の中で、せん妄の発症予防につながる支援について、家族といっしょに考える

▪ 腰部痛の増悪は、せん妄を発症する誘発因子であるため、自宅療養中の腰部痛のマネジメントが重要になることを家族に伝え、腰部痛のマネジメント方法について指導する。

▪ 心身ともに健康的な生活を心がけることが、せん妄の発症予防には重要である[3]。具体的には、運動習慣をつくること、過度な飲酒を避けること、社会活動に参加すること、などである。Nさんの場合、近辺に長男家族宅があることから、いっしょに食事をとることや、腰部痛の増悪のために参加できないでいた趣味のゲートボールを再開することなども、社会活動への参加を実現する方法の1つである。

▪ 入院中に追加となった薬剤を、確実に内服できる方法について考える。

引用文献

1）Allan, L.M. et al. : Incidence and prediction of falls in dementia: a prospective study in older people, PLoS One, 4（5）: e5521, 2009.

2）Fogg, C. et al. : Hospital outcomes of older people with cognitive impairment: An integrative review, Int J Geriatr Psychiatry, 33 : 1177-1197, 2018.

3）Hospital Elder Life Program (HELP) for Prevention of Delirium : Family Members: What You Can Do.
https://www.hospitalelderlifeprogram.org/for-family-members/what-you-can-do/

4）日本神経学会 監修：認知症疾患治療ガイドライン 2010 ―コンパクト版 2012, p.31, 医学書院, 2012.

5）Lipowski, Z.J. : Delirium (acute confusional states), JAMA, 258（13）: 1789-1792, 1987.

6）Otani, H. et al. : Effect of leaflet-based intervention on family members of terminally ill patients with cancer having delirium: historical control study, Am J Hosp Palliat Care, 31（3）: 322-326, 2014.

7）Inouye, S.K. et al. : A multicomponent intervention to prevent delirium in hospitalized older patients, N Engl J Med, 340（9）: 669-676, 1999.

8）Hshieh, T.T. et al. : Effectiveness of multicomponent nonpharmacological delirium interventions: a meta-analysis, JAMA Intern Med, 175（4）: 512-520, 2015.

［角甲 純］

在宅での資源の利用と地域連携

D/1

訪問看護

ケアのポイント

1. 病院と自宅での生活の活動範囲や支援者の違いを予想し、自宅で安全・安楽に過ごすために必要な環境調整や指導を行う

- 特に寝ること、食べること、トイレに行くことが、準備から片づけの一連の動作において自力でどこまでできるかを評価する。本人の意向に加えて、転倒リスクなど安全面に配慮し、具体的に話し合う。
- 薬剤は、せん妄の発生予防や服用の煩雑さを改善するため、医師・薬剤師に調整を相談して、使用は必要最小限にするとともに、適切に服用できる環境を整える。
- 不眠や疼痛、呼吸困難感などの苦痛を緩和し、自宅で安楽に過ごせるように配慮する。頓用薬は、本人や家族が実際に使用可能な形態・方法であるか、評価する。
- 点滴や在宅酸素療法など管のある医療器具を使用しながら歩行したり、入浴したりする方法について確認する。サポートが必要な場合は、誰がどのように介助するかを話し合う。

2. 病状の急激な悪化に対応できるよう、家族などと密にやり取りし、いざというときの連絡先を明確にしておく

- 利用者の身体状況から、近日中に起こり得る場面を予測する。
- 急変時に発見する可能性がある家族やヘルパーに、利用者に起こり得る変化を具体的に説明しておく。また、どのような状態になったら医療者に連絡すべきかをあらかじめ決めておく。

3. 在宅療養にかかわる多職種との連携をはかる

- 病院に引き続き受診する場合、特に退院直後や外来通院時は、どの部署の誰につなぐのかを明確にしておく。
- 利用者の認知機能が低下している場合は、家族が受診に付き添える

かを確認する。家族の付き添いが不可能な場合は、外来受診時の情報交換をどのように行うかを明確にしておく。

- ノートやIT機器を活用して、在宅チーム間で連絡が密にできるように調整する。

意識するポイント
① Yさんの病状や症状の程度を把握する。
② Yさんの生活に不自由はないか確認する。

Yさん、80歳代、女性。肺がん、骨転移。夫と死別後、マンションで独居している。息子は近隣に住んでいるが、仕事の関係で週末のみ対応可能とのこと。Yさんは息子にあまり頼りたくないようで、連絡することは稀のようだった。これまで病気らしい病気をしたことはなく、定期的な通院の経験はない。

昨年夏、胃潰瘍治療のため入院中に肺がんと診断された。骨転移しており、疼痛緩和のため放射線治療を実施し、自宅退院となった。買い物や食事の準備は近くの友人が援助している。

経過 ▶ トイレ歩行などで身体を動かすと酸素飽和度が80％台に低下し、呼吸困難感が出現するため、退院後は在宅酸素療法を導入している。訪問診療で体調管理をしており、訪問看護では酸素吸入しながらシャワー浴介助を行っている。

ある日、訪問看護師がYさん宅を訪問すると、部屋の床に突っ伏して動けなくなっていた。「酸素なしでも苦しくなかったから、ちょっと冷蔵庫から食べ物を取ろうとしたら、途中で苦しくなって動けなくなった」と話している。薬は何をどう飲んだか覚えていないようで、オキシコドン徐放錠も退院してからまったく飲んでいなかった。今後は、病院外来通院に加えて、在宅酸素療法の管理や症状マネジメント目的での訪問診療を導入する予定である。

訪問看護[★1]について

主治医や病院相談員、介護支援専門員（ケアマネジャー）、地域包括支援センターなどから訪問看護利用の相談・依頼が寄せられると、本人・家族に在宅療養の意向を確認する面接を行う。病院に入院中の場合は、退院前カンファレンスで患者の病状やサービスへの希望などを確認し、訪問看護でどのようなサービスを受けられるのか、患者・家族がイメージできるようにする。訪問看護サービスの利用が決定したら、主治医やかかりつけ医から出される訪問看護指示書により在宅診療の方針を確認する。また、患者・家族に契約内容や費用、訪問看護の役割などを説明し、訪問看護計画に基づいて訪問看護を開始する。

訪問回数や訪問時間などの契約内容に応じて、訪問看護を提供する。

★1
訪問看護とは、「国民が最期まで安心して療養生活を送れるよう、他機関・多職種と連携し、24時間365日にわたり療養生活と在宅看取りの支援を行う（訪問看護10カ年戦略）」と定義されている。

D 在宅での資源の利用と地域連携　171

身体状況によっては緊急対応も行う。認知機能障害がある利用者の場合、急な日程変更などは混乱の原因になるため、同じ曜日・同じ時間に同じ看護師が訪問するように計画することで、安心感をもってもらえるように心がける。そして報告書などを活用し、主治医やケアマネジャーと連携をとりながら、訪問看護の内容を評価し、必要時は計画を変更する。

がん患者の場合、年齢や病状によって、介護保険を利用する場合と医療保険を利用する場合がある。負担割合により患者の負担額が異なることや、医療保険では訪問回数の制限や同日の2か所からの訪問看護が受けられないといった制約があるので、注意が必要である。

訪問看護の活動としては、病状の観察・評価および対応、介護者のケアの確認や在宅で必要となる医療的処置・ケアの実践と指導、介護をしている家族への支援・支持、緊急時の対応（緊急訪問や電話相談）、医師や関係者への連絡報告などを行う。

在宅療養は、訪問診療、訪問看護、訪問歯科診療、訪問薬剤指導、訪問栄養指導などの「在宅医療」に加えて、ヘルパー、福祉用具、地域の力、家族の力といった「在宅介護」にかかわる職種がチームとなり、協働することで実現できる。例えば、生活を支える家事援助などは看護では実施できないため、費用負担を考えながら、利用者が必要とする様々なサービスの調整をケアマネジャーと相談することが必要である。また、在宅療養をしている利用者にせん妄が疑われる場合は、家族が不安になってしまうと在宅での生活が困難になるため、せん妄発生時の対応方法の工夫や薬剤の調整などを十分に行う必要がある。

支援のポイント

1. 自宅で生活する上で必要な基本的な動作の確認を行い、計画的に調整していく

1 基本的な動作の確認

どこまで自力で行うことが可能か、必要な支援は何かを確認する。

- 食事：テーブルに食事がセットしてあっても、そこに食べ物があることが認識できなかったり、ペットボトルなどを自力で開けることが困難な場合などは、ヘルパーなどのサービスを利用して、食べる環境を整える。

- 排泄：入院中、トイレ歩行が難しいため尿器やポータブルトイレを購入したが、片づける人がいないのでにおいが気になり、結局使用しなかったというケースを多く見かける。このため、活動だけでなく片づけまでの利用者の羞恥心に配慮し、実行可能な方法を話し合

う（時には、動けてもおむつやパッドを上手に使うことを提案する）。

▪ 在宅酸素療法：家ではベッドとトイレの距離が遠いことがあるため、安全にトイレに歩いて行けるかどうか、行けないならばどのような代案であれば受け入れやすいか等について、退院前から時間をかけて話し合う。

▪ 管のある医療器具を使用している場合：点滴や在宅酸素療法など管のある医療器具を使用しながらの入浴など、保清方法について評価する。サポートが必要な場合は、誰が、どのように介助するかを話し合う。

2 せん妄・混乱の予防

家には利用者本人にとって馴染みの風景・音・雰囲気があるという環境の効果を最大限に生かした工夫をする。

時計やカレンダーは、ベッドに寝た状態でも確認できるように配置する。しかし、手元のテーブルなどに置くと、取ろうとしてベッドから転落する場合もある。筆者は、身体を動かさなくても確認できる方法がないか、利用者・家族と相談するようにしている。

3 生活全般の支援

Yさんは独居であったことから、本人が行う活動を予測して生活支援を行った。具体的には、テレビを見るときはリモコンでベッドのヘッドアップを行うことを指導したり、酸素吸入をしながらでも台所やトイレに行けるように工夫した。また、運動量が増加すると酸素飽和度が低下する危険があったため、訪問看護師が週2回、自宅浴室で座りながらのシャワー浴介助を行った。

さらに、Yさんが家族や近所の友人などと疎遠にならないように、本人・家族の意向を確認しながら、在宅療養を支えるチームの一員として担ってもらえる役割は何かについて、家族や友人と話し合った。

病院看護師が患者退院後の在宅療養のイメージを推し量れないことが、在宅と病院の連携を困難にしているという文献[1]もある。病院看護師にも、在宅での生活をリアルにイメージできる能力が今後ますます求められるであろう。

2. 薬剤を必要最小限に調整するとともに、出現が予測される苦痛への対応を準備する

1 服薬アドヒアランス

高齢者は多くの薬剤を内服していることが多いが、せん妄の発生予防や服用の煩雑さを改善するため、医師や薬剤師に調整を相談して、使用は必要最小限にする。

D 在宅での資源の利用と地域連携　173

加えて、自分自身で適切に服用できるように環境を整える。本事例の場合は、お薬カレンダーを設置したがYさんはうまく服用できなかったため、服用頻度を朝・昼・夕・眠前から朝・眠前へと一本化し、ヘルパーによる服薬の声かけを行うこととした。

2 苦痛への対応

不眠、疼痛、呼吸困難感など、今後起こり得る苦痛症状を緩和する薬剤を準備し、自宅で安楽に過ごせるように配慮する。

頓用薬は、本人・家族が実際に使用可能な形態・方法であるか、評価する。座薬や貼付薬は、初めて使用する際は緊張するので、慣れるまではいっしょに行い、安心して使用できるように支援する。

3. 病状の急激な悪化に対応できるよう、家族などと密にやり取りし、いざというときの連絡先を明確にしておく

1 病状の急激な悪化時への備え

利用者の身体状況から、予後を含めた近日中に起こり得る場面を予測する。そして、急変時に発見する可能性がある家族やヘルパーに、利用者に起こり得る変化を具体的に説明しておく。また、どのような状態になったら医療者に連絡すべきかをあらかじめ決めておく。

認知機能が低下している利用者の場合は、本人からの情報が少ないことが多いため、水が飲めない、食べる量が減っている、ぼーっとしているなど、具体的な変化について家族やヘルパーに説明しておく。

2 いざというときの連絡先の明確化

キーパーソンを確認するとともに、連絡を密にとっていない家族が利用者の急激な変化にショックを受けないように、適宜、負担のない範囲で細やかな説明を行う。

本事例の場合、急変の第1発見者はヘルパーである可能性が高いと考え、Yさんの体調についてケアマネジャーやサービス責任者と細かく情報共有した。また、緊急時に連絡できるように、連絡先をYさんの自室のわかりやすい位置に貼らせていただいた。

加えて、Yさんの病状が変化した際は、仕事終わりなど負担のない時間に息子とこまめに連絡をとり、家族として可能な役割遂行をしてもらえるように依頼するとともに、悲嘆がどの程度かを評価した。

4. 在宅療養にかかわる多職種との連携をはかる

医療者は入院となった原因が解決されれば退院可能と考えるが、患者・家族にとっては、退院できるということは入院前の心身の状況に戻ったととらえることも多い。しかし、退院後の身体状況は入院前と

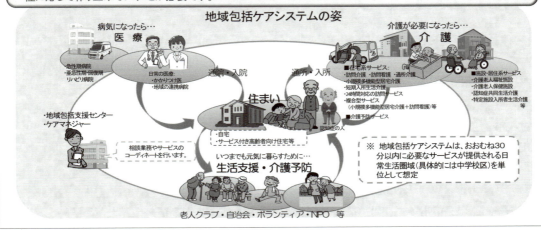

表 2-D-1-1 │ 地域包括ケアシステム

（厚生労働省）

比較して変化していることも多く、両者の認識が異なることがある。入院前と比較して、退院後に何がどのように変化するかのかについて、本人・家族がイメージしやすいように説明することを心がける。また、誰がどの程度の理解や受け入れの状態なのかについて、在宅スタッフと共有する。

＊

人口の高齢化に伴い、厚生労働省は、団塊の世代が75歳以上となる2025年を目途に、重度な要介護状態となっても住み慣れた地域で自分らしい暮らしを人生の最後まで続けることができるよう、住まい・医療・介護・予防・生活支援が一体的に提供される地域包括ケアシステム（図2-D-1-1）の構築を目指している。そのため、今後ますます、在宅のがん患者や家族を支えるためのシステムやシームレスな連携役割が重要となる。認知機能障害があっても自宅で安心して暮らせるようなチームでのかかわりが、より求められるであろう。

引用文献
1）樋口キエ子ほか：訪問看護師が認識する在宅移行時における連携の現状―連携上の困難・役立った支援より，看護実践の科学, 34(10)：61-69, 2009.

［熊谷靖代］

D / 2 在宅での資源の利用と地域連携

訪問リハビリテーション

がんリハビリテーションにおける 在宅リハビリと地域連携

　がん治療の究極の目標は根治であるが、生活の質（Quality of life；QOL）を維持し、在宅で生活をすることも重要な要素の1つである。その人らしく生活を営めるようにするための手段の1つとして、リハビリテーション（リハビリ）は存在する。根治を目指した治療の後の状況、進行期、緩和期など、時期により目指す目標は異なってくるが、その状況に合わせて介入することが、がんリハビリが果たす役割である。

　在宅でのがんリハビリは、緩和期に対するものがまだ一般的であるが、高齢がん患者が増えている現在、緩和期以外の介入も含めた在宅リハビリや地域連携が、患者・家族のQOLを向上させる一助となると考える。

　本項では、高齢がん患者の状況と、訪問・地域リハビリをどのように活用できるかについて述べる。

高齢がん患者を取り巻く環境

　内閣府の調査によると、わが国の総人口における65歳以上の割合は26.7％であるが、今後ますます増加し、2060年には39.9％になると推計されている[1]。がん研究振興財団が行ったがん罹患者の年齢階層別統計によると、2012年にがんに罹患した人のうち、65歳から74歳は28.5％、75歳以上は41.5％であった。また、1980年と2013年の全がん罹患率の変化では、男性は60歳以上、女性は80歳以上で罹患率が増加し続けている。

　昨今、がん治療においては低侵襲な抗がん治療薬の開発や支持療法の進歩により、比較的Performance Status（PS）が保たれている高齢がん患者が増えており、治療適応の幅が拡大してきている。しかし、が

んの死亡率は全年齢調整で減少傾向にあるものの、高齢がん患者の再入院率や死亡率は依然高いというのが現状である[2]。再入院率は、なんらかの日常生活動作（Activities of Daily Living；ADL）や、家事全般、金銭管理、服薬管理などの手段的日常生活動作（Instrumental Activities of Daily Living；IADL）に問題を抱えている患者（OR：2.46、CI：1.70-4.12）、および摂食の障害を有する患者（OR：3.70、CI：1.29-10.65）に高い傾向があるといわれている[3]。

また、高齢がん患者の死亡率が高い背景には、高齢に伴う認知機能低下や身体的な虚弱にある患者の増加があると考えられる。特に重度の認知症を抱える患者の死亡リスクは、認知症をもたない患者の4倍近くあることは特筆すべき点である[4,5]。

高齢者特有の問題点

1. 高齢者世帯の増加

わが国においては、治療後の在院期間は短縮の傾向にあり、治療からの回復が十分でないままに自宅に帰ることになる患者は増加し続けている。

平成27（2015）年国勢調査によると、全世帯に占める核家族の割合は55.9%であった[6]。また内閣府の調査では、単身世帯もしくはどちらかが65歳以上の夫婦のみの世帯は、1980年代には28.1%であったが、2015年時点ではその数が56.9%を占め、高齢者世帯の増加、孤立化が進行してきている側面が明らかとなっている[7]。

2. 軽度認知障害の増加

軽度認知障害（Mild Cognitive Impairment；MCI）は健常者と認知症の中間であり、記憶障害もしくは他の認知機能・遂行機能障害や言語障害など軽度の障害はあるが、他の機能はほぼ正常という状態である。そのため、日常生活への影響はほとんどない。しかし、その後に認知症に移行する割合が、正常高齢者が年1～2%であるのに対して、MCIを有する人では年8.3%といわれている[8]。

わが国の65歳以上の高齢者で、MCIを有する人は2010年時点で380万人と推計されている。認知症を合併する高齢者を含めると、65歳以上の高齢者のうち、実に4人に1人がなんらかの認知機能の障害を有する計算となる。また、そのような高齢者の増加が進み、2020年には要介護状態となる認知症の人は410万人で、65歳以上の人口の約11.2%もの人が認知症高齢者の日常生活自立度ランクⅡ以上[★1]に該当し、要介護状態に陥ることが懸念されている[9]。

★1：認知症高齢者の日常生活自立度
高齢者の認知症の程度を踏まえた日常生活自立度の程度を表す。介護保険制度の要介護認定において、コンピュータによる一次判定や介護認定審査会における審査判定の参考として使われている。
ランクⅡの判定基準は、「日常生活に支障をきたすような症状・行動や意思疎通の困難さが多少みられても、誰かが注意していれば自立できる」となっている。

D 在宅での資源の利用と地域連携　　177

3. フレイルとサルコペニア

　臨床場面や、高齢者の虚弱を表す言葉として、フレイル[★2]という言葉が使われることが多くなった。フレイルとは、高齢者においてよく認められる老年症候群である。病態生理、早期発見のためのバイオマーカーの意義、適切な介入方法など、わかっていないことも多い。

　フレイルには、身体的、精神心理的、社会的な要因がある[10]。中でも理学療法士が深くかかわる身体的フレイルについて、Fried らは「高齢期において、生理的予備能が低下することで、ストレスに対する脆弱性が亢進して不健康になりやすい状態であり、それが引き金となって生じる ADL 障害の前段階」と定義している。

　Fried らによる身体的フレイルの評価指標（Cardiovascular Health Study：CHS）では、①体重減少、②筋力低下（握力）、③倦怠感、④歩行速度の低下、⑤身体活動量の低下、の5つのうち、3つ以上に該当するものをフレイル、1つ以上に該当するものをプレフレイルと判定している[11]。Rose らが行った、約7万人の地域在住高齢者におけるフレイルの割合を調査した研究では、フレイルと判定されたのは約10％で、42％はプレフレイルの状態であった[12]。わが国においても、Shimada らが同様の調査を行い、フレイルが 11.3％、プレフレイルが 49.5％、MCI が 18.8％、フレイルと MCI の合併が 2.7％であった、と報告している[13, 14]。

　また、骨格筋量・骨格筋力の低下であるサルコペニア[★3]もフレイルと同様に近年注目されているが、低アルブミン血症を併発すると予後が不良であることが報告されている[15]。

　残念ながら、フレイルやサルコペニアに陥った高齢者はその状況から脱却することは難しく、状況を維持できるように支援することが必要である。しかし、その前段階であるプレフレイルやプレサルコペニアの状態であれば、よりよい状態へのターニングポイントとなることができるため、フレイルやサルコペニアに陥らないように介入することが重要である。

　わが国では高齢者世帯や単身高齢者が増えており、家族などに介護・援助を依存することが困難な人は一定数存在すると思われる。がん治療後の体力低下について認識し、対処方法を自分でとれるようになるために重要なのは、在宅療養支援としての訪問リハビリの活用や地域との連携である。

★2：フレイル
厚生労働省の報告書では、フレイルとは「加齢とともに心身の活力（運動機能や認知機能等）が低下し、複数の慢性疾患の併存などの影響もあり、生活機能が障害され、心身の脆弱性が出現した状態であるが、一方で適切な介入・支援により、生活機能の維持向上が可能な状態像」とされている。よって、健康な状態と日常生活でサポートが必要な介護状態の中間を意味する。

★3：サルコペニア
ギリシャ語で「筋肉」を意味する「sarx」と「喪失」を意味する「penia」を組み合わせた言葉。加齢に伴って筋肉量が減少し、筋力や身体機能が低下している状態を指す。

地域とのリハビリ連携をはかるためのポイント

地域リハビリの資源としては、大きく分けて2つの種類がある。

①訪問リハビリテーション：医療保険制度および介護保険制度を使い、医療機関や訪問看護ステーションからの訪問サービス（理学療法士、作業療法士）として実施されるもの。

②デイサービス、デイケア：サービス提供事業所に利用者が赴き（送迎）、リハビリの提供を受けるもの。

両者ともにメリット・デメリットがあるが、利用の選択をするにあたり、何を考慮するとよいかを以下にまとめる。

1. 訪問リハビリテーション

訪問リハビリを提供できる施設は、訪問看護ステーション、病院などに付属する訪問リハビリテーション事業所、一部地域での訪問リハビリステーションである。指示系統は、病院医師、かかりつけ医からである。訪問リハビリを提供する専門職は、1事業所あたり平均5.4人（理学療法士3.4人、作業療法士1.6人、言語聴覚士0.4人）であり、病院と比較するとマンパワーは手厚い状況とはいえないが、地域差はあるものの、全リハビリ専門職が提供を行える体制も整いつつある[16]。ただし、病院内でのリハビリと異なり、訪問リハビリの多くは40分・週1回のサービス提供が主体となるため、手厚い支援のためには、セルフトレーニングの指導や、病院で行っていたリハビリについての情報提供が欠かせない。

がんの訪問リハビリは、緩和期リハビリ、進行期リハビリなど、地域包括ケアシステムにおいても重要なサービスである。しかし、まだ十分なエビデンスの構築はなされていのが現状である。早期介入による効果として、非がん患者対象ではあるが、身体機能向上を含めたADL遂行能力の拡大や、健康関連QOLの向上が報告されている[17]。がん治療後早期の高齢患者であれば、身体機能の低下や活動量低下を予防することにつながる可能性がある。また、緩和期に入った患者の場合は、病院と同様に、適切な姿勢の保持や介護物品の選定により、呼吸困難感の軽減、介助量の軽減などの効果も期待できる。したがって、退院後早期に生活の基盤を整え、身体機能維持向上をはかる上で重要な役割を果たすと考えられる。

2. デイサービス・デイケアでのリハビリテーション

自宅でのADLが安定している場合や、身体活動量の向上をはかる

ためには、デイサービス・デイケアといった施設でのリハビリが選択肢となる。施設でのリハビリの特徴として、他者とのつながりをもつこと、専門的な機器を用いたトレーニングを行うこと、介護を行う家族自身の時間をつくること、などがあげられる。

昨今は、短時間型の機能訓練型デイサービスやリハビリ特化型デイサービスも登場しているが、これは介護保険制度上の正式な名称ではなく、区分としては通所介護(デイサービス)にあたる。多くの事業所は3〜4時間未満の半日制をとっており、午前と午後で入れ替わるのが特徴である。食事や入浴サービスがない代わりに、リハビリ専門職によるリハビリ提供がなされている。

施設でのリハビリは、利用者の身体状況や家族の介護状況などを踏まえて個別に様々なサービスを選択できるので、提供体制についての情報を共有することが重要である。

＊

地域を基盤としたがんリハビリは世界中で開発中であるが、どのような問題に直面しているのか、そしてそれらをどのように解決するのが最もよいかはよくわかっていない。また、地域密着型のリハビリプログラムに参加しているクライアントの大多数が、知識の豊富ながんサバイバーであり、社会的に貧しい人々(例:低所得者、失業者、年金生活者)や男性は参加しにくいなど、不平等も起こっている[18]。それらを解決するには、医療提供者間の文化の共有とシステムの構築が必要であり、地域医療連携を確立するにあたっては、可視性、共通言語、連携経路が重要となる。

日本理学療法士協会の調査では、介護支援専門員(ケアマネジャー)が在宅リハビリ専門職に対して、退院前カンファレンスへの参加を要請した割合は60%程度であった[16]。訪問リハビリ導入の課題を解決するためには、入院期間中から訪問リハビリの必要性を検討し、患者・家族に説明する機会を積極的にもつこと、そして在宅リハビリ専門職が退院前カンファレンス等に積極的に関与すること、病院看護師やリハビリ専門職が地域のリハビリ専門職に入院状況を可視化して伝えることが必要である。その上で、双方の立場から患者・家族に在宅リハビリの必要性を説明し、他職種と協働して退院後の患者の生活をサポートする体制づくりを構築することが重要となる。

退院後のシームレスな訪問リハビリの提供と生活基盤の調整、介護負担の軽減が、ひいては高齢がん患者のQOL向上につながるのである。

引用文献

1）内閣府：第1節 高齢化の状況. https://www8.cao.go.jp/kourei/whitepaper/w-2016/html/gaiyou/s1_1.html

2）がん研究振興財団：がんの統計'17, 2018.

3）Leslie, Y.C. et al. : Geriatric assessment as predictors of hospital readmission in older adults with cancer, J Geriatr Oncol, 6（4）: 254–261, 2015.

4）Draper, B. et al. : The Hospital Dementia Services Project: age differences in hospital stays for older people with and without dementia, Int Psychogeriatr, 23（10）: 1649–1658, 2011.

5）Sampson, E.L. et al. : Dementia in the acute hospital: prospective cohort study of prevalence and mortality, Br J Psychiatry, 195（1）: 61–66, 2009.

6）総務省統計局：平成27年国勢調査. https://www.stat.go.jp/data/kokusei/2015/kekka/kihon1/pdf/gaiyou1.pdf

7）内閣府：第2節 高齢化の状況. https://www8.cao.go.jp/kourei/whitepaper/w-2016/html/gaiyou/s1_2_1.html

8）「認知症予防・支援マニュアル」分担研究班：認知症予防・支援マニュアル（改訂版）, 平成21（2009）年3月.

9）厚生労働省：認知症施策の推進, 平成24（2012）年9月. https://www.mhlw.go.jp/file/05-Shingikai-12301000-Roukenkyoku-Soumuka/0000030522.pdf

10）荒井秀典：フレイルの意義, 日本老年医学会雑誌, 51（6）: 497–501, 2014.

11）Fried, L.P. et al. : Frailty in older adults : evidence for phenotype, J Gerontol A Biol Sci, 56 : M146–156, 2001.

12）Collard, R.M. et al. : Prevalence of frailty in community-dwelling older persons: a systematic review, J Am Geriatr Soc, 60（8）: 1487–1492, 2012.

13）Simada, H. et al. : Combined prevalence of frailty and mild cognitive impairment in a population of elderly Japanese people, J Am Med Dir Assoc, 14（7）: 518–524, 2013.

14）Simada, H. et al. : Incidence of disability in frail older persons with or without slow walking speed, J Am Med Dir Assoc, 16（8）: 690–696, 2015.

15）Uemura, K. et al. : Sarcopenia and low serum albumin level synergistically increase the risk of incident disability in older adults, J Am Med Dir Assoc, 20（1）: 90–93, 2019.

16）日本理学療法士協会：訪問リハビリテーションと, 訪問看護ステーションからの理学療法士等による訪問の提供実態に関する調査研究事業調査報告書, 平成26（2014）年3月.

17）Tsauo, J.Y. et al. : Effects on function and quality of life of postoperative home-based-physical therapy for patients with hip fracture, Arch Phys Med Rehabil, 86（10）: 1953–1957, 2005.

18）la Cour, K., Cutchin, M.P. : Developing community based rehabilitation for cancer survivors: organizing for coordination and coherence in practice, BMC Health Service Research, 13 : 339, 2013.

［上野順也］

D/3

在宅での資源の利用と地域連携

訪問薬剤師

ケアのポイント

1. 入院と在宅医療における薬剤管理上の違いを知る

　入院中は院内の生活リズムに従い、それに準じて薬剤の用法も決まる。また、薬剤管理には主に看護師がかかわる。一方で、在宅医療においては、患者やその家族がもつそれぞれの生活リズムに合わせた用法を検討する必要がある。薬剤を使うか否かの選択権も、患者の意思が優先されやすい。さらに、患者・家族以外にも、異なる所属の様々な職種が薬剤の使用にかかわるという違いがある。

2. 訪問薬剤師[★1]の視点を知り、退院支援に生かす

　訪問薬剤師は、患者・家族の在宅療養に関する希望や方針を踏まえ、多職種と協働し、薬物療法支援に携わる。そもそも、薬物療法は病態に対して適切な薬剤が処方されていたとしても、用法用量のとおり使えなければ成立しない。訪問薬剤師はいわゆる薬学的な評価項目[★2]以外に、患者・家族の実生活や連携職種の介入状況を踏まえた視点・評価項目をもち、その介入により、薬物関連問題の減少、薬物治療のアドヒアランスの向上につなげる[1]。こうした視点のいくつかは、看護師が自宅や施設での薬物療法の継続性を評価するのにも有用な視点となり得る。

3. 薬薬連携(病棟薬剤師－地域の訪問薬剤師)を交え、退院調整の段階から病棟看護師と訪問薬剤師の情報共有を検討する

　入院中の薬剤関連の情報提供は、看護サマリーに代表される看護師同士で共有するだけでなく、地域の訪問薬剤師とも共有することが望ましい。病棟の看護師が地域の薬剤師に直接コンタクトをとるのもよいが、病棟の薬剤師と連携して地域の訪問薬剤師との情報共有をはかると、訪問診療へスムーズに移行するという報告がある[2]。

★1：訪問薬剤師
「訪問看護師」のように職能団体によって定義づけされた名称ではなく、患家を訪問する薬剤師の総称。狭義においては、医師と同行、もしくは医師の指示のもとで在宅療養者の患家へ赴き、薬学的な評価を基本に、薬物療法支援を行う薬剤師のことを意味すると筆者は考える。薬学的な評価を連携職種との協働に還元できる能力が求められる。算定要件を満たせば医療保険や介護保険での報酬を請求できる保険薬局や医療機関の所属の薬剤師、特定の報酬はなく、調剤行為は行わないものの、在宅療養支援診療所に所属して同様の支援を行う薬剤師もいる。筆者は、機能強化型の在宅療養支援診療所に所属する薬剤師である。

★2
薬効薬理学、薬物動態学、物理化学的な薬剤安定性、ポリファーマシーなどの視点。

Ｉさん、83歳、男性。胃がん。MMSE[★3] 25/30で軽度認知障害と診断されている。誤嚥性肺炎の診断にて入院していたが、症状は改善し、本日自宅に退院となった。これからは息子夫婦と3人での生活だが、夫婦共に日中は仕事があり、その間だけは独居となる。独居時の食事や与薬はヘルパーが担当し、訪問看護も導入の方針が決まっている。

経過 ▶初回の診療に、訪問看護師、介護支援専門員（ケアマネジャー）、ヘルパー事業所の責任者と共に訪問薬剤師が同席した。

薬剤の状況を確認したところ、退院直後であったため、複数の薬剤が1つのビニール袋に入れられていた。内容は、退院直前まで内服していた日数が不揃いな薬剤と、退院時処方14日分、その他外用薬であった。内服薬はいずれもPTPシートのまま入れられていた。診療情報提供書による薬剤情報と初回訪問時の薬剤の状況を図**2-D-3-1**に示す。

家族に対して、退院時の薬剤指導の有無を確認したところ、「今日は薬を看護師から渡されただけ」との返答だった。病棟薬剤師による指導記録がおくすり手帳に記載されていたが、日付は前日であった。[★4]家族に、自宅内に退院時処方以外に薬がないかを尋ねると、入院前に外来で処方されていた薬剤（今回の退院時処方と同じ薬効の薬剤が数種類含まれる）が提示された。[★5]

Ｉさんに「入院中は薬の準備は誰が行っていましたか」と質問すると、「看護師が使う前に持ってきてくれた」との返答だった。[★6]また、薬に関する希望や困りごとを尋ねると、内服薬の数の多さをあげた。家族の生活リズム[★7]を確認すると、夫婦共に朝8時には自宅を出て、帰宅は20時前後とのことだった。自宅での本人の就寝時間は21時であり、その時間には床に入りたい、との希望であった。[★8]息子夫婦が不在にする日中は、訪問介護による食事の支援を受けるケアプランが組まれていた。

支援のポイント

1. 訪問薬剤師の視点を利用し、退院後の生活環境や具体的な支援を踏まえた薬剤管理方法を検討する

在宅医療における薬剤管理の重要な注意点の1つとして、「誰が」薬剤を管理するか、という点があげられる。看護師が薬剤を管理する入院とは異なり、薬剤を扱うことに不慣れな家族や、扱える薬剤に制

★3：MMSE
詳細はp.165の脚注★4参照。

★4
病棟の人員体制の事情で、退院直前の薬剤指導者と実際に薬剤を渡す者が異なる事例を筆者は多く経験している。

★5
病院の採用薬の都合で、同じ薬効成分にもかかわらず、シートや錠剤そのものの外見が異なる薬もあり、混乱の原因となりやすい。

★6
退院に向けた薬剤管理のサポートはない状況であり、Ｉさんの認知症の現病歴を考えると、重複や飲み忘れの誤服用、PTPシートのまま飲み込む誤飲のリスクが予想される。そのままの状況では本人管理は困難だと考えられる。

★7
自宅にて、誰が患者の支援を実行できるかを確認することが重要なポイントである。

★8
自宅での生活リズムが入院中とは異なる場合は少なくない。

★9
医政発第0726005号 平成17年7月26日 厚生労働省医政局長通知「医師法第17条、歯科医師法第17条及び保健師助産師看護師法第31条の解釈について」により、扱える薬剤等が具体的に示されている。

★10
具体的には以下の例があげられる。
・複数の規格を有する薬剤が単一規格しか扱えず、規格変更ができない。
・ベッドサイドで自己管理できる薬剤に制限がある。

D 在宅での資源の利用と地域連携　183

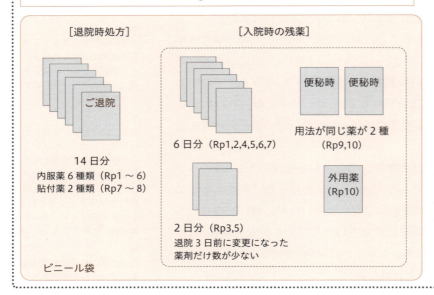

図 2-D-3-1 | 退院直後の自宅における薬剤の状況

約のあるヘルパーが与薬を担うことがあるためである。退院に向けて自宅での生活をイメージする中で、例えば内服薬の用法や剤形に無理がないか、言い換えれば、入院中だから成立する薬物療法ではないか、という視点をもつと、看護師も退院支援における薬物療法の問題点に気づきやすい。

一方、病院固有の採用薬や病棟のルールにより、入院中では変更しにくい問題点もあり得る。その際には、在宅移行後の変更を検討する申し送りにつなげることも退院支援として有用である。

本事例では、1日9回もある薬剤の用法、同じ用法が記載された下剤、PTPシートのままの薬剤、日数がバラバラの複数の薬袋については、退院前に院内でも内容の改善が検討できた項目だと考えられる。

★11
朝食後、昼食後、夕食後、就寝前、朝食前、昼食前、夕食前、9時貼り換えの貼付薬、19時貼り換えの貼付薬、の計9回。本人の在宅での生活リズムによると、夕方の薬剤と就寝前の薬剤の間隔が短い。

★12
使い分けが不明の下剤が複数ある。

★13
ヘルパーは一包化された薬剤でないと与薬できない。

★14
同じ薬剤を別々の薬袋から取り出す可能性が発生し、重複服用のリスクが上昇する。

表 2-D-3-1 | 在宅医療における薬剤の使用状況の評価項目

本人に関連する視点 （自己管理能力や薬剤服用の意思に関する評価項目）	本人以外の要因に関連する視点 （特に本人管理が難しいときに重要な評価項目）
□薬剤の色や形、大きさは識別可能か？ □薬剤を被包（PTPシート、一包化）から取り出せるか？ □薬剤を口元まで運べるか？ あるいは患部に外用できるか？ □内服するための飲料（水あるいはトロミ付きの水など）を準備できるか？ □内服後の姿勢を保持できるか？ □本人の薬剤に対する認識・嗜好性に誤解や偏りはないか？ □本人の生活リズムに用法が合うか？	□家族の生活リズムに用法が合うか？ □家族やサービスを提供する連携職種の介入状況と用法が合うか？ □家族やサービスを提供する連携職種が扱える剤形・方法・調剤方法か？ □家族の薬剤に対する認識・印象に誤解や偏りはないか？ □在宅医療での連携職種の薬剤に対する理解に誤解や偏りはないか？ □自宅での保管方法をどうするか？ □薬剤の使用状況をチーム内でどう共有するか？

2. 退院支援の段階から訪問薬剤師による支援につながるような調整を検討する

　訪問看護師は、在宅医療の現場においては、看護ケアだけでなく、薬剤管理にも多くの時間を割いている。[★15]患者を支援するチームにおける「訪問薬剤師」は、訪問看護師の負荷を軽くする。さらに、多職種で編成されるチームにおいて、薬剤管理のかじ取り役を担う。病棟看護師から地域の訪問薬剤師へ直接の情報提供は難しいと感じるかもしれない。必要に応じて、病棟担当の薬剤師から地域の訪問薬剤師への薬薬連携について相談し、情報提供することを実現したい。

　本事例では、薬剤に関する希望聴取やそれに関連する採用薬にとらわれない薬剤選択[★16]、自宅の残薬と現在の内服薬の照合[★17]、同一用法の薬の優先度の決定[★18]、自宅での薬剤セッティング方法[★19]の検討[★20]を、退院後に医師を含む複数の職種で同時に行ったため、情報共有まで一気に完結できた。

*

　筆者が在宅医療における薬剤の使用状況（処方意図どおりに使えている、もしくは使えていない）を評価するときの項目を**表 2-D-3-1**に示す。退院支援時の薬物療法を議論する際の参考になれば幸いである。

引用文献
1）日本老年医学会 編：高齢者の安全な薬物療法ガイドライン 2015, p.166, 2015.
2）宮崎美子：地域における医療連携―理想的な薬薬連携とは, 薬学雑誌, 133（3）：337-341, 2013.

［餅原弘樹］

★15
特に、認知症患者やがん終末期患者、医療依存度の高い患者、独居の患者などが該当する。

★16
本人からの薬剤数が多いとの訴えと、類似の薬効をもつ薬が複数あったことから、ドンペリドン錠の中止を医師と協議し、その日の夕方から中止とした。

★17
ボノプラザン錠10mg 2錠→20mg 1錠へ、リバスチグミン貼付薬4.5mg 3枚→13.5mg 1枚へと規格変更した。

★18
まったく同じ成分の薬（先発品とジェネリック、さらに同じジェネリックでも製造メーカーが異なるものが複数存在する薬剤もある）で外見の異なるものを情報共有した。

★19
下剤はセンノシドでの調整を基本とする方針とした。

★20
薬袋のまま、配薬BOX、お薬カレンダーなどの方法があるが、今回は複数の職種で薬剤支援を行うので、使用済みであることを確認しやすいお薬カレンダーを採用することになった。

D 在宅での資源の利用と地域連携

保険薬局

／ケアのポイント

1. 退院に向けて服薬管理の工夫を行う

- 認知症患者は比較的初期から服薬管理が困難になる。
- 服薬アドヒアランスは、用法や薬効の理解度、認知機能、薬剤容器の開封能力、処方薬剤数などと関係するとされる。
- 入院中に患者や患者家族、介護者から内服負担や生活スタイル、介護時間等の聞き取りを行い、服薬管理の工夫を行う。

2. 保険薬局へ情報提供を行う

- 病棟薬剤師や医療ソーシャルワーカー（MSW）等と連携し、退院後に利用する保険薬局へ情報提供を行うことで、シームレスな医療の提供につながる。

> Ｖさん、80歳、女性。肺がん、認知症あり。83歳の夫と二人暮らし。がん疼痛があり、医療用麻薬を使用中。疼痛コントロールがつけば退院予定である。
>
> ┈┈┈┈┈┈┈┈┈┈┈┈┈┈┈┈┈┈┈┈┈┈┈┈┈┈┈┈┈
>
> 経過 ▶入院中、がん疼痛に対して医療用麻薬が開始となった。認知症のため、内服薬は看護師管理としていた。疼痛コントロールが良好となったため、退院の方針となった。退院後は夫が内服薬を管理することになるが、夫も高齢であり、認知機能の低下が疑われる状況であった。
>
> 医療用麻薬以外にも鎮痛薬、緩下薬、睡眠薬の内服があるため、退院時処方では医療用麻薬を含めて一包化を実施することとなった。併せて、服薬カレンダー（お薬カレンダー）での管理を推奨した。
>
> Ｖさんは以前から利用しているかかりつけの薬局があり、今後もその薬局を利用したいとのことだった。

表 2-D-4-1 | アドヒアランスをよくするための工夫

服薬数を少なく	降圧薬や胃薬など同効果の2〜3剤を力価の強い1剤か合剤にまとめる
服用法の簡便化	1日3回服用から2回あるいは1回への切り替え 食前、食直後、食後30分など服薬方法の混在を避ける
介護者が管理しやすい服用法	出勤前、帰宅後などにまとめる
剤形の工夫	口腔内崩壊錠（OD錠）や貼付剤の選択
一包化調剤の指示	長期保存できない、途中で用量調節ができない欠点あり 緩下薬や睡眠薬など症状によって飲み分ける薬剤は別にする
服薬カレンダー、薬ケースの利用	

（日本老年医学会 編：改訂版健康長寿診療ハンドブック—実地医家のための老年医学のエッセンス，
p.154, 2019）

支援のポイント

1. 病棟薬剤師や医療ソーシャルワーカー（MSW）と連携し、保険薬局へ情報提供を行う

▪ 医療用麻薬を使用している患者の場合、かかりつけ薬局は医療用麻薬の調剤が可能な保険薬局である必要がある。

▪ 今後、薬剤師による在宅訪問の必要性がある場合は、在宅訪問の対応が可能な薬局かどうか確認する。

▪ 服薬アドヒアランスは、用法や薬効の理解度、認知機能、薬剤容器の開封能力、処方薬剤数などと関係するとされる。入院中に患者や患者家族、介護者から内服負担や生活スタイル、介護時間等の聞き取りを行い、表2-D-4-1 に示すような服薬アドヒアランスをよくするための工夫を検討する。

▪ Ｖさんのように本人が認知症で、自宅で主にサポートを行う夫にも認知機能低下が疑われる場合は、服薬アドヒアランスの低下に注意しなければならない。Ｖさんの場合、退院時処方で、服薬アドヒアランス向上のための工夫として、医療用麻薬を含めた使用薬剤の一包化や服薬カレンダーの使用の提案を行っている。

▪ このような入院中の問題点や実施した工夫等の情報を保険薬局の薬剤師と共有することで、継続した服薬管理が可能となる。

▪ 医療用麻薬の一包化は実施していないことが多いため、特殊な事情であることを共有することは重要である。

▪ 情報共有の手段としては、おくすり手帳や説明書のほかに、薬剤管理サマリー（図2-D-4-1）の提供や、電話で直接やり取りを行うといった手段がある。

［吉野名穂子、五十嵐隆志］

薬剤管理サマリー

作成日 [　　　　　]

[　　　　　] 御中

[　　　　　] 様の退院時処方・薬学的管理事項について連絡申し上げます。

生年月日 [　　　　　] [　　] 歳　性別 [　　]　身長 [　　] cm　体重 [　　] kg

入院期間 [　　　　　] ～ [　　　　　] [　　] 日間　担当医 [　　　　　]

<table>
<tr><th rowspan="14">基本情報</th><th></th><th colspan="2">該当薬剤</th><th></th><th>発現時期</th><th>発現時の状況等（検査値動向含む）</th></tr>
<tr><td>禁忌薬</td><td colspan="2">□なし　□あり</td><td></td><td></td><td></td></tr>
<tr><td>アレルギー歴</td><td colspan="2">□なし　□あり</td><td></td><td></td><td></td></tr>
<tr><td>副作用歴</td><td colspan="2">□なし　□あり</td><td></td><td></td><td></td></tr>
<tr><td>腎機能</td><td colspan="2">SCr　　　　mg/dL</td><td>eGFR</td><td>mL/min/1.73m^2</td><td>体表面積
（DuBois式）　　　　m^2</td></tr>
<tr><td>その他必要な検査情報</td><td colspan="5"></td></tr>
<tr><td>入院中の服薬管理</td><td colspan="5">□自己管理　　□1日配薬　　□1回配薬　　□その他（　　　　）</td></tr>
<tr><td>投与経路</td><td colspan="5">□経口　　□経管（経鼻・胃瘻・食道瘻・腸瘻）</td></tr>
<tr><td>調剤方法</td><td colspan="5">□PTP　　□一包化　　□簡易懸濁　　□粉砕　　□その他</td></tr>
<tr><td>服薬状況</td><td colspan="5">□良好　　□時々忘れる　　□忘れる　　□拒薬あり　　□その他</td></tr>
<tr><td>退院後の薬剤管理方法</td><td colspan="5">□本人　　□家族　　□その他（　　　　）</td></tr>
<tr><td>一般用医薬品・健康食品等</td><td colspan="5">□なし　　□あり（　　　　）</td></tr>
</table>

入院時持参薬

□別紙あり　処方医療機関：_____

退院時処方

□別紙あり 退院処方に薬情添付　□なし　□あり

特記事項

※患者情報で伝達が必要と思う内容を記載すること（問題点、薬剤の評価、医師の処方意図等／入院中の薬剤の追加、減量、中止で伝えたい内容）

投与方法に注意を要する薬剤
□なし　□あり

※下記には現在の処方内容のうち、投与方法が特殊な薬剤（例：連日服用しない薬剤、投与間隔が設けられている薬剤等）や維持量まで増量が必要な薬剤（例：ドネペジル、ラモトリギン等）を記載しています。貴院における薬物療法の参考にしてください。

※ご不明な点がございましたら、下記薬剤師までお問い合わせください。

施設名 _____　〒

住所

TEL　（　）　　　　FAX　（　）

薬剤師 [　　　　　]

図 2-D-4-1 | 薬剤管理サマリー

（日本病院薬剤師会作成）

在宅での資源の利用と地域連携

介護施設につなぐ場合（医介連携）

ケアのポイント

1. 健康状態や自宅での生活状況を情報収集し、チームで共有する
- 身体症状と認知機能、日常生活のスタイル、生活活動における転倒・転落のリスク、セルフケア能力、安心できること、その人らしさ、家族の介護力と地域の社会資源の情報を患者と家族から得る。
- 患者が自分でできる可能性があることと、せん妄や転倒・転落のリスクをアセスメントし、課題とニーズをチームで共有する。

2　患者が穏やかに過ごせるような対応を心がけ、退院後の生活を見据えたケアを実践する
- 患者の行動をよく観察し、今あるセルフケア能力を維持する。
- ケア実践後は、患者のニーズが満たされたか、症状や日常生活の変化をモニタリングする。
- 生活を軸に置き、患者が主体的に過ごせるよう、環境と薬剤調整、支援体制を整える。

3　地域で暮らすための公的サービスを知っておく

①介護保険制度によるサービス（表2-D-5-1）

　主に「居宅サービス」「地域密着型サービス」「施設サービス」に分けられる。要介護・要支援状態にある「65歳以上の高齢者」と「40歳から64歳までの特定疾病の患者」は1割の自己負担★1でサービスを受けられる。

①居宅サービス
　要介護・要支援の対象者が、現在の居宅での生活を維持したまま提供を受けられるサービスである。種類は多いが、主に「訪問サービス」「通所サービス」「短期入所サービス」「その他サービス」に分けられる。
- 訪問サービス：訪問介護、訪問入浴介護、訪問看護、訪問リハビリ

★1
自己負担割合は、収入に応じて1～3割負担と変動する。

表 2-D-5-1 | 介護保険サービス

居宅サービス 自宅で暮らす人が利用するサービス	〈訪問系〉担当者が自宅へ来る ● 訪問介護(ホームヘルプサービス) ● 訪問入浴介護 ● 訪問看護 ● 訪問リハビリテーション 〈通所系〉患者が施設へ出かける ● 通所介護(デイサービス) ● 通所リハビリテーション(デイケア) 〈短期入所〉 ● 短期入所生活介護(ショートステイ)など 〈その他〉 ● 福祉用具貸与 ● 住宅改修
地域密着型サービス 自宅(またはグループホーム)で暮らしながら、居住地限定(地域密着型)で利用するサービス	● 認知症対応型通所介護(認知症デイサービス) ● 地域密着型通所介護(小規模デイサービス) ● 認知症対応型共同生活介護(グループホーム) ● 小規模多機能型居宅介護(小規模多機能、小多機) ● 看護小規模多機能型居宅介護(看多機) ● 定期巡回・随時対応型訪問介護看護(24時間サービス)など ＊併用できないサービスもある
施設サービス 施設で暮らす人が利用するサービス	● 介護老人福祉施設(特別養護老人ホーム；特養) ● 介護老人保健施設(老健) ● 介護医療院 ● 特定施設入居者生活介護※ ※有料老人ホーム(サービス付き高齢者向け住宅もある)、ケアハウス(軽費老人ホーム)、養護老人ホームなど。介護保険法上では居宅サービスに分類。要介護高齢者の日常生活の世話、機能訓練、療養上の世話を行うサービスで、自宅以外で暮らす

(Dカフェ net：認知症の人と家族のための「地元で暮らす」ガイドブックQ＆A—認知症カフェに集まる家族，専門職が一緒に作った!，p.41，メディカ出版，2018より改変)

テーション
- 通所サービス：通所介護(デイサービス)、通所リハビリテーション(デイケア)
- 短期入所サービス：短期入所生活介護(ショートステイ)[★2]、短期入所療養介護(医療型ショートステイ)
- その他サービス：福祉用具貸与、住宅改修など。

②地域密着型サービス

　要介護認定を受けた高齢者が、住み慣れた地域で生活できることを目的に、市町村指定の事業者が地域住民に提供するサービスである。利用者のニーズにきめ細かく応えるため、事業者が所在する市町村に居住する者のみが利用対象者となる。

- 定期巡回・随時対応型訪問介護看護：訪問介護と訪問看護の両方を、365日、日中・夜間を通して受けられる。定期巡回と随時対応がある。
- 夜間対応型訪問介護：夜間の定期的な訪問や緊急時の随時訪問によ

★2：短期入所生活介護（ショートステイ）
数日から最大30日間、施設に入所して生活する。家族の介護負担軽減という目的もある。

る介護を受けられる。定期巡回と随時対応がある。

- 地域密着型通所介護（小規模デイサービス）：利用者が定員 18 人以下の少人数デイサービス。居住地住民で要介護 1 以上の人を対象としている。
- 療養通所介護（医療デイサービス）：重度の状態で常に看護師の観察が必要な人を対象にしたデイサービス。
- 認知症対応型通所介護（認知症デイサービス）：医療機関で認知症と診断を受けた人が利用できるデイサービス。
- 小規模多機能型居宅介護（小多機）：自宅から施設に通う「通所」を中心に、短期間の「泊まり」、必要に応じてスタッフが自宅に訪問する「訪問介護サービス」を組み合わせて利用できる。
- 認知症対応型共同生活介護（グループホーム）：少人数の認知症高齢者が共同生活を送る。
- 地域密着型特定施設入居者生活介護：介護付き有料老人ホームやケアハウス、サービス付き高齢者向け住宅（サ高住）など、定員 30 人未満の施設で生活しながら介護を受ける。
- 地域密着型介護老人福祉施設入居者生活介護：常時介護が必要な高齢者が入居する特別養護老人ホーム。定員 30 人未満。食事や入浴、排泄の介助、機能訓練や療養上の生活支援を受ける。
- 看護小規模多機能型居宅介護（看多機）：小規模多機能型居宅介護のサービスに、「訪問看護サービス」が追加されたもの。医療面でのサポートが受けられる。

③施設サービス

　下記施設に入所した要介護状態にある高齢者に対して、生活介護サービスが提供される。

- 介護老人保健施設（老健）：24 時間体制、医療管理下で看護、介護、リハビリテーションを受けることができる。在宅復帰を前提としたサービスのため、3 か月で退所することが前提となる。
- 介護老人福祉施設（特別養護老人ホーム［特養］）：24 時間体制で介護を受けることができる。原則として要介護 3 以上の人が利用でき、長期の入所が可能である。日常生活の介助やリハビリテーションを介護職員や看護師などが行う。
- 介護医療院：医療ニーズの高い利用者の長期療養と生活のための機能を兼ね備えた施設。要介護者に、同一施設内で医療と介護を一体的に提供する。

2 医療保険・高齢者医療制度によるサービス

　医療保険・高齢者医療制度によるサービスには、訪問診療、訪問歯

D 在宅での資源の利用と地域連携　191

科診療、訪問看護（がんの場合は医療保険を優先利用する）、訪問リハビリテーション、訪問薬剤管理指導がある。介護保険制度によるサービスと組み合わせてこれらを利用していく。

Qさん、80歳代、女性。原発不明がん、アルツハイマー型認知症。積極的な治療は希望されず、サポーティブケア[★3]として経過をみていた。骨盤右側リンパ節転移に対する放射線治療後、神経障害性疼痛を認め、メサドン（メサペイン®）1日40mgを服用中。また、右下肢浮腫に対して弾性ストッキングを着用しているが、疼痛や下肢浮腫の増強を繰り返している。既往の糖尿病は血糖100～200mg/dLで経過観察中。

夫と二人暮らしだが、長女が自宅近くに在住し、通院は長女が支援している。訪問看護を導入していたが、夫はQさんの症状が改善すればふだんどおりの生活ができるという認識から、訪問看護の介入を望まないことが多く、断っていた。また、夫はQさんの記憶障害が認知症によるものという認識をもちにくく、Qさんが忘れていることやできないことに対して強く指摘することがあった。

★3：サポーティブケア
治療に伴う有害反応の軽減や、リハビリテーションなど抗がん薬治療ではないさまざまな治療を指している。

経過 ▶ Qさんに右下肢の痛みを問うと、自ら痛みの有無を伝えることができ、レスキューのヒドロモルフォン（ナルラピド®）4mg服用で疼痛緩和が得られた。右下肢浮腫に対しては、自分で軽くさすったり、部分的に保湿剤を塗布することは可能であったが、全般的なケアは介助が必要であった。服薬は看護師がすべて管理し、利尿薬の服用、下肢挙上による安静やリンパマッサージ、バンテージ使用により、下肢浮腫は軽減した。しかし、疼痛や浮腫が改善すると自己での活動量が増加し、疼痛や浮腫が一時的に増強することを繰り返した。

Qさんは近時記憶障害から疼痛や浮腫が増強していたことが記憶になく、症状が改善すると「体力が落ちないように歩くわ」と話し、自ら歩行器で病棟内歩行を何度も行っていた。また、「家に帰るわ」と病室から外をのぞいたり、廊下をウロウロと歩く行動がみられた。

Qさんは自宅への退院を希望されたが、主の介護者である長女は就労と介護の両立による身体的疲労があり、また夫が日常生活場面でQさんができないことに対して強い口調で指摘する様子を見ることへの精神的なつらさもあった。そこで話し合いの結果、施設へ退院することとなった。

支援のポイント

1. 症状コントロールを行うとともに、入院に伴うせん妄やBPSDの増悪、認知機能の低下を起こさないようにする

▪ 患者の苦痛な症状に対して、薬物療法と非薬物療法を組み合わせて積極的に緩和し、せん妄やBPSD（認知症の行動・心理症状）を増悪させない。また、転倒のリスク評価を継続し、安全を確保する。

▪ 自宅での住環境に近い状態で療養生活が送れるように、住環境や生活スタイルについて家族や介護支援専門員（ケアマネジャー）から情報を得る。

▪ 自宅でできていたセルフケアや日常生活動作を行えるような環境づくりと対応を心がけ、患者の自律性を維持する。

▪ ゆっくりでも自分のペースで、自分のことは自分でしたい、という患者の気持ちを尊重する。

2. 施設療養における患者の症状の対応方法について施設職員と情報共有し、地域で暮らすためのケアを継続する

▪ 症状をモニタリングし、患者のふだんの生活スタイルに合わせて安静と活動のバランスをとる。

▪ 疼痛の確認はクローズド・クエスチョンで尋ねる。疼痛が強いときは眉間にシワがよるなど表情に現れやすいことや、レスキュー服用のタイミングを共通認識しておく。また、活動量が増える入浴時はレスキューの予防投与を行う。

▪ 下肢浮腫に対しては、臥床時にクッションを使用して、可能な範囲で挙上することでリンパ液と静脈還流の改善をはかる。しかし、入眠を妨げる場合は無理に行わない。長時間の座位姿勢後は、ベッド上臥床での安静を促す。

▪ 下肢浮腫に対しては、摩擦や過度な圧迫を避け、保湿に努めることや、弾性ストッキングの装着方法や装着する時間帯をスタッフ間で統一しておく。また、Qさんは蜂窩織炎を併発した既往があるため、発赤や腫脹、熱感がないか、毎日観察する。

▪ 入院中に患者と施設職員が自然に会える機会（家族や顔見知りの看護師が立ち会うなど）を設け、患者の人となりを施設職員に理解してもらえるようにする。

▪ 患者は20時頃に入眠するため、メサドンは他の薬剤と併せて朝・夕食後の服用とし、薬物療法が確実に継続できるように調整する。

D 在宅での資源の利用と地域連携　　193

3. 患者・家族の不安を軽減できるよう支援する

- 病状の変化による患者・家族の不安や意向を受け止め、どのような思いでいるのかを日々コミュニケーションを通して情報を得る。
- 療養場所の選択にあたっては、患者・家族の今までの生活状況や価値観、患者に対する家族の思いを確認し、それぞれの意向の背景にあるものを把握しておく。患者・家族間で話し合う場を設け、意見を集約し、方向性を見出す支援を行う。また、患者の今までの生活スタイルや介護状況、人となりをよく知っているケアマネジャーを交えて話し合う。

4. 起こり得る変化を予測し、病状悪化時の支援体制を整える

- Qさんは認知症によるセルフケア不足やがんの進行により、疼痛や浮腫の増悪を繰り返しやすいことが推察できる。施設看護師と相談しながら、対応に悩む場合や困難となったときは早めに病院へ連絡できるよう、病院の窓口を伝えておく。
- 退院後も施設と病院で密に情報を共有し、緊急時の受け入れ体制を共通認識しておくことで、患者と家族、施設スタッフが安心して地域で暮らすことができる支援体制をつくる。

*

がんと認知症があっても住み慣れた地域で過ごすことができるように、病院看護師は地域の社会資源を把握しておく必要がある。さらに、地域の社会資源を有効に活用できるように多職種で検討することは、患者が自分らしく生きていくことの支援につながる。高齢化社会が進む中、医療と介護が支援のリレーを意識してかかわりをもち、認知症をもつがん患者とその家族を地域で支えていくことが求められる。

参考文献
1）六角僚子ほか 監修：認知症のある患者さんのアセスメントとケア，p.10-79，ナツメ社，2018.
2）宇都宮宏子 監修：退院支援ガイドブック—「これまでの暮らし」「そしてこれから」をみすえてかかわる，p.62-140，学研メディカル秀潤社，2015.
3）新里和弘 監修：認知症の人と家族のための「地元で暮らす」ガイドブックQ&A—認知症カフェに集まる家族，専門職が一緒に作った!，p.41-45，メディカ出版，2018.
4）篠田道子：ナースのための退院支援・調整—院内チームと地域連携のシステムづくり，p.34-62，日本看護協会出版会，2017.
5）厚生労働省：介護保険制度の概要.
https://www.mhlw.go.jp/stf/seisakunitsuite/bunya/hukushi_kaigo/kaigo_koureisha/gaiyo/index.html

［岩谷理佳子］

一般病院での対応

ケアのポイント

1. 終末期のせん妄であっても、せん妄の原因を注意深くアセスメントして、せん妄からの回復を目指す

- せん妄治療の原則はせん妄の原因の除去であり、終末期においても同様である。担当医、病棟看護師を含む多職種で、せん妄の原因を注意深くアセスメントして、せん妄からの回復を目指す。
- 一方で、終末期のせん妄[★1]は、複数の原因が存在したり、原因の除去が難しい場合も多い。実際の臨床の場面では、終末期にある患者のせん妄[★2]は、可逆性か、不可逆性か、判断が難しいこともある。
- せん妄からの回復が難しい場合は、せん妄を悪化させないケアを継続しながら、睡眠覚醒リズムの回復や、完全でなくても家族とコミュニケーションがはかれることを目標にする。

2. せん妄に伴う患者の苦痛が最小限となるように支援する

- せん妄に伴う患者の苦痛をアセスメントして、適切な薬物療法および非薬物療法を行う。
- せん妄からの回復を目指すために必要な治療とケアが行われているか、多職種で繰り返し検討する。
- 抗精神病薬の使用は、幻覚などが患者にとって不快でなく、夜間も眠れていて、家族から見ても穏やかに過ごせている場合は必要ないこともあるため、個別にアセスメントする。
- 苦痛を和らげるために、施設の状況および患者・家族の状況に合わせて、緩和ケアチームへの介入依頼を検討する。

★1：終末期せん妄
緩和医療において慣用で用いられる用語。死亡前24～48時間の状態で、腎不全を含む不可逆的な多臓器不全の状態や、不可逆的な代謝性障害が生じ、全身状態の改善が困難となった結果、改善の見込みがなくなったせん妄[1]。

★2：終末期患者のせん妄
終末期（おおよそ予後が6か月以内）と見込まれる患者において生じたせん妄のことをいう[1]。

3. 抗がん薬治療に期待を寄せる患者・家族と、終末期せん妄を発症していることを共有し、この先のがんとの向き合い方を相談する

- 一般病棟に入院している患者は、抗がん薬治療に期待を寄せながら治療を受けている段階であったり、医師が抗がん薬治療を継続するかどうかを見極めている段階であることが多い。
- 終末期にある患者が、最期の時間をどこでどのように迎えるかを決定することは、生活の質に大きく影響する。生命予後とせん妄からの回復の可能性を評価して、患者の自律が尊重されるように支援する。

4. 患者の終末期せん妄に伴う家族のつらさが最小限となるように、そして看取りの満足感が高まるように支援する

- 家族に、せん妄の原因を説明し、せん妄の治療とケア、今後の見通しを伝える。
- 家族にとってつらい症状は、不穏およびコミュニケーションがとれないこと[2, 3]などである。家族は、患者がせん妄により別人のように変化した様子に苦痛を感じる。また、終末期は家族が患者の差し迫った死を感じる過程とも重なる。せん妄によるコミュニケーションの困難さは、悲嘆の過程に影響を及ぼす可能性があるため、適切なケアを行うことが大切である。
- 患者の苦痛に気をかけながら、不穏が強いときはそばを離れず、つじつまの合わない話でも否定や修正せずに患者に合わせ、患者を理解しようとする。付き添う家族をねぎらい、休息がとれるように支援する。
- 家族と医療者が目標を共有し、家族が患者を十分に看病できたと感じられるように支援する。

Aさん、77歳、男性。膵臓がん、肝転移。妻と二人暮らし。2人の娘はそれぞれ家庭をもち、近所で暮らす。診断時に完治は難しいと説明を受けたが、認知症で身の回りのことに支援が必要な妻を支えるため、「妻より1日でも長く生きたい」と、好きな演歌で自分を元気づけながら抗がん薬治療を続けていた。

- -

経過 ▶膵臓がんへの三次治療を受けていたが、がんは増大傾向にあり、閉塞性黄疸、胆管炎を発症した。長女に付き添われて、独歩で入院となった。入院時、意識は清明だった。

意識するポイント
① Aさんのせん妄の原因と、原因を除去するための方法を考える。
② Aさんの現状とこの先のなりゆきを考える。

入院当日の夜、トイレ歩行後に転倒し、臀部を打撲した。腰椎圧迫骨折の可能性があり、安静臥床の指示が出た。痛みの表現が強く、オピオイドは段階的に増量された。ぼんやりして受け答えに時間がかかるようになり、日中は傾眠で、夕方になるとそわそわと落ち着きがなくなった。せん妄症状が出現していると考えられた。

支援のポイント

1. せん妄の原因を探索して、せん妄からの回復を目指した支援を行う

- Aさんのせん妄の原因は以下のように考えられる。
  - ・準備因子：高齢
  - ・誘発因子：安静臥床、臀部の打撲による痛み、膵臓がんと胆管炎による痛み
  - ・直接因子：オピオイド
- せん妄症状により痛みの閾値が低下して、必要量以上のオピオイドが与薬されている可能性がある。増量したオピオイドが、Aさんにとって適切な量かを見極める。
- オピオイドスイッチングを含め、鎮痛薬の適切な種類と量を検討する。
- 胆管炎の治療を検討する。
- Aさんの不穏・不眠が和らぐように、薬物療法を行う。
- せん妄を悪化させないように支援する。

2. 基本的ニードが充足するように支援する

- Aさんは意識の変容のため、自ら基本的ニードを満たすことが困難になる。看護師は、生理的欲求、安全の欲求が充足するように支援する。
- 痛みをコントロールしながら、廃用予防のためのリハビリテーションの導入を検討する。家族の面会、リハビリ、好きな演歌を聞くことなどにより、日中の活動を促す。
- 見当識障害や幻覚は、不安や恐怖を伴う苦痛体験であり、適切な対応が必要である。患者を尊重した態度で穏やかに対応し、対立しない。はっきり、ゆっくり、わかりやすい言葉で話す。話を否定したり間違いを指摘しない。
- 不穏な行動でも、患者にとっては意味のある行動であることが多い。患者の生活背景や気がかりにしていることなどの情報があると、患

E 終末期のせん妄への対応　197

者の行動や言動の背景にある意味を推しはかり、患者が安心できる対応をすることができる。

3. 家族の精神的な苦痛が緩和されて、穏やかな気持ちで過ごすことができるように支援する

- 家族に、せん妄の原因、せん妄によって生じている症状、せん妄の治療とケア、今後の見通しを説明する。患者の状況をどのように感

表｜せん妄に対するケアの流れ

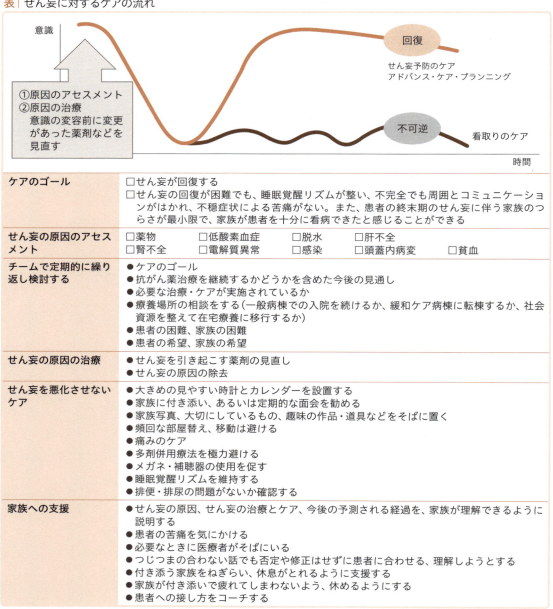

ケアのゴール	□ せん妄が回復する □ せん妄の回復が困難でも、睡眠覚醒リズムが整い、不完全でも周囲とコミュニケーションがはかれ、不穏症状による苦痛がない。また、患者の終末期のせん妄に伴う家族のつらさが最小限で、家族が患者を十分に看病できたと感じることができる
せん妄の原因のアセスメント	□ 薬物　　□ 低酸素血症　　□ 脱水　　□ 肝不全 □ 腎不全　□ 電解質異常　　□ 感染　□ 頭蓋内病変　□ 貧血
チームで定期的に繰り返し検討する	● ケアのゴール ● 抗がん薬治療を継続するかどうかを含めた今後の見通し ● 必要な治療・ケアが実施されているか ● 療養場所の相談をする（一般病棟での入院を続けるか、緩和ケア病棟に転棟するか、社会資源を整えて在宅療養に移行するか） ● 患者の困難、家族の困難 ● 患者の希望、家族の希望
せん妄の原因の治療	● せん妄を引き起こす薬剤の見直し ● せん妄の原因の除去
せん妄を悪化させないケア	● 大きめの見やすい時計とカレンダーを設置する ● 家族に付き添い、あるいは定期的な面会を勧める ● 家族写真、大切にしているもの、趣味の作品・道具などをそばに置く ● 頻回な部屋替え、移動は避ける ● 痛みのケア ● 多剤併用療法を極力避ける ● メガネ・補聴器の使用を促す ● 睡眠覚醒リズムを維持する ● 排便・排尿の問題がないか確認する
家族への支援	● せん妄の原因、せん妄の治療とケア、今後の予測される経過を、家族が理解できるように説明する ● 患者の苦痛を気にかける ● 必要なときに医療者がそばにいる ● つじつまの合わない話でも否定や修正はせずに患者に合わせる、理解しようとする ● 付き添う家族をねぎらい、休息がとれるように支援する ● 家族が付き添いで疲れてしまわないよう、休めるようにする ● 患者への接し方をコーチする

じているか、気がかりは何かを尋ねながら、患者への接し方や家族
ができることを説明して負担の軽減に努める。

4. 患者と家族が、終末期のがんとの向き合い方や、最期の療養の 場を選択できるように、意思決定を支援する

▪ せん妄からの回復が完全でなくても、穏やかに過ごせているタイミ
ングを逃さないように、患者が、医師から提案される症状緩和中心
の医療への移行を理解し、最期の療養の場の選択にかかわることが
できるように支援する。
▪ Ａさんと家族が、妻との時間の過ごし方、この先の妻の生活につ
いて考えられるように支援する。

引用文献
1 ）小川朝生：自信がもてる！ せん妄診療はじめの一歩─誰も教えてくれなかった対応と処方
のコツ，p.131-132，羊土社，2014.
2 ）Breitbart, W. et al.：The delirium experience: delirium recall and delirium-related distress in
hospitalized patients with cancer, their spouses/caregivers, and their nurses, Psychosomatics, 43
（3）：183-194, 2002.
3 ）Morita, T. et al.：Family-perceived distress from delirium-related symptoms of terminally ill
cancer patients, Psychosomatics, 45（2）：107-113, 2004.

参考文献
1 ）厚生労働省：人生の最終段階における医療・ケアの決定プロセスに関するガイドライン 解
説編，2018.

[小林直子]

E 終末期のせん妄への対応　199

E/2

終末期のせん妄への対応

緩和ケア病棟での対応

ケアのポイント

1. 病態に基づいて、疼痛、呼吸困難などの苦痛・苦悩の緩和を ていねいに行う

- つらい症状がせん妄の引き金にならないように、症状緩和に努める。

2. 薬物、電解質異常、低酸素など治療可能なせん妄の原因を検索 し、改善をはかる

- オピオイド、ステロイド、ベンゾジアゼピン系薬剤、高カルシウム 血症、貧血がせん妄の引き金となっていないか確認し、必要であれ ば見直す。

3. 多職種チームで日常生活上の目標を設定する

- せん妄が完全に改善するのは難しい場合もある。せん妄が持続して いたとしても、日常生活で達成可能な目標を設定する。

意識するポイント
①腫瘍増大に伴って出現が予 測される苦痛症状と、せん 妄の関連を考える。

　Tさん、85歳、男性。前立腺がん、膀胱浸潤、右水腎症、多発骨 転移、肝転移。内分泌療法を継続していたが効果がなくなり、緩和 医療を勧められ、緩和ケア外来に通院していた。肝転移による右側 胸部痛が増強し、食欲不振、倦怠感が出現したため、緩和ケア病棟 に入院となる。

　妻とは死別し、一人暮らし。娘は市内に住んでおり、仕事の合間 に来院して身の回りの世話をしている。

- -

　経過 ▶疼痛緩和のため、オキシコドン徐放錠を30mgまで増量 し、疼痛時にオキシコドン速放性製剤（散）5mgを1日3～5回使 用していた。尿意のため1時間ごとにトイレに通っていた。トイレ に入っている時間は長いが、尿はほとんど出ていないようだった。

200　Part 2　認知症ケアの展開（入院〜治療期〜退院〜外来通院）

体動時による呼吸困難もあり、酸素 2L を送気していた。血色素（Hb）値 6.4 と貧血も進んでいたため、赤血球濃厚液が投与された。その日の夜中、「大丈夫だから、行くのさ」と言い、ふらつきながらどこかに行こうとしていた。体熱感があり、体温を測定すると 37.8 度まで上昇していた。解熱薬とハロペリドール注射薬で対応し、翌日に尿路感染と診断され、抗菌薬が開始となった。

抗菌薬を開始して 2 日経過しても尿意を訴え、トイレに何度も通うものの、排尿は少量のみだった。残尿測定のため導尿するが、カテーテルを挿入できず、泌尿器科を受診して尿道留置カテーテルを挿入した。日中は傾眠傾向であるが、夜間は尿意を訴え、起き上がろうとしたり、ベッド上で座位のまま酸素チューブをぐるぐる身体に巻きつけていた。

日中に面会に来た娘は、「夜間の状況はどうでしたか？ 不穏な状況になることがあったらどうしていくんですか？ 眠り薬を使って眠らせるのでしょうか？」と不安を訴えていた。

支援のポイント

1. 腫瘍増大に伴う症状の苦痛緩和に最善を尽くす

▪ 前立腺がんの今までの治療方法、進展状況を考慮し、排尿困難、尿閉を予測できるのであれば、排尿管理法について本人の意向も確認しつつ、主治医および泌尿器科専門医と共に事前に検討する。特に排尿管理法に関しては、自尊心を傷つけることがあることを考慮し、慎重に検討する。

▪ 頻尿でトイレ通いをしている時間帯が、昼夜問わず続いているのか、夜間帯だけであるのかを見極め、睡眠覚醒リズムの障害が出現していないかを判断する。

▪ 前立腺がんによる疼痛、仙骨神経叢への浸潤による神経障害性疼痛など、痛みを尿意として表現していないか、尿路が閉塞されたときのせん痛なのか、腫瘍の膀胱平滑筋への刺激による膀胱テネスムス症状[★1]なのか、あるいは尿道留置カテーテルによる刺激によるものなのかをアセスメントする。その上で、症状の種類により鎮痛薬を選択する。

2. 予後予測を評価した上で、多職種で日常生活上の目標を設定する

▪ 予測される生命予後については、Palliative Prognostic Index（PPI）[★2][1]

★1：膀胱テネスムス症状

膀胱テネスムス症状とは、排尿してもすぐに強い尿意を感じることである。NSAIDsやオピオイドが有効な場合がある。

★2：Palliative Prognostic Index（PPI）

短期的な予後（週単位）を予測する指標として用いられる。Palliative Performance Scale、経口摂取の低下、浮腫、安静時呼吸困難、せん妄の合計得点を算出し、判定する。臨床検査が不要で簡便だが、せん妄の判断は難しい。

E 終末期のせん妄への対応 201

などを活用して、臨床的に予測される予後を評価する。

- せん妄改善のために、原因となる薬剤の中止や変更、感染症の治療、貧血や電解質異常などの治療について、予後を踏まえてメリットとデメリットを整理し、多職種チームで検討する。特に、オピオイドやステロイドが原因の場合は、症状の程度に応じて緩和すべき優先順位を考慮して検討する。Tさんの場合、クレアチニン値が上昇してきているため、オピオイドは腎障害の影響が少ないオキシコドンを継続する。

- 療養場所として入院生活を継続する場合、患者の元々の生活スタイルや意向、価値観に照らし合わせて目標を検討する。Tさんの場合、日中の家族と過ごす時間を大切にすることを第一に考える。さらにTさんは甘い食べ物や洋食が好きだったため、家族が差し入れしてくれたものを食べることができたり、家族の面会時間に合わせて車いすに乗車して散歩ができることを目標にする。

- 目標達成に向けて、睡眠覚醒リズムを整えるために、抗精神病薬を主体とした薬剤調整を行う。特に夜間帯に興奮が収まらなければ、ハロペリドールにベンゾジアゼピン系薬剤を併用して、鎮静効果を強める。

3. 安全と安心感を保証しつつ、認知機能・注意集中力の改善を目指し、せん妄の重症化を防ぐ

- 安全を確保するために、ルート抜去防止対策として、不要なルートはできるだけ整理する。輸液は日中の見守りが可能な時間帯のみ実施する。輸液施行の際は、ルートが見えないように工夫する。

- Tさんは右大腿骨に転移があり、転倒による骨折のリスクが高いため、日中の移動の際は、医療者が見守りながら行う。夜間帯は、ベッドを低床にして転落防止に努める。

- 患者本人は、自分が混乱していることを自覚していて、そのつらい気持ちを看護師に話すこともある。ゆっくり話ができる時間を確保し、患者のペースに合わせてゆったりとした態度でかかわる。手を握ったりさすったりして、患者が安心できるようにする。

- 音楽療法やリハビリテーション、ティータイム、患者が好むイベントへの参加、テレビでのスポーツ観戦などを促し、昼夜のリズムをつける。

- Tさんは難聴があるため、ゆっくり大きな声で、本人の視界に入るように正面から声をかけるようにする。

表│治療に沿ったケアの流れ

緩和治療	症状マネジメント →————————————————————————————————→	
	尿路管理法の変更 抗菌薬投与	
身体症状	疼痛 呼吸困難 尿意 貧血	腫瘍増大 尿路感染 尿意増悪 排尿困難
せん妄 リスク		

	Step 1 せん妄ハイリスク対応	Step 2 せん妄症状のチェック / Step 3 せん妄対応
ケアの ポイント	**ケアのゴール** □せん妄の予防、早期発見・早期 　対応につなげる □患者・家族が安心して過ごせる	**ケアのゴール** □せん妄の重症化を防ぐ □家族と過ごす時間を確保し、車いすに乗車して散歩ができる
	せん妄の早期発見 → **Step 2 症状の観察** □注意力の欠如 □急性発症もしくは症状の変動 □意識レベルの変容 □思考の解体	**せん妄の早期発見** **Step 2 症状の観察** □注意力の欠如 □急性発症もしくは症状の変動 □意識レベルの変容 □思考の解体
	せん妄の予防 → □疼痛コントロール □呼吸困難のコントロール □貧血の改善 □脱水予防 □離床を促す □ベンゾジアゼピン系薬剤・H₂ 　受容体拮抗薬の使用を控える □腎障害がある場合は、モルヒネ 　の使用を控える	**せん妄の原因のアセスメント** **Step 3-1 患者の苦痛、せん妄の要因となる原因をアセスメントし、** **　　　　除去** □排尿困難　□炎症　□疼痛　□呼吸困難　□低酸素 □電解質の異常　□睡眠への障害 **Step 3-2 薬** □せん妄の原因となるベンゾジアゼピン系薬剤の使用を避ける □抗精神病薬の使用の検討 □腎障害がある場合、モルヒネ以外のオピオイドを検討
	安心できる環境づくり → □患者・家族にパンフレット「せ 　ん妄を予防するために」を用い 　て説明 □患者から見えるところにカレ 　ンダーや時計を設置 □病状の進行によって起こり得 　る症状について説明する □腫瘍増大による尿路管理法に 　ついて話し合う	**安心できる環境づくり** **Step 3-3 認知機能への働きかけ** □混乱している患者の気持ちをゆっくり聴く時間をもつ □患者の理解力に応じて、せん妄の原因、ケアの方針について説明す 　る □患者から見えるところにカレンダーや時計を設置 □現在起きている腫瘍増大に伴う症状と対処について、ゆっくりと 　わかりやすく患者に説明する □可能な範囲で家族の定期的な訪問
	安心できる環境づくり → □転倒・転落予防のための環境づ 　くり □危険物の確認（状況をみながら 　預かりを検討）	**安心できる環境づくり** **Step 3-4 環境を整える** □ベッドに臥床する際は、低床、ベッド柵を3点、オーバーテーブル 　の位置について検討する □輸液ルートの自己抜去予防のため、針刺入部を包帯で保護したり、 　輸液ルートが目に入らないように工夫をする □輸液をする場合は、日中の観察可能な時間帯に実施する □日中の活動を促す。リハビリや音楽療法、ティータイム、散歩など 　を促す □いつも使用しているメガネや補聴器の使用を促す

E 終末期のせん妄への対応

4. 家族へのケア

- 患者が突然、つじつまの合わない言葉を発しているのを見た家族は、人格が変わってしまったととまどうことが多い。家族がせん妄をどのようにとらえているか、確認する。その上で、せん妄の原因、治療・ケアについて理解できるように、せん妄のパンフレットなどを用いて説明し、不安の軽減に努める。患者への接し方として、つじつまの合わないことを話していたとしても、無理に正して訂正をする必要はないこと、そばにいるだけでも患者は安心することを伝える。

- 介護が長期に及ぶと、家族の疲労も増してくる。労いの言葉をかけつつ、休息がとれるような場所と時間を確保する。

- 家族のニーズに合わせ、面会のときには患者が車いすに乗車して散歩に出かけられるように整えるなど、家族との時間を十分にもてるようにケアの時間を調整する。

- 家族と共に、患者のせん妄症状の言動の意味を、患者の習慣や仕事などと関連づけて理解する。これにより患者の人生を振り返ることになり、家族の心の安寧につながることがある。

- 家族が面会に来たときには、家族が付き添っていない時間帯の様子をできるだけ詳細に伝え、家族が患者に対して行いたいと思っていることがあれば実現できるよう支援する。患者の症状の変化と共に家族の気持ちも揺れ動くことを理解して、家族の気持ちに添いながらケアを行う。

引用文献

1) Morita, T. et al. : The Palliative Prognostic Index: a scoring system for survival prediction of terminally ill cancer patients, Support Care Cancer, 7(3): 128-133, 1999.

［二井矢ひとみ］

E/3

終末期のせん妄への対応

在宅での対応

ケアのポイント

1. せん妄の原因、可逆性・不可逆性を評価し、ケアのゴールを見極める

- 原因の治療が可能であれば、せん妄からの回復を目標とする。不可能であれば、せん妄による苦痛の緩和をはかる。
- 終末期せん妄の原因で多いものとして、薬物、低酸素、脱水、肝不全があげられる。
- 不可逆性せん妄の原因は肝不全、腎不全、脳転移など進行する臓器不全によるものであり、改善は困難である。ケアのゴールはせん妄からの回復ではなく、不眠や興奮など部分症状の緩和（睡眠の確保や不穏のコントロール）が中心となる。
- ケアのゴール設定にあたっては、本人の希望、家族の理解と同意を最も重視する。療養場所の移行や治療の変更など、患者の希望を最大限尊重する必要がある。[★1]

2. 安心・安全が確保できるよう療養環境を調整し、苦痛の緩和をはかる

- 終末期せん妄の死亡直前期においては、原因の治療は困難となる。せん妄症状を悪化させる患者の不快症状、特に便秘、尿閉、発熱はないかを確認し、対処する。
- 点滴やドレーンは必要最小限とする。点滴による夜間頻回の排尿による苦痛を和らげる。ルート類は可能な限り患者の視界に入らないように工夫し、拘束感を和らげ、差し替えなどによる苦痛を避ける。終末期における輸液の必要性を検討する。
- 不可逆性せん妄の場合は、間欠的鎮静や持続鎮静が考慮される。鎮静を行うかどうかの判断は、医療者のみで行うのではなく、患者や家族の意向を十分把握し、反映する必要がある。[★2]

[★1]
在宅では訪問時の限られた時間内に、患者の今後の変化を予測し、準備することが求められる。家族や多職種チームメンバーから情報を収集して分析し、判断する。

[★2]
日本緩和医療学会『苦痛緩和のための鎮静に関するガイドライン』[1]を参考にする。

E 終末期のせん妄への対応　205

3. 家族へのケアと別離への準備を促す

- 在宅においては、家族の身体的介護負担に加えて、終末期せん妄の患者の姿を見ることによる不安や悲嘆の悪化など精神的負担も大きい[2]。患者の状態の変化に応じて、家族の心身の健康状態や介護力について多職種との情報交換によってアセスメントし、必要であれば社会資源の活用や、他の家族員の支援が得られるように配慮する。また、家族の対応を支持するなど、介護負担を軽減できるように調整する。

- せん妄状態の患者の体験世界に寄り添い、家族が安心感をもてるようなケアを提供する。[★3]

- 家族は患者の苦痛緩和を望む一方で、鎮静により患者との会話が困難になることへの相反する感情を抱いている。鎮静をはかる場合は、家族の揺れる気持ちに寄り添い、鎮静の深さや期間を調整していくことが重要である。

- 終末期せん妄の発症は、予後が短いことが予測される。先々意識が混濁することが考えられるので、「今後の経過」や「対処」などについて家族に適切なタイミングで情報提供を行い、別離への準備を促す。

- 家族向けのせん妄のパンフレットや、看取りのパンフレットなどを用いて、せん妄に対する正しい認識をもつことができるように説明する。[★4]

- どのようなときに在宅医や訪問看護師に連絡すればよいのか、家族が迷わないように具体的に説明したり、緊急連絡先の番号を見やすい場所に掲示したりするなど、家族が安心できるようなサポート体制をつくっておく。

4. 在宅多職種チームメンバーと協働し、情報を共有する

- 退院前カンファレンスで在宅多職種チームメンバーと患者・家族の情報を共有し、その人となりを理解した上で在宅ケアを提供する。これまでと変わらないその人として尊重する姿勢は、特にせん妄の際には意識して行われるべきケアであり、それは家族のケアにもつながる。

- 患者の状態の変化や家族の状況などの情報を在宅多職種チームメンバーとタイムリーに共有し、適切なケアが提供できるように協働する。[★5]

- せん妄を発症しても在宅療養を希望する患者・家族の意向を尊重できるよう、在宅多職種チームメンバーがせん妄に関する知識・技術

★3
家族は、せん妄による幻覚、妄想、身の置きどころのなさなど過活動型の興奮症状のみならず、傾眠、見当識障害、思考力の低下、コミュニケーション困難など低活動型の症状による苦痛を体験している。

★4
パンフレットを用いた説明は正しい認識を促すことに役立つが、つらさが和らぐとまではいかない。家族のつらさを和らげるケアを併せて行っていくことが必要である。

★5
日頃から顔の見える関係をつくっておくことや、医療用SNSなどのツールの活用も有用である。

を高めることが必要である。看護師が中心となって介護支援専門員（ケアマネジャー）との連携をはかり、教育支援を行う。[★6, ★7]

> Kさん、74歳、男性。膵尾部がん、転移性肺がん、肝臓がん、腹膜播種。妻と二人暮らしで、子どもは遠方に在住している。妻は自宅で書道教室を開いている。

経過 ▶ 20XX年1月、A病院で膵臓がんStage Ⅳの診断を受け、手術適応なく無治療で経過観察となり、自宅療養をしながら通院していた。オキシコドン徐放錠とロキソプロフェンで疼痛コントロールはできていたが、徐々に疼痛の増強や食欲低下を認め、同年11月にA病院に入院した。入院後、不眠や見当識障害が出現。終末期せん妄と考えられ、オランザピン、フルニトラゼパム、クエチアピン（セロクエル®）頓用、リスペリドン頓用で対応していた。

Kさんは不穏行動が続き、コミュニケーションをはかることも難しくなっていたが、妻は病院で夫がやむを得ず身体拘束されている姿を見ることがつらく、本人が「家に帰りたい」と言っていることから、在宅療養を選択し、退院となった。

退院後もKさんは視点が定まらず、落ち着きなくベッド上で寝衣を脱いだり、ベッドから降りようとしたりを繰り返し、会話も成立しなかった。疼痛、不眠、不穏に対して退院時内服薬が処方されていたが、口腔内に多くの食物残渣や内服薬が残っており、経口摂取もままならない状況であった。退院当日、訪問看護師による浣腸と摘便で多量の排便を認めた。在宅2日目より、多量の排尿があり、両下肢の浮腫も軽減した。友人の訪問時に大好きだったビールを口にし、家族の見守りのもと、自分で火をつけて煙草をふかす場面もみられた。

不眠と過活動に対しては、鎮静に対する妻の意向も確認し、ミタゾラム（ドルミカム®）皮下注射、クロルプロマジン（コントミン®）皮下注射を行い、睡眠の確保や不穏症状のコントロールをはかった。退院後7日目に在宅にて永眠された。

★6
地域の医療・介護従事者の終末期がん患者の在宅療養への理解が不十分であることが、在宅療養継続の障害の1つとなっているという報告[3]もある。

★7
せん妄や在宅看取りに対する理解とケア方法を、せん妄や看取りのパンフレットを用いて多職種と共有する。

意識するポイント
① 入院時にKさんに使用されていた薬剤とせん妄の関係はどうか。
② Kさんのせん妄は可逆性か、不可逆性か。
③ 在宅での介護力はどうか、どのように調整をはかるか。
④ Kさんと妻にとって大切にしていることは何か。

支援のポイント

1. せん妄の誘発（促進）因子を取り除き、安心して在宅療養が継続できるよう支援する

- Kさんの不穏行動はがん終末期の不可逆性せん妄であり、原因の治療は困難だと考えられる。

- Kさんは退院直後から服薬困難となり、退院時の処方では対応できず、せん妄の誘発因子となる疼痛の悪化や睡眠障害などから、さらにせん妄症状が悪化することが予測された。退院時、家族が病院から指導を受けた内容を確認し、退院後の患者の状況に応じて、服薬管理や患者への対応などについて再度説明することが大切である。

- 過活動型せん妄により、正確な苦痛症状の評価が困難なため、訴えがなくても、本人の表情や身の置きどころのなさなどのサインから苦痛症状をアセスメントし、疼痛コントロールをはかることが重要である。

- 本事例では、訪問看護師がまず浣腸と摘便を行い、多量の排便があった。さらに、内服薬の中止後2日目より多量の排尿を認めた。入院中に内服していた抗精神病薬の抗コリン作用により、尿閉、便秘が悪化していた可能性もある。坐薬や注射薬など薬剤の投与経路を変更し、医師と共に睡眠の確保を検討した。また、排泄や清潔への援助を通してKさんの不快症状を除去し、爽快感が得られるケアを提供した。せん妄症状の日内変動を観察してタイムリーにケアを実践した結果、Kさんは病院では不可能であった大好きなビールやたばこを口にすることができた。

2. 家族へのケアと看取りへの準備を促す

- 本事例は、在宅での介護力は十分とはいえない状況であったが、本人と妻の希望を尊重し、在宅でも看取りが可能であることを説明した。Kさんの姉にも協力を依頼し、妻の介護負担が軽減できるよう調整した。

- これまでの生活でKさんの好きなこと、大切にしていることを妻と話し合い、患者と家族が過去を共有する過程として、共に過ごす時間をもつことや、介護者である家族もケアを実践できるようにサポートすることも、グリーフケアにつながると考える。

- 終末期せん妄の場合、予後が週単位、日単位となることが多い。限られた時間で、家族が患者にケアを提供できたという実感をもつことができるよう、看護師のかかわりが重要である。

引用文献
1）日本緩和医療学会緩和医療ガイドライン作成委員会 編：苦痛緩和のための鎮静に関するガイドライン，金原出版，2010.
2）Buss, M.K. et al. : Associations between caregiver-perceived delirium in patients with cancer and generalized anxiety in their caregivers, J Palliat Med, 10（5）: 1083-1092, 2007.
3）大園康文ほか：訪問看護師が認識する終末期がん患者の在宅療養継続の障害，日本がん看

護学会誌, 29（1）：44–53, 2015.

参考文献
1 ）森田達也, 白土明美：死亡直前と看取りのエビデンス, p.120–145, 医学書院, 2015.
2 ）青木美和, 荒尾晴惠：終末期がん患者のせん妄ケアを実践している看護師のアセスメントの視点, Palliative Care Research, 12（2）：203–210, 2017.
3 ）三村直美：終末期せん妄, ケア, 看護技術, 57（5）：459–468, 2011.
4 ）岩田愛雄：在宅緩和ケアにおけるせん妄の発症・重症化を予防する効果的な介入プログラムの開発, 在宅医療助成勇美記念財団研究報告書 添付資料「在宅向けせん妄パンフレット」, 2014.
5 ）緩和ケア普及のための地域プロジェクト：患者・家族のためのツール（せん妄, 看取りのパンフレット）. http://gankanwa.umin.jp/pamph.html

［道清智恵子］

索引

欧文

ADL ……………………… 32, 128, 177
BPS ……………………………………… 90
BPSD ………………… 5, 21, 69, 108, 193
CDR-J ………………………………… 34, 35
CTCAE v5.0 …………………………… 77, 79
DASC-21 ……………………… 33, 35, 60
DELTA プログラム ……………………… 53
EGFR 阻害薬 …………………………… 79
ERAS® …………………………………… 90
FOLFOX 療法 ………………………… 119
H₂ 受容体拮抗薬 …………………… 5, 149
HDS-R ………………………………… 32, 33
HELP …………………………………… 164
IADL ……… 4, 32, 34, 66, 86, 107, 128, 177
MCI ……………………………… 32, 177
MMSE ………………………………… 32, 165
NRS …………………………… 40, 90, 91
STAS-J ………………………………… 40
VAS …………………………… 40, 90, 91
VRS ……………………………………… 40

あ行

アパシー ………………… 7, 28, 37, 108
アルツハイマー型認知症 ……… 4, 14, 61, 80
医介連携 ……………………………… 189
医科・歯科連携 ……………………… 119
怒り …………………………………… 23
意識障害 ………… 29, 39, 48, 128, 146, 157
意思決定 ………………………… 30, 40
意思決定支援 …………………… 73, 199
意思決定能力 …………………… 6, 40, 73
痛み ………… 5, 7, 22, 40, 60, 90, 138, 162, 197
　―のサイン …………………… 18, 60
一般病院 …………………… 4, 30, 195
一般病棟 ………………………………… 21
一包化 …………………… 67, 78, 187
医療ソーシャルワーカー ……………… 187
医療チーム ……………… 61, 128, 158
医療保険 ………………… 172, 179, 191
医療用麻薬 …………………………… 187
うつ病 …………………… 49, 98, 142
栄養管理 ……………………………… 60
エピソード記憶 ……………………… 14
嚥下障害 …………………………… 7, 126
嘔吐 ……… 19, 39, 75, 109, 123, 132, 136, 141
おくすり手帳 ………………… 84, 187

怒りっぽさ …………………………… 48
悪心 ……… 19, 40, 103, 109, 123, 128, 136, 141
オピオイド …………… 10, 42, 67, 92, 133, 136,
　　159, 166, 197, 200

か行

介護支援専門員 ……… 171, 180, 193, 207
介護施設 ……………………………… 189
介護保険 …… 76, 79, 129, 133, 162, 172, 179, 189
外来 ……………… 28, 75, 104, 107, 117, 170
化学放射線療法 ……………………… 123
化学療法 …………… 39, 68, 104, 107, 132
過活動型せん妄 ……… 41, 49, 90, 208
かかりつけ薬局 ………………… 79, 187
下肢浮腫 ……………………………… 193
家族 ………… 24, 38, 41, 42, 58, 60, 67, 72, 75, 79,
　　86, 104, 114, 129, 132, 152, 154, 157, 164, 170,
　　183, 194, 196, 204, 206
家族（への）ケア … 104, 116, 157, 164, 204, 206
活動低下 ……………………………… 60
加齢 ……………………… 28, 32, 35
感覚刺激 ……………………………… 153
がん患者 ……………………………… 2, 13
肝機能障害 …………………………… 132
環境調整 …………………… 72, 151, 170
環境（の）変化 ……………… 7, 19, 21, 28,
　　60, 68, 109, 116, 150, 166
看護記録 ………………………… 98, 103
がんサバイバー …………… 29, 39, 160, 180
間質性肺炎 …………………………… 132
がん診断期 …………………………… 30
感染 ………… 4, 19, 42, 54, 73, 94, 123
感染症 ………… 39, 114, 134, 142, 148, 202
がん治療期 …………………………… 28, 132
がん薬物療法 …………… 19, 65, 102, 114, 119,
　　123, 128, 132
緩和ケアチーム ………… 126, 138, 154, 195
緩和ケア病棟 ………………………… 200
記憶障害 …………… 4, 13, 21, 37, 68, 109
義歯 …………………… 110, 119, 164, 167
帰宅欲求 ………………………… 15, 26
キーパーソン …………… 120, 131, 133, 174
近時記憶障害 …………………… 14, 61
薬の自己管理 ………………………… 4
苦痛 ……… 5, 24, 60, 89, 103, 147, 162, 173,
　　195, 200, 205

熊谷式認知症 3 段階分類 …………………… 35	ざ瘡様皮疹 ………………………………… 79
ケアのゴール ………………… 28, 68, 205	錯覚 ………………………………………… 98
ケアマネジャー ………… 171, 180, 193, 207	サルコペニア ……………………………… 178
経口抗がん薬 ……………………………… 75	歯科処置 …………………………………… 123
軽度認知障害 ………………… 32, 150, 177	視空間認知障害 ………………… 4, 21, 108
傾眠 …………………… 49, 98, 128, 138	思考障害 …………………………………… 49
下剤 ………………………………………… 133	支持療法 ………………… 106, 111, 128
下痢 ……………… 39, 69, 75, 79, 129, 132	支持療法薬 … 75, 128, 132, 136, 140, 145, 149, 153
幻覚 ……………… 5, 21, 49, 98, 143, 197	施設療養 …………………………………… 193
倦怠感 ……… 22, 38, 106, 113, 125, 128, 133, 143	持続痛 ……………………………………… 137
見当識障害 ……… 14, 21, 37, 49, 63, 91, 98, 128,	自尊心 ………………………… 22, 155, 201
150, 155, 157, 197	実行機能障害 …………… 7, 21, 29, 37, 68, 108
構音障害 …………………………………… 16	失語症 ………………………………… 16, 37
高カルシウム血症 ………… 132, 137, 200	社会資源 …… 25, 76, 79, 119, 129, 133, 189, 206
抗がん薬 …… 42, 66, 75, 103, 106, 120, 132	周術期 ……………… 11, 60, 90, 98
—の有害反応 …………… 75, 115, 132	周術期管理 ………………………………… 90
抗がん薬治療 ………………… 4, 65, 196	羞恥心 ………………… 23, 30, 152, 172
口腔ケア ………………… 78, 119, 153	手術 ……………… 39, 42, 60, 86, 99, 107
口腔粘膜障害 …………………… 119, 123	手段的日常生活動作 …………… 4, 32, 34,
抗精神病薬 ‥ 11, 100, 103, 128, 146, 168, 195, 202	66, 107, 128, 177
向精神薬 ……………………………… 6, 57	術後感染 …………………………………… 94
抗不安薬 …………………………………… 5	術後せん妄 ……………… 11, 90, 94, 98
興奮 ……………………… 5, 15, 22, 42, 98	術後疼痛 …………………………… 60, 90
高齢がん患者 ……………… 2, 13, 17, 28, 32,	腫瘍崩壊症候群 ………………… 103, 132
65, 114, 160, 176	焦燥（感） ……………………… 6, 21, 48
高齢者 ………………… 2, 13, 22, 86, 110, 153, 177	食事 ……………… 7, 35, 66, 164, 172
高齢者医療制度 …………………………… 191	食欲不振 ……… 28, 38, 73, 103, 110, 128, 141, 146
高齢者世帯 ……………… 79, 119, 129, 133, 177	ショートステイ …………………………… 190
高齢認知症患者 …………………………… 79	侵害受容性疼痛 …………………………… 92
呼吸困難 ……………… 22, 81, 144, 170, 200	腎機能障害 ………………… 108, 149, 153
骨髄抑制 …………… 75, 120, 123, 128, 132	神経障害性疼痛 …… 137, 141, 150, 153, 192, 201
骨転移 ……………… 38, 139, 141, 148, 171	身体機能低下 ……………………………… 7
孤独 ……………………………… 29, 39, 68	身体拘束 ……………… 7, 19, 23, 86, 160
コミュニケーション ……… 6, 13, 62, 68, 151, 196	浸透圧性下剤 ……………………………… 108
コミュニケーション・スキル ……………… 13	水分摂取 …………………………………… 113
混合型せん妄 ……………………………… 49	睡眠 …………… 98, 103, 147, 157, 162, 208
混乱 ……… 14, 22, 48, 60, 107, 123, 173, 202	睡眠覚醒リズムの障害 …………… 10, 49, 201
	睡眠導入薬 ………………………………… 5
さ行 在宅 …………… 170, 176, 182, 186, 189, 205	ステロイド ………… 42, 81, 103, 140, 200
在宅医療 ………………… 162, 172, 182	—の有害反応 …………………………… 142
在宅介護 …………………………………… 172	ストレス ……………… 21, 50, 126, 156
在宅酸素療法 ……………………………… 173	精神科リエゾンチーム …………………… 112
在宅療養 …… 79, 133, 162, 170, 182, 207	制吐薬 …………………… 73, 106, 113
催吐性リスク ……………………………… 111	セルフケア ……………… 13, 68, 108, 193
再入院 ………………… 7, 30, 69, 177	セルフケア支援 …… 75, 103, 106, 119, 132, 139

セルフケア能力 ……… 4, 38, 75, 86, 103, 129, 189
セロトニン受容体拮抗薬 …………………… 106
せん妄 …… 2, 10, 28, 39, 42, 47, 53, 67, 75, 86, 90,
　　98, 102, 108, 117, 119, 123, 128, 132, 136, 140,
　　145, 149, 153, 157, 164, 173, 193, 195, 200, 205
　　―のアセスメント ……………………… 47
　　―の研修会 …………………………… 56
　　―のサブタイプ ………………………… 49
　　―の症状 ………………………………… 47
　　―の説明パンフレット ………………… 45
　　―の評価ツール ………………………… 50
　　―の予防 …………………… 7, 42, 67, 157
　　―のリスク評価 ………………………… 42
　　―への初期対応プログラム …………… 53
　　―への対応 ……………………………… 10
　　終末期の― …………………… 195, 200, 205
せん妄、認知症、うつ病の鑑別 ………… 49
せん妄アセスメントシート …… 54, 55, 68, 70
爪囲炎 …………………………………… 79, 80
尊厳 ……………………………………… 86, 155

た行　退院支援 ……………………………… 182
　　退院指導 ………………………………… 73
　　退院前カンファレンス ……… 171, 180, 206
　　体性痛 ………………………………… 92, 148
　　大腸刺激性下剤 ……………………… 108
　　体動時痛 ………………………………… 137
　　タキサン系 …………………… 102, 106
　　タクティール®ケア …………………… 17
　　多職種 …… 41, 52, 53, 60, 68, 99, 103, 123, 164,
　　　170, 185, 194, 195
　　多職種カンファレンス ………………… 42
　　多職種チーム ………… 11, 26, 58, 200, 206
　　脱水 ……… 6, 22, 28, 39, 42, 54, 69, 72, 75, 103,
　　　106, 109, 115, 119, 123, 129, 132, 148, 150, 157,
　　　162, 205
　　短期記憶障害 ……………………… 14, 49
　　短期入所生活介護 …………………… 190
　　地域包括ケアシステム ……… 175, 179
　　地域連携 …………… 170, 176, 182, 186, 189
　　知覚障害 ………………………………… 49
　　注意（の）障害 …………… 7, 25, 48, 54
　　昼夜逆転 ………………………………… 49
　　長期記憶障害 ……………………… 14
　　調剤薬局 ……………………………… 84

鎮静 ……………………………………… 205
鎮痛補助薬 ………………… 42, 137, 153
鎮痛薬 ……… 63, 92, 139, 153, 197
通所介護 ………………………… 180, 190
通所リハビリテーション ……………… 190
付き添い ………… 44, 64, 158, 167
低アルブミン血症 ……………… 132, 178
低栄養 ……………… 6, 28, 123, 150
低活動型せん妄 ……… 37, 49, 98, 108, 113
　　―とうつ病の見極め …………………… 98
デイケア ………………………… 179, 190
デイサービス ………………… 179, 190
電解質異常 …… 22, 40, 75, 103, 108, 111, 119,
　　123, 129, 132, 137, 150, 200
転倒 …………… 3, 28, 38, 53, 116, 152, 153,
　　160, 170, 189, 202
転落 ………… 116, 152, 153, 160, 173, 189, 202
頭蓋内圧亢進症状 ……………………… 144
頭頸部がん ……………………………… 123
疼痛 ……… 7, 54, 90, 137, 141, 162, 170, 193, 200
疼痛管理 …………………………… 90, 100
疼痛コントロール ‥ 42, 72, 93, 104, 124, 154, 208
疼痛評価スケール ……………………… 90
独居 ………… 76, 119, 129, 133, 173
突出痛 …………………………………… 137
頓用薬 ………………………… 40, 67, 170

な行　日常生活動作 ………………… 32, 177
　　日内変動 ………………… 10, 47, 143, 208
　　入院 ……… 4, 22, 28, 38, 60, 67, 99, 107, 116, 150,
　　　160, 166, 182, 193
　　尿道留置カテーテル ……… 25, 61, 87, 201
　　尿路感染 ………………………… 159, 201
　　認知機能検査 ………………………… 32
　　認知機能障害 ……… 2, 5, 13, 28, 49, 65, 76, 108,
　　　149, 157, 164, 172
　　　薬剤性の― …………………………… 5
　　認知症 ……… 3, 10, 21, 28, 32, 49, 60, 65, 86, 107,
　　　110, 177, 186
　　　―のアセスメント …………………… 32
　　　―の行動・心理症状 ……… 5, 21, 69, 108, 193
　　　―の診断プロセス …………………… 32
　　　―の中核症状 ……………………… 21
　　　―の予防因子 …………………… 35, 36
　　　―のリスク因子 ………………… 35, 36

―を疑う判断ポイント ‥‥‥‥‥‥‥‥ 3
認知症アセスメントシート ‥‥‥‥‥‥ 8
眠気 ‥‥‥‥‥‥‥‥‥‥‥‥ 136, 153

は行 排泄 ‥‥‥‥‥‥‥‥‥‥‥‥‥ 172
排尿管理法 ‥‥‥‥‥‥‥‥‥‥‥‥ 201
吐き気 ‥‥‥‥‥‥‥‥‥‥‥‥‥‥ 73
長谷川式簡易知能評価スケール改訂版 ‥‥ 32, 33
発熱 ‥‥‥‥ 54, 69, 75, 81, 115, 123, 132, 146, 205
パニック ‥‥‥‥‥‥‥‥‥‥‥‥‥ 6
非言語的コミュニケーション ‥‥‥‥‥ 18
微小管阻害薬 ‥‥‥‥‥‥‥‥‥‥‥ 106
皮膚乾燥 ‥‥‥‥‥‥‥‥‥‥‥‥‥ 79
皮膚障害 ‥‥‥‥‥‥‥‥‥‥‥ 79, 142
非薬物療法 ‥‥‥‥ 11, 100, 137, 164, 168, 195
非薬理学的介入 ‥‥‥‥‥‥‥‥‥‥ 92
病状の急激な悪化 ‥‥‥‥‥‥‥‥‥ 174
病棟薬剤師 ‥‥‥‥‥‥‥‥‥‥‥‥ 187
貧血 ‥‥‥‥‥‥‥‥‥‥ 40, 150, 200
不安 ‥‥‥‥‥‥ 6, 14, 21, 30, 42, 48, 62, 68,
　155, 158, 194, 204
不穏 ‥‥‥‥‥‥‥‥ 6, 21, 89, 196, 207
服薬アドヒアランス ‥‥ 4, 75, 129, 135, 173, 186
服薬カレンダー ‥‥‥‥‥‥‥ 67, 78, 187
服薬管理 ‥‥‥‥‥‥‥ 67, 75, 186, 208
浮腫 ‥‥‥‥‥‥‥‥‥ 144, 156, 192
不眠 ‥‥‥‥ 28, 49, 98, 103, 142, 162, 170, 205
プラチナ製剤 ‥‥‥‥‥‥‥‥‥‥‥ 102
フレイル ‥‥‥‥‥‥ 3, 30, 37, 74, 178
分子標的薬 ‥‥‥‥‥‥‥‥ 79, 123, 132
ヘルパー ‥‥‥‥‥‥ 122, 131, 170, 184
ベンゾジアゼピン系（薬剤）‥‥‥‥‥ 6, 57, 67,
　98, 103, 145, 200
便秘 ‥‥‥‥ 6, 22, 28, 40, 54, 69, 72, 75, 105,
　133, 136, 162, 205
暴言・暴力 ‥‥‥‥‥‥‥‥‥‥‥‥ 26
訪問看護 ‥‥‥‥ 76, 84, 120, 131, 133, 170, 189
訪問看護師 ‥‥‥‥‥‥ 122, 162, 185

訪問看護ステーション ‥‥‥‥‥‥‥ 179
訪問薬剤師 ‥‥‥‥‥‥‥‥‥‥‥ 182
訪問リハビリテーション ‥‥‥‥ 176, 189
保険薬局 ‥‥‥‥‥‥‥‥‥‥‥‥ 186

ま行 味覚障害 ‥‥‥‥‥‥‥‥‥ 111, 128
看取り ‥‥‥‥‥‥‥‥‥‥ 196, 208
ミニメンタルステート検査 ‥‥‥‥ 32, 165
免疫治療 ‥‥‥‥‥‥‥‥‥‥‥‥ 142
妄想 ‥‥‥‥‥‥ 10, 15, 21, 29, 37, 49, 143

や行 夜間せん妄 ‥‥‥‥‥‥‥‥‥‥ 47
薬剤管理 ‥‥‥‥‥‥‥‥‥‥‥‥ 182
薬剤管理サマリー ‥‥‥‥‥‥ 187, 188
薬剤性せん妄 ‥‥‥‥‥‥‥‥ 142, 149
薬物有害反応 ‥‥‥‥‥‥‥‥‥‥ 102
薬物療法 ‥‥‥‥‥‥ 11, 137, 182, 195
薬薬連携 ‥‥‥‥‥‥‥‥‥‥‥‥ 182
輸液 ‥‥‥‥‥‥‥‥‥‥‥ 202, 205
ユマニチュード ‥‥‥‥‥‥‥‥ 18, 68
余暇活動 ‥‥‥‥‥‥‥‥‥‥‥‥ 35
抑うつ ‥‥‥‥‥‥‥‥‥‥ 21, 28, 39
予後予測 ‥‥‥‥‥‥‥‥‥‥‥‥ 201

ら行 リアリティオリエンテーション ‥‥‥‥ 17
離床 ‥‥‥‥‥‥‥ 11, 61, 72, 99, 103
離床センサーマット ‥‥‥‥‥‥‥‥ 155
リハビリ専門職 ‥‥‥‥‥‥‥‥ 67, 179
リハビリテーション ‥‥‥ 60, 103, 137, 176, 197
リハビリ連携 ‥‥‥‥‥‥‥‥‥‥ 179
療養環境 ‥‥‥‥‥ 31, 54, 75, 128, 132, 205
リロケーションダメージ ‥‥‥‥ 29, 37, 38, 60
臨床的認知症尺度－日本版 ‥‥‥‥‥ 34, 35
ルート ‥‥‥‥‥‥ 19, 53, 116, 202, 205
レスキュー ‥‥‥‥ 4, 19, 40, 66, 92, 139, 193
レビー小体型認知症 ‥‥‥‥‥‥‥ 4, 15
老化 ‥‥‥‥‥‥‥‥‥‥‥‥ 28, 32
老年症候群 ‥‥‥‥‥‥‥ 3, 36, 37, 178

213

薬 剤 索 引

欧文 5-FU ……………………………………… 119

あ行 アセトアミノフェン ……………… 87, 125, 155
アムロジピン ………………………………… 76
アリセプト® ………………………………… 146
イレッサ® …………………………………… 132
エチゾラム ……………………………… 5, 146
エトドラグ …………………………………… 138
エトポシド …………………………………… 65
エルロチニブ ………………………………… 80
オキサリプラチン …………………………… 119
オキシコドン ……………………… 155, 159, 165
オキシコドン徐放錠 ……… 66, 138, 171, 200, 207
オキシコドン速放錠 ………………………… 66
オキシコドン速放性製剤（散）…… 138, 159, 200
オキシコドン注射液 ………………………… 159
オキシコンチン® …………………………… 138
オキノーム® …………………………… 138, 159
オキファスト® ……………………………… 159
オランザピン ………………………………… 207

か行 カルボプラチン ……… 65, 103, 107, 109, 111
クエチアピン …………… 11, 100, 138, 147, 207
クラリスロマイシン ………………………… 80
クロルプロマジン ……………………… 87, 207
ゲフィチニブ ………………………………… 132
コントミン® ………………………………… 207

さ行 酸化マグネシウム …………………………… 108
ジクロフェナクナトリウム ………………… 87
シスプラチン …………………………… 116, 123
セツキシマブ ………………………………… 123
セロクエル® …………………………… 138, 207
ゾルピデム ……………………………… 5, 138

た行 タルセバ® …………………………………… 80

ティーエスワン® ……………………… 76, 128
テガフール・ギメラシル・オテラシル
　カリウム配合 ………………………… 76, 128
デキサメタゾン …………………… 107, 143
デパス® …………………………………… 5, 146
ドセタキセル ………………………………… 116
ドネペジル ………………………… 76, 80, 146
トリアゾラム ………………………………… 146
ドルミカム® ………………………………… 207

な行 ナルラピド® ………………………………… 192
ノルバスク …………………………………… 80

は行 ハイペン® …………………………………… 138
パクリタキセル ………… 103, 107, 109, 111
ハルシオン® ………………………………… 146
ハロペリドール ………………… 11, 100, 201
ヒドロモルフォン …………………………… 192
フルオロウラシル …………………………… 119
フルニトラゼパム …………………………… 207
プレガバリン …………………………… 138, 153
ブロチゾラム ………………………………… 5

ま行 マイスリー® ……………………………… 5, 138
ミタゾラム …………………………………… 207
メサドン ……………………………………… 192
メサペイン® ………………………………… 192

ら行 リスペリドン …………… 11, 100, 147, 207
リリカ® ……………………………………… 138
レボホリナート ……………………………… 119
レンドルミン® ……………………………… 5
ロキソプロフェン ……………………… 65, 207
ロペラミド …………………………………… 129

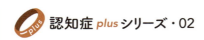

認知症plusシリーズ・02

認知症 plus がん看護
治療の流れに沿ったせん妄・認知機能障害のケア

2019年9月10日　第1版第1刷発行　　　　　　　　　〈検印省略〉

編集●小川朝生、田中登美

発行●株式会社 日本看護協会出版会
　〒150-0001　東京都渋谷区神宮前5-8-2　日本看護協会ビル4階
　〈注文・問合せ/書店窓口〉Tel / 0436-23-3271　Fax / 0436-23-3272
　〈編集〉Tel / 03-5319-7171
　　　　http://www.jnapc.co.jp

装丁●大野リサ
本文デザイン●齋藤久美子
表紙カバーイラスト●コーチはじめ
本文イラスト●鈴木真実
印刷●株式会社 フクイン

本書の一部または全部を許可なく複写・複製することは著作権・出版権の侵害になりますのでご注意ください。
©2019　Printed in Japan　　　　　　　　　　　　　　ISBN978-4-8180-2196-9